好妈妈圣经
Haomama Shengjing

# 优生圣经

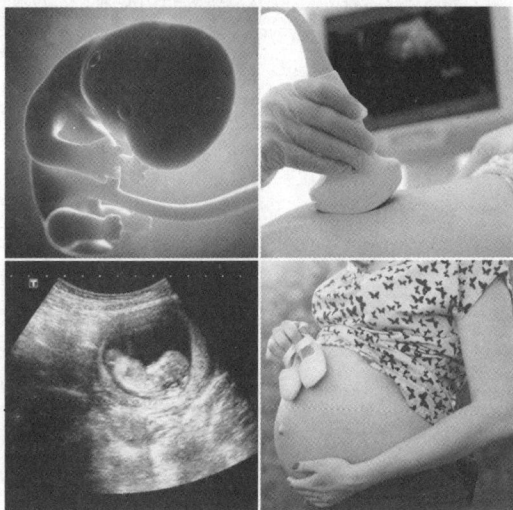

杨保军◎主审
首都医科大学附属天坛医院
妇产科主任医师

王玉楼◎编著

新时代出版社
New Times Press

**图书在版编目（CIP）数据**

优生圣经 / 王玉楼编著. -- 北京 ：新时代出版社，
2014.9

（好妈妈圣经）

ISBN 978-7-5042-2256-5

Ⅰ．①优… Ⅱ．①王… Ⅲ．①优生优育－基本知识
Ⅳ．①R169.1

中国版本图书馆CIP数据核字(2014)第206563号

新时代出版社 出版发行

（北京市海淀区紫竹院南路23号　邮政编码100048）

北京龙世杰印刷有限公司印刷

新华书店经售

\*

开本 787×1092　1／16　印张20　字数 350千字

2014年9月第1版第1次印刷　印数 1—5000册　定价 48.00元

（本书如有印装错误，我社负责调换）

国防书店：(010) 88540777　　发行邮购：(010) 88540776

发行传真：(010) 88540755　　发行业务：(010) 88540717

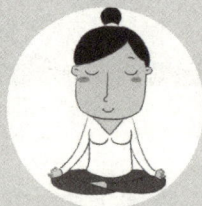

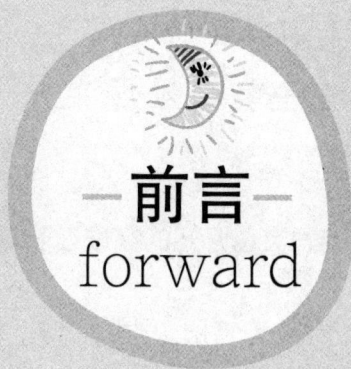

本系列图书包括四方面内容，分别为《优生圣经》、《母乳喂养圣经》、《宝宝护理圣经》以及《全脑开发圣经》。

**《优生圣经》：**本书给予准妈妈最全面、最系统、最贴心的指导，让准妈妈在孕期的每一个阶段都能充分了解自己的健康状态，调整好自己的日常生活起居，做好自我保健，轻松应对一切问题，给宝宝开启最健康、最美好的人生。本书旨在传递最权威、最专业、最科学的孕产知识，内容前沿而实用，科学而不艰涩，凝练且信息最大化，易懂易学，让初孕准父母一看就懂，一学就会。

**《母乳喂养圣经》：**本书指导初为人母的新妈妈成功迈出母乳哺育的第一步；深入回答母乳喂养中可能遇到的各种难题和疑惑；以及解决重回职场的新妈妈如何继续母乳喂养等方面的问题，给妈妈们最科学、最可信的母乳喂养指导。

**《宝宝护理圣经》：**根据不同阶段婴幼儿身心发育的特点，为新手父母们在养育宝宝过程中提供了各方面的知识，针对父母在宝宝 0~3 岁的养育过程中所遇到的问题，从宝宝的日常护理、营养饮食、身心健康，到宝宝的智力开发等诸多方面，给予年轻父母以全面、科学的优育指导。知识点科学实用，内容丰富，涵盖面广泛，资料翔实，以便每一位新手父母都能从本书学到科学、专业的育儿知识，真正有效地帮助和培养孩子。

**《全脑开发圣经》：**本书精选了全脑开发最顶级、最有效的思维游戏，通过这些游戏，让宝宝逐步形成解决问题、辨别真伪、开拓创新的思维体系。在游戏中，宝宝不但可以获得游戏的快乐和满足，还可以挑战四为极限，全面发掘大脑潜能，让宝宝变得越来越健康、越来越聪明。

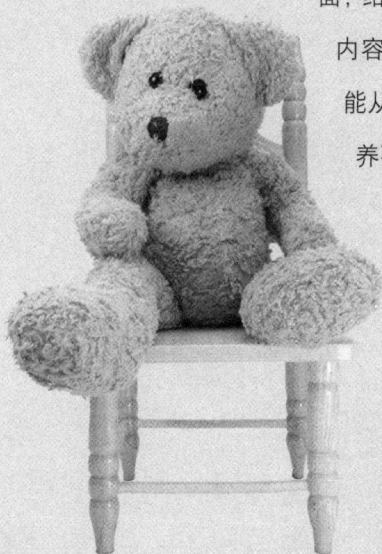

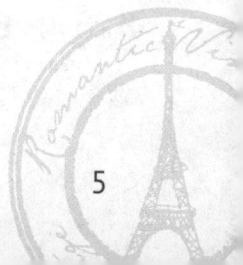

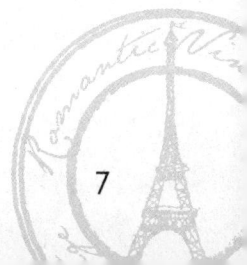

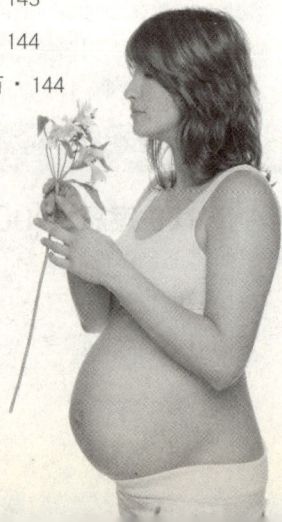

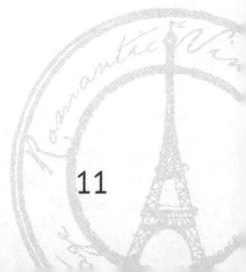

# 上篇

## 优生全程
## 公开课

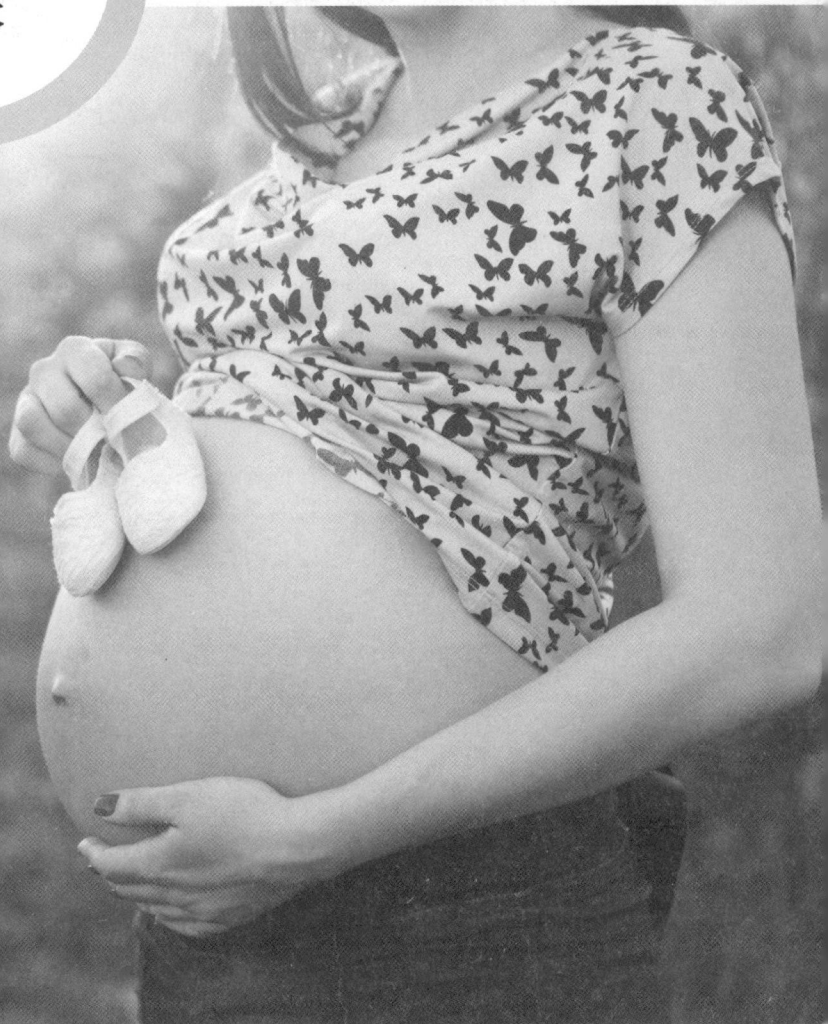

# 孕前准备 🐦
# 健康细节全知道

## 📷 准妈准爸必知的健康细节

### 💜 做个周全的孕前计划

想要宝宝，就要在怀孕之前做一个周全的计划，这样，不但可以让你在心理上做好怀孕的准备，还能及时采取相关措施，增加受孕概率，为优生优育打下良好的基础。孕前计划主要包括以下内容：

1. 受孕前半年停止服用避孕药。

2. 家中的宠物，如狗、猫、小鸟等应送给亲友或寄养。

3. 长期患病的夫妻应向医生仔细咨询安全的用药和治疗方法，特别是准妈妈应避免做 X 射线、CT 检查等，不可轻易服用不利于优生的药物。

4. 提前接种风疹疫苗。

5. 及早与领导协调，调离对胎宝宝不利的工作岗位。

6. 培养健康规律的生活习惯，保证睡眠充足、不要过于劳累，保证起居环境舒适宁静。

7. 积极锻炼身体，使身体和情绪都处于最佳状态。

8. 准爸爸要提前进入状态，远离有害物质和不良生活习惯，以保证精子的数量和质量。

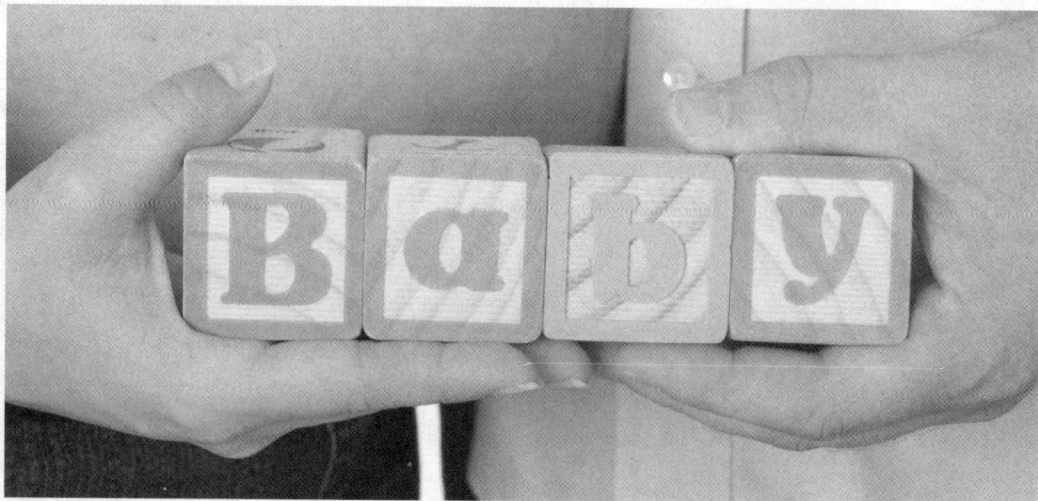

## 准妈妈应该避免的工作

为了孕妇和胎宝宝的健康和安全，准备怀孕和已经怀孕的女性应回避下列工作：

| | | |
|---|---|---|
| 1 | 需要长时间站立的工作 | 售货员、饭店招待员等 |
| 2 | 从事震动作业或者震动可波及腹部的工作 | 司机、汽车售票员等 |
| 3 | 需要连续进行不能休息的工作 | 流水线作业工人等 |
| 4 | 繁重的体力劳动 | 涉及搬运、推拉、提拽等的工作人员 |
| 5 | 单独一人的工作或野外作业 | 地质勘探员等 |
| 6 | 受放射线辐射的工作 | 放射科技术人员等 |
| 7 | 接触刺激性物质或有毒化学物品及农药的工作 | 药厂工人，半导体生产线工人，石油化工工人，印刷、喷漆、航天部门工人以及需要亲自给农作物进行施肥的人员 |
| 8 | 接触动物的工作 | 兽医等 |
| 9 | 与患者或病毒接触的工作 | 医护人员或从事病毒研究的人员等 |
| 10 | 高温作业和噪声环境中的工作 | 机械车间工人等 |

如果孕妇或者准孕妇从事上面的工作，可以适当向领导请求调整工作或尽量减轻工作的强度。

## ♥ 孕前应治疗的疾病

为了孕妇自己和未来宝宝的健康，准父母们一定要在孕前去医院检查，确认一下有无疾病，以保证妊娠的顺利进行。如果有以下疾病的应在怀孕前进行治疗：

### ■ 贫血

严重贫血不仅会加重孕妇的妊娠痛苦，还会影响胎宝宝的正常发育，对产后恢复也不利。如果发现准妈妈患有贫血，应在食物中充分摄取铁和蛋白质，待贫血得到治疗后，再进行妊娠。

### ■ 结核病

患有结核病的女性一定要在孕前治愈，否则会传染给胎宝宝。

### ■ 心脏病

女性的心脏功能不正常会造成体内血液运输障碍，引起胎盘血管异常，从而导致流产或早产，同时，也会给准妈妈的身体和生命造成伤害。

### ■ 肾脏疾病

肾病患者一旦妊娠，常会导致妊娠中毒症，病情也会随着妊娠月份的增加而不断加重，最终引起流产或早产。此类患者一定要咨询医生，以便医生根据其肾脏病的严重程度，决定是否可以妊娠。

### ■ 肝脏疾病

女性妊娠后会加重肝脏的负担，如果孕妇患有肝脏疾病，则容易使疾病恶化。所以，孕前应及时治疗肝脏疾病。

### ■ 子宫肌瘤

子宫是胎宝宝生长发育的地方，虽然患有子宫肌瘤的女性在妊娠期一般不会有特别的异常现象，且大多能正常分娩，但是该病症常常会使受孕受阻，所以最好及时治疗。

### ■ 糖尿病

糖尿病患者本身常有高血压、高血糖等症状，一旦妊娠，也常会引发妊娠糖尿病，对孕妇的健康和胎宝宝的发育都十分不利，因此也应在怀孕前进行治疗。

### ■ 高血压

高血压患者易患妊娠中毒症，而且常常为重症。如果怀孕前对自己的血压值不太清楚，且有剧烈头痛、肩膀酸痛、失眠、眩晕以及水肿等症状，应去医院进行检查，确定健康安全后再怀孕。

## ♥ 孕前应接种的疫苗

病毒时刻都有可能侵袭孕妇和胎宝宝，所以准妈妈要做好准备，即接种疫苗。目前，中国还没有为准妈妈设计的专门的防疫计划，但专家一般建议准妈妈最好接种以下两种疫苗：

### ■ 风疹疫苗

风疹病毒可以通过呼吸道传播，在孕早期患有风疹的孕妇中，约有 25% 会出现先兆流产、流产、胎死宫内等严重后果，有的甚至会导致胎宝宝出现先天畸形、先天性耳聋等。在妊娠初期感染风疹病毒，医生多半会建议孕妇终止妊娠。预防孕期风疹的最好办法就是孕前接种风疹疫苗。

### ■ 乙型肝炎疫苗

中国是乙型肝炎的高发地，目前被乙型肝炎感染的人群高达 10% 左右。母婴垂直传播是乙型肝炎病毒的重要传播途径之一。一旦传染给胎宝宝，他们中的 85% ~ 90% 会发展成为慢性乙肝病毒携带者，其中有 25% 在成年后会转化成肝硬化或肝癌，所以一定要及早预防。

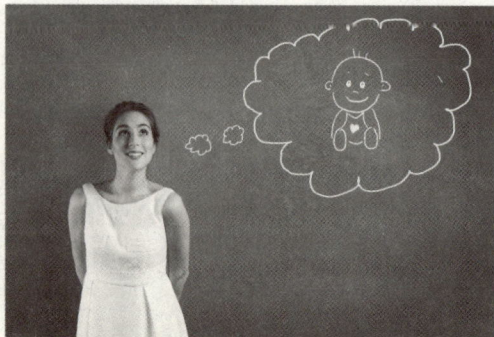

~专家小贴士~

孕前 3 个月开始，可以制定一个科学的健身计划，这样，可以提高孕妇身体的耐久性和柔韧性，保证孕期生活更加轻松。健身运动包括散步、慢跑、游泳、健美操、瑜伽等。但一定要遵循循序渐进的原则，不要让身体太过疲劳。

## ♥ 孕前应该做的检查项目

不少准孕妇认为自己每年都在单位体检，身体很好，因此不必再进行孕前检查了。但专家提醒：一般的体检并不能代替孕前检查，尤其是目前已经取消婚检，孕前检查就成了孕育健康宝宝的第一大要事。通常，孕前检查有以下几个项目：

### ■ 生殖系统

检查对象：所有育龄女性。

检查目的：检查是否有妇科疾病，如患有性传播疾病，最好先彻底治疗，否则会发生流产、早产等危险。

检查内容：通过白带常规筛查滴虫、真菌、支原体及衣原体感染、阴道炎症，以及淋病、梅毒等性传播疾病。

检查方法：普通的阴道分泌物检查。

检查时间：孕前任何时间。

### ■ 脱畸全套

检查对象：所有育龄女性。检查目的：60% ~ 70% 的女性都会感染上风疹病毒，一旦感染，尤其是怀孕早期，可能会引起流产和胎宝宝畸形。

检查内容：风疹、弓形虫、巨细胞病毒三项。

检查方法：静脉抽血。

检查时间：孕前 3 个月。

### ■ 肝功能

检查对象：育龄夫妇。

检查目的：如果母亲是肝炎患者，怀孕后会造成胎宝宝早产等，肝炎病毒还可直接传染给宝宝。

检查内容：目前有大小肝功能两种，大肝功能除了乙肝全套外，还包括血糖、胆汁酸等项目，比较划算，建议选择大肝功能检查。

检查方法：静脉抽血。

检查时间：孕前 3 个月。

### ■ 尿常规

检查对象：育龄女性。

检查目的：早期诊断肾脏疾患。10个月的孕期对孕妇的肾脏系统是一个巨大的考验，身体的代谢增加会使肾脏的负担加重，因此，及早诊断肾脏健康与否十分关键。

检查内容：包括尿的颜色、透明度、酸碱度、红细胞、白细胞、上皮细胞、管型、蛋白质、比重及糖定性。

检查方法：查尿。

检查时间：孕前3个月。

### ■ 口腔检查

检查对象：育龄女性。

检查目的：如果孕期牙齿疼痛，由于受到用药对胎宝宝影响的限制，治疗往往很棘手，会使孕妇遭受很大痛苦。

检查内容：如果牙齿没有其他问题，只需洁牙即可；如果牙齿损坏严重，则必须拔牙。

检查时间：孕前3个月。

### ■ 妇科内分泌

检查对象：月经不调、不孕的女性。

检查目的：诊治月经不调等疾病。

检查内容：包括卵泡促激素、黄体生成素等6个项目。

检查方法：静脉抽血。

检查时间：孕前任何时候。

### ■ ABO 溶血检查

检查对象：妻子血型为 O 型，丈夫血型为 A 型或 B 型，或者女性有不明原因的流产史。

检查目的：避免婴儿发生溶血症。

检查内容：包括血型和 ABO 溶血度。

检查方法：静脉抽血。

检查时间：孕前3个月。

### ■ 染色体异常

检查对象：有遗传病家族史的育龄夫妇。

检查目的：避免将遗传病遗传给自己的下一代。

检查内容：检查遗传性疾病。准爸爸的体检包括常规的健康检查，如血尿常规、肝肾功能和精液检查。准妈妈的检查包括血常规、尿常规、肝功能、心电图、血压测定、妇科检查等。

检查方法：静脉抽血。

检查时间：孕前3个月。

# 孕前净化自身内环境

为了帮助长期在灰尘环境中工作和接触过烟尘与有毒有害物质以及吸烟的父母清除体内的废物，净化自身的内环境，在计划受孕6个月之前，夫妻双方应摄食以下食物：

### ■ 畜禽血

如猪、鸭、鸡、鹅等动物血液中的蛋白质被胃液和消化酶分解后，会产生一种具有解毒和滑肠作用的物质，可与侵入人体的粉尘、有害金属元素发生化学反应，变为不易被人体吸收的废物而排出体外。

### ■ 海带

对放射性物质有特别的亲和力，其胶质能促使体内的放射性物质随大便排出。

### ■ 海鱼

含多种不饱和脂肪酸，能阻断人体对香烟的反应，更是补脑佳品。

### ■ 豆芽

贵在"发芽"，无论黄豆、绿豆，豆芽中所含的多种维生素能够消除身体内的致畸物质，并且能促进性激素的生成。

# 做一次彻底的口腔检查

女性在准备怀孕之前须进行一次彻底的口腔检查。对有可能在孕期出现的牙龈炎、牙周炎等问题及时彻底地根治。由于牙龈为女性激素的靶器官，在孕期中随着雌激素水平的增高，使得原本并不是很严重的牙龈炎、牙周炎会有所加重，牙龈红肿、肥大、刷牙或进食时易出血。牙周病的致病菌（厌氧菌）对胎儿也会造成早产，患重症牙周炎的孕妇生产出低体重儿的危险率为牙周正常孕妇的7.5倍。婴儿出生后，随着女性激素水平的降低，牙周的状况会有所好转，但如果不注意口腔卫生，还是会有一些问题存在。母亲经常会和婴儿亲近、亲吻，有的母亲甚至会把自己嘴里的食物喂给婴儿，在这亲密的接触当中，不自觉地把一些牙周致病菌带给婴儿。妊娠期间，用温水和较软毛的牙刷刷牙即可，方法虽然简单，但却很有效。

# 流产后最好一年后再怀孕

女性流产后，体力需要恢复，子宫和卵巢也需要"休整"，并且大多数流产会使子宫内膜受到不同程度的损伤，要恢复正常就需要一段时间的休养。

1.如果新的子宫内膜尚未长好就再次怀孕，受精卵则不容易着床或者容易脱落，会造成再次流产。

2.如果是药物流产后马上再次受孕，那么，第二次怀孕时的受精卵发育还会受到药物的影响，很有可能发育异常，而导致胎宝宝畸形或再次流产。

一般来说，流产后至少应间隔半年，最好是一年后再怀孕比较适宜。因为女性流产后会对身体造成一定的伤害，经过半年到一年的休整，无论是体力、内分泌还是生殖器官的功能都可以达到相对正常的水平，对妊娠较为有利。而且，如果第一次流产是因为受精卵异常所致的话，那么，两次妊娠相隔越长，发生再次异常妊娠的机会也就越少。反之，则可能再次发生流产。

# ♥ 停服避孕药多久后怀孕合适

有资料表明，服用避孕药 6 个月的妇女，在停药后的第 1 个月经周期就能恢复排卵的功能，有的体内激素水平还高于过去正常的水平，往往更容易怀孕；服用避孕药在 1 年以上的妇女，在停药后的 1 ~ 2 个月内开始排卵；服用避孕药的男子不管时间多久，在停药 3 个月后精液就恢复正常。那么，停止服用避孕药多久怀孕比较合适呢？

据观察，停药后立即受孕，双胎的发生率可增高 1 倍，主要为双卵双胎。英国对 5500 名服药妇女进行观察，未发现口服避孕药对下一代有不良影响。其畸变率、流产率与未服药者无明显差别。

有的科学工作者进行研究后，并没有发现口服避孕药者的生殖细胞内染色体有什么异常改变。可见，用口服避孕药不会对下一代产生不良影响，造成遗传病。

因此，从停药到再次受孕的时间长短，似乎对胎儿并没有什么影响，不过由于目前对长期服药对胎儿的远期影响还没有足够的把握，为了慎重起见，绝大多数人主张以停药半年以后再怀孕为好，这样能够使母体有充足的时间消除激素的干扰，并恢复自己的生理功能。

# ♥ 宝宝会发生哪些遗传

每一个新生命都会继承父亲和母亲身上的某些特质，主要有：

### ■ 绝对遗传

肤色：如果父母的皮肤都比较黑，那么子女皮肤多数不会出现白色肌肤；如果父母一方白，一方黑，那么"中和"后大部分会给子女较为"中性"的肤色，当然也有更偏向一方的情况。

下颌：下颌是"顽强"的显性遗传，父母任何一方有突出的大下巴，子女们常无一例外地也长着大下巴。

双眼皮：双眼皮也是"绝对"遗传。有趣的是父亲的双眼皮大多会留给子女，即使有些宝宝出生时是单眼皮，长大后也会"补"上父亲的双眼皮。此外，大眼睛、大耳垂、高鼻梁、长睫毛等也都是从父母那里最能得到的特征性遗传。

### ■ 半数以上概率的遗传

肥胖：肥胖的父母会使子女有 53% 的概率成为同样的大胖子；若父母一方肥胖，则子女肥胖的概率便下降到 40%。也就是说，胖与不胖还约有一半可以由人为因素决定。

秃头：秃头的遗传很有趣，是传男不传女的。比如，父亲是秃头，那么儿子就有 50% 的可能性将来也秃头。就连外祖父是秃头，也会将大约 25% 的秃头概率留给自己的外孙。

青春痘：这个由青春期内分泌原因导致的容颜症也与遗传相关。调查表明，父母双方长过青春痘，其子女们长青春痘的概率要比没有这种家族史的子女高出 20 倍。

### ■ 概率不高的遗传

白头发：白头发属于遗传概率较低的隐性遗传，因此，不必过分担心父母少白头会在自己的身上发生。但是，如果父母都是少白头，那么子女少白头的概率就要高很多。

## ♥ 准妈妈的优生饮食

想要一个健康聪明的宝宝，从孕前就要开始注意自己的饮食营养，早日为孕育宝宝打下良好的营养基础。

### ■ 制定一个良好的营养计划

1. 饮食要多样化，不可挑食、偏食，要保证营养均衡全面。

2. 要多吃新鲜蔬菜、水果、肉、蛋、奶等食品，常吃杂粮和粗粮。

3. 不要过多增加主食，而是要增加副食品的种类和数量，尤其是要摄入足够的蛋白质。

4. 少吃油炸辛辣食品，减少食盐的摄入量，补充足够的水分。

### ■ 保证适当水平的维生素

1. 在整个妊娠期间，特别是妊娠早期，维生素在母体内和胎宝宝体内都需要维持在适当的水平，否则会影响胎宝宝的生长发育，甚至引起畸形。比如维生素 D 可调节钙、磷代谢，帮助胎宝宝骨骼正常发育，孕妇若缺乏维生素 D，婴儿也常有先天性佝偻病或低钙血症抽搐。

2. 调查研究也显示，很多分娩了患有神经系统畸形的胎宝宝的母亲都是在怀孕前后不同程度地盲目服用过复合维生素制剂。所以，维生素应均衡适当地补充，既不可缺乏，又不可盲目滥补。

## ♥ 提前 3 个月补充叶酸

据调查结果表明，中国是世界上脑部和脊髓缺陷儿高发的国家。每年约有 10 万个孕妇产下脑部和脊髓缺陷儿，即每 1000 个出生婴儿中有 3 个患有此缺陷。其主要原因是中国女性在计划怀孕和怀孕期间普遍缺乏叶酸。研究证实，女性从孕前 1 个月至早期 3 个月内每日增补 680 微克叶酸，可有效降低出生缺陷高危人群中神经管畸形的发生率。补充叶酸对降低胎儿先天性心脏病、唇腭裂也有好处。

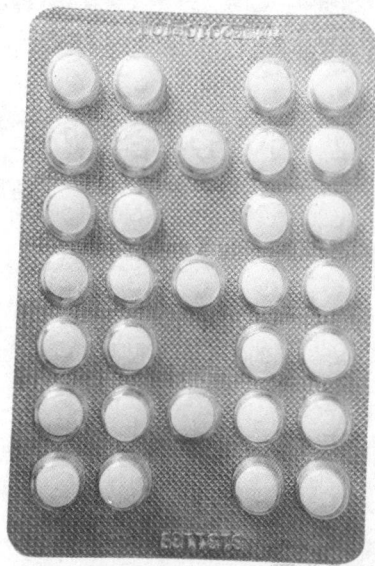

叶酸缺乏不但可使妊娠高血压症、胎盘早剥的发生率增高，更会导致孕妇患上巨幼红细胞贫血，出现胎儿生长受限、早产及新生儿出生体重偏轻等。

要减少胎儿脑部和脊髓缺陷的发生，最重要的是女性在受精前就开始摄取足够的叶酸，但实际上很多女性在得知怀孕后才开始补充叶酸，而那时通常已是受精后的一两个月了。叶酸对育龄妇女和孕妇非常重要。怀孕早期缺乏叶酸是引起胎儿神经管畸形的主要原因。神经管闭合是在胚胎发育的 3 ~ 4 周，叶酸缺乏可引起神经管未能闭合而导致脊柱裂和无脑畸形为主的神经管畸形，主要包括脊柱裂和无脑等中枢神经发育异常。无脑畸形为严重脑发育不良，并有颅骨缺损，一般患有此病的婴儿会在出生前或出生后短时间内死亡。脊柱裂患儿虽可存活，但将成为终生残废，对国家和家庭造成很大损失。因此，专家建议女性在计划怀孕期间就开始补充叶酸。叶酸在整个孕期都不可少。孕期随着胎儿身体组织迅速成长，孕妇需要摄取大量叶酸来满足胎儿的需要。专家认为，孕妈妈每天需补充 600 ~ 800 微克叶酸才能满足宝宝生长需求和自身需要。

## ♥ 富含叶酸的食物

含叶酸的食物很多，但由于叶酸遇光、遇热就不稳定，容易失去活性，所以人体真正能从食物中获得的叶酸并不多。如蔬菜贮藏 2 ~ 3 天后叶酸损失 50% ~ 70% ；煲汤等烹饪方法会使食物中的叶酸损失 50% ~ 95% ；盐水浸泡过的蔬菜，叶酸的成分也会损失很大。因此孕妈妈们要改变一些烹制习惯，尽可能减少叶酸流失，还要加强富含叶酸食物的摄入，必要时可补充叶酸制剂、叶酸片和多维元素片。

富含叶酸的食物：蔬菜有莴笋、菠菜、番茄、胡萝卜、青菜、龙须菜、菜花、油菜、小白菜、扁豆、豆荚、蘑菇等；新鲜水果有橘子、草莓、樱桃、香蕉、柠檬、桃子、李子、杏、杨梅、海棠、酸枣、山楂、石榴、葡萄、猕猴桃、梨等；动物性食品有动物的肝脏、肾脏、禽肉及蛋类，如猪肝、鸡肉、牛肉、羊肉等；豆类、坚果类食品有黄豆、豆制品、核桃、胡桃、腰果、栗子、杏仁、松子等；谷物类有大麦、米糠、小麦胚芽、糙米等。

## ♥ 补钙从备孕开始

不要以为怀孕后开始补钙还来得及，事实上补钙应从准备怀孕时就开始。

女性从准备怀孕的时候起，如果发现自己缺钙，最好能每天摄取 600 毫克的钙量，并停止没必要的减肥。这是因为，女性身体脂肪量的突然增加或减少，都是破坏激素平衡的重要原因。例如，女性脂肪量如果降到了 18% 以下，身体雌性激素的分泌量就会减少。这不仅会导致月经不调，骨密度也会降低。骨密度低下的女性，在怀孕期或哺乳期，易引起头发脱落、牙齿变脆，也是女性闭经后易患骨质疏松症的原因。

如果女性能从准备怀孕的时候就开始补钙是非常理想的，这时人体所需的钙为每天 800 毫克左右，除了从食物中摄取外，需要每天额外补充 200 ~ 300 毫克的钙剂。准妈妈补钙最迟不要超过怀孕 20 周，因为这个阶段是胎儿骨骼形成、发育最旺盛的时期。应在饮食中适当选择一些富含钙的食物。

## 孕前不要吃含咖啡因的食物

咖啡因是一种兴奋中枢神经的药物。据测定，一瓶 340 克的可乐型饮料中含咖啡因 50 ～ 80 毫克，如果一次饮用含量达 1 克以上的咖啡因饮料，就会导致中枢神经系统兴奋。其表现为躁动不安、呼吸加快、肌肉震颤、心动过速、期外收缩及失眠、眼花、耳鸣等。即使服用量在 1 克以下，由于咖啡因对胃黏膜的刺激，也会出现恶心、呕吐、眩晕、心悸及心前区疼痛等中毒症状。国外专家研究后认为，咖啡因作为一种能够影响女性生理变化的物质，可以在一定程度上改变女性体内雌、孕激素的比例，从而间接抑制受精卵在子宫内的着床和发育。

## 孕前要抵制油炸食品

油炸食品在人们的日常饮食中占有很大的比重，由于其色香味美，香脆可口，颇令人喜爱。但是，孕妇却不宜过多食用油炸食品。因为油炸食品经高温处理后，食物中的维生素和其他多种营养素均受到很大程度的破坏，营养价值明显下降，加之脂肪含量较多，食后很难消化吸收。妇女在怀孕早期，一般都有早孕反应，若食用油炸食品，不但影响食欲，而且会使反应加重。怀孕中期以后，孕妇增大的子宫压迫肠道，使肠蠕动减弱，若食用油炸食品，更容易导致便秘。怀孕以后，由于体内激素水平的变化，孕妇消化功能较以前下降，油炸食品更不应多吃。一旦食后孕妇胃部有饱胀感，会导致下顿饮食量减少，患便秘者更不应食用。食品专家研究发现，食用油经反复加热、煮沸、炸制食品后，会产生有致癌作用的物质，用这种油炸制或烹调食品也会带有有毒物质，经常食用，会对人体产生危害。

## 孕前不宜吃盐分高的食物

有些孕妇，尤其是北方人由于饮食习惯嗜好咸食。现代医学研究认为，吃盐量与高血压发病率有一定关系，食盐摄入越多，高血压的发病率也越高。众所周知，妊娠高血压综合征是妇女在孕期才会发生的一种特殊疾病，其主要症状为水肿、高血压和蛋白尿，严重者可伴有头痛、眼花、胸闷、眩晕等自觉症状，甚至发生子痫而危及母婴安康。孕妇过度摄入盐分，容易引发妊娠高血压综合征。因此，为了孕期保健，专家建议孕妇每日食盐摄入量应为 6 克左右。

## 孕前应禁酒

众所周知，男性酗酒可使精子发生形态和活力的改变，甚至会杀死精子，从而影响受孕

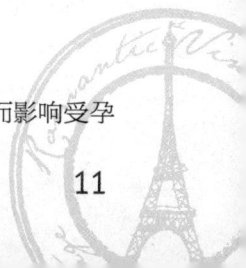

和胚胎发育。同样，酒精对卵细胞也会产生侵害。酗酒后的妇女要 20 天以后再受孕。有人认为酒精在体内代谢很快，2～3 天后就可排出，不会发生胎儿畸形。其实酒精对生殖细胞的毒害作用，不会随酒精代谢物的排出而消失，只有当受损的生殖细胞被排出后，才可避免胎儿畸形的形成。而卵子的初级卵母细胞发展到成熟卵子约需 11 天，因此最好是 20 天后受孕。

酒对胎儿来说是一种危险的致畸因子，饮酒量越大，次数越多，对胎儿的影响也就越大。特别是长期大量饮酒的孕妇，胎儿可发生慢性酒精中毒，医学界称为"胎儿酒精综合征"。严重时胎儿会死亡、流产，即使可以存活，也常表现出多种畸形，例如，头颅颜面发育异常、兔唇或腭裂、智力低下以及形成痴呆及内脏多处畸形等，胎儿或新生儿死亡率明显增加。因此，孕前孕后应禁酒。

## ♥ 准爸爸应注意的问题

1. 注意自己的饮食。研究表明，摄入的食物脂肪含量过高会影响男人的性欲。因此，男性在饮食中要特别注意，多吃蔬菜水果，少吃大鱼大肉；男性缺锌，将导致精子的活力下降，还没有遇到卵子就解体，从而不易受孕；而男性缺硒、维生素 A、维生素 E 等，精子容易出现畸形，数量也会减少。一般来说，建议男性饮食应多摄入蔬菜、水果和海产品，并定期摄入动物肝脏。

2. 给强壮精子创造条件。要培育最强壮的精子，男性要有一个健壮的身体，为此，要做到以下几点：精神愉快；加强营养；多做锻炼；适当减少性生活，使精囊中储存更多的高质量精子；避免接触杀虫剂、二氧化碳及镉、镍、汞、铅等有害物质；在医生的帮助下，采集精液样本，分析精子的数量、移动性和活力，判断是否有足够的高质量的精子。

3. 远离烟酒。据有关资料证明，烟草中的有害成分会通过血液循环进入生殖系统而直接或间接发生毒性作用，从而不仅会影响到妻子受孕的成功率，还会严重地影响受精卵和胚胎的质量。另外，酗酒可能造成机体酒精中毒，影响生殖系统，使精子数量减少、活力下降，而畸形精子、死精子的比率升高。所以，准爸爸一定要远离烟酒。

4. 远离影响生育的药物。在妻子受孕之前，男性也不能乱吃药，尤其是以下药物：

激素类药物。如雌激素、孕激素以及丙酸睾酮等，可抑制脑垂体促性腺激素的分泌，抑制睾丸的生精功能。

抑制生精子的药物。如二氯二酰二胺类、二硝基吡咯类、硝基呋喃类、抗癌的烷化剂以及棉酚等药物，它们都具有很强的抑致睾丸生精的作用。

影响精子成熟的药物。如抗雄性激素化合物甲基氯地孕酮醋酸酯以及氯代甘油类药物，可使精子不能成熟而失去受精能力。

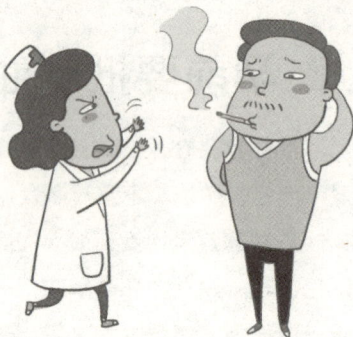

影响射精的药物。如治疗高血压的胍乙啶、硫利达嗪等均可使射精量减少，有些还可以抑制射精反射，延迟射精，如安宁、氯丙咪嗪等。

外用药物。如表面活性剂、有机金属化合物以及弱酸等，有直接杀灭精子的作用。

5. 远离高温环境。精子喜欢阴凉，阴囊的温度低于体表温度1℃～2℃才有利于它的活动。所以要注意日常生活细节，如紧身的厚质地的牛仔裤、用防水闪光面料做成的不透气的裤子或骑赛车的时间过长，会阴部就会因缺水、缺氧和高温而"憋死"精子。同样，如果在沙发上坐上几个钟头或者洗桑拿等，也会因高温而"杀死"精子。

## ♥ 能够提高精子质量的食物

精液的生成离不开优质蛋白质，可选用各种瘦肉、鸡蛋、鱼肉、乳类、大豆制品等含优质蛋白质丰富的食物。锌元素是男性生殖系统维持正常功能不可缺少的重要物质，含锌多的食品有牛肉、鸡肝、鸡肉、蛋类、猪肉、花生等。钙、铁、磷等矿物质和维生素A、维生素D、维生素C等也是维持男性性功能的重要物质，在水果、蔬菜、鱼类和豆制品中含量丰富。另外，坚果类食物对提高精子质量也十分有好处。

## ♥ 准爸爸应忌的饮食

现在长得又肥又大的茄子有一些是用催生激素催化而成，对精子的生长有害，最好不要多吃。

目前，有些茶叶中农药含量严重超标，所以准爸爸不宜过多饮茶。

有些男性喜欢喝咖啡，但咖啡中的咖啡因对男性生育能力有一定影响，如果咖啡饮用过多，对男性生育能力危害很大，所以尽量不喝。

## ♥ 准爸爸调养身体需吃的食物

很多男性朋友对蔬果不屑一顾，认为那是女性减肥的食物。实际上，蔬果当中的营养物质是男性生殖生理活动所必需的。男性如果长期缺乏蔬果当中的各类维生素，就可能有碍于性腺正常的发育和精子的生成，从而使精子减少或影响精子的正常活动能力，严重的有可能导致不孕。

研究表明：男性体内维生素A严重不足容易使精子受损，精子的活动能力也随之减弱。即使受孕，也容易导致胎儿畸形或死胎。而B族维生素（包括泛酸）与男性睾丸的健康有着直接而密切的关系，一旦缺乏，则会降低男性的生殖能力。叶酸对于准备做爸爸的人来说也具有同样重要的意义。当叶酸在男性体内呈现不足时，男性精液的浓度会降低，从而减弱精子的活动能力，使得受孕困难。

蛋白质是生成精子的重要原料，充足的优质蛋白质可以提高精子的数量和质量。优质蛋

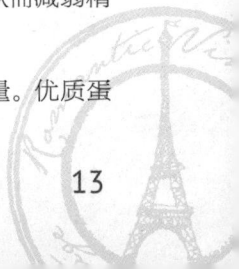

白质包括三文鱼、牡蛎、深海鱼虾等。除此之外，各种瘦肉、动物肝脏、乳类、蛋类也是优质的蛋白质食品，可以帮助增加精子的营养，提升精子成活率。蛋白质食品当中还含有一些人体所必需的脂肪酸，它们无法通过人体自身合成，只能从食物中获得。除了优质蛋白质以外，人体内的矿物质和微量元素对男性的生育力也有重要影响。如锌、锰、硒等元素参与了男性睾酮的合成和运载的活动，同时帮助提升精子活动的能力及受精等生殖生理活动。

## ♥ 未准爸爸也要做孕前检查

若想生一个健康的宝宝，男性健康也十分重要。孕前检查中，男性主要检查精液和生殖系统疾病。部分孕妇习惯性流产、怀死胎都与男性精液质量不高有关。

孕前检查主要针对生殖系统和与生育相关的免疫系统及遗传病检查，通常要做血、尿、便的常规检查，胸部 X 线检查，肝功能（含两对半检查）、肾功能、梅毒、艾滋病检查等。除了要排除有遗传病家族史之外，还要排除各种传染病，特别是梅毒、艾滋病、肝病等，虽然这些疾病的病毒对精子的影响现在还不明确，但是这些病毒可能通过丈夫传给妻子，再传给腹中的胎儿，使胎儿出现先天性缺陷。有些特殊人群还要做一些特殊检查，比如家里养宠物或者从事动物养殖、进行过器官移植的夫妻，经常生食鱼类或肉类者还要检测病原体，如弓形体、巨细胞病毒、风疹病毒、单纯疱疹病毒等，高温工作环境下的男性要做精液检测。

## ♥ 自测排卵期

精子与卵子结合才能孕育新的生命，所以准确了解女性的排卵日可以大大增加受孕概率。以下是几种测定排卵日的方法：

### ■ 阿基诺法

阿基诺法也叫数学公式法、推算法，即从下次月经开始的第一天往前推 14 ～ 15 天就是排卵日。如果下次月经来潮的那天为第 N 天，那么这次的排卵日就是第 N − 14 天。不过，月经周期的长短每个人有所不同，即使是同一个人，由于受到疾病、情绪、环境以及药物等的影响也不尽相同，所以这种方法在某些时候不尽准确。

### ■ 宫颈黏液法

在整个月经周期中都会出现宫颈黏液。月经刚过时，黏液的分泌量逐渐增加，并逐渐变得稀薄而透明，类似蛋清样，在排卵前达到高峰，即黏液量最多的一天，排卵的概率最高。此时，将手指伸入阴道深处，沾一些黏液，可以将黏液拉成长达 10 厘米的细丝而不断。而排卵后，黏液的分泌量显著减少，稠厚而混浊，拉丝时容易断裂。如果能够每晚对黏液状态进行观察并记录，可以很容易找到自己的排卵日。

### ■ 中间痛法

有些女性在两次月经中间，相当于排卵前的时间里，下腹部会有疼痛感，称为中间痛或排卵痛。调查显示，有97%的中间痛发生在排卵前，所以如有中间痛，则可以认为24小时内将发生排卵。这个方法简便易行，但有些人没有中间痛，不能用此法。

### ■ 基础体温法

基础体温是指清晨醒来，身体保持安静，心情也处于平静时的体温。在月经周期中，人的基础体温也呈周期性变化。在月经后及卵泡期基础体温较低，排卵后体温会上升0.3℃~0.5℃，并一直持续到经前1~2日或月经第一天，体温又降至原来水平。早晨醒来，将温度计放在舌下5分钟。应从月经的第一天开始测量，并将逐日测量的体温记录下来做成一个基础体温表。正常月经周期下，将每日测得的基础体温连成线则呈双相曲线。基础体温上升前后2~3日是排卵期范围，易受孕，称为易孕期。

### ■ 测尿法

在医生的指导下用超声波监测卵泡，当卵泡达1.8厘米左右时，测试尿液的LH值，每2~4小时测一次，出现跌峰时可认为是尿LH峰。排卵在峰值出现后的12~24小时内。如果不方便监测卵泡，也可以结合以前的月经周期，在预计排卵的前两天，测试尿液的LH值，开始间隔的时间可以较长，当尿液的LH值明显上升时，可以每间隔2~4小时监测一次。

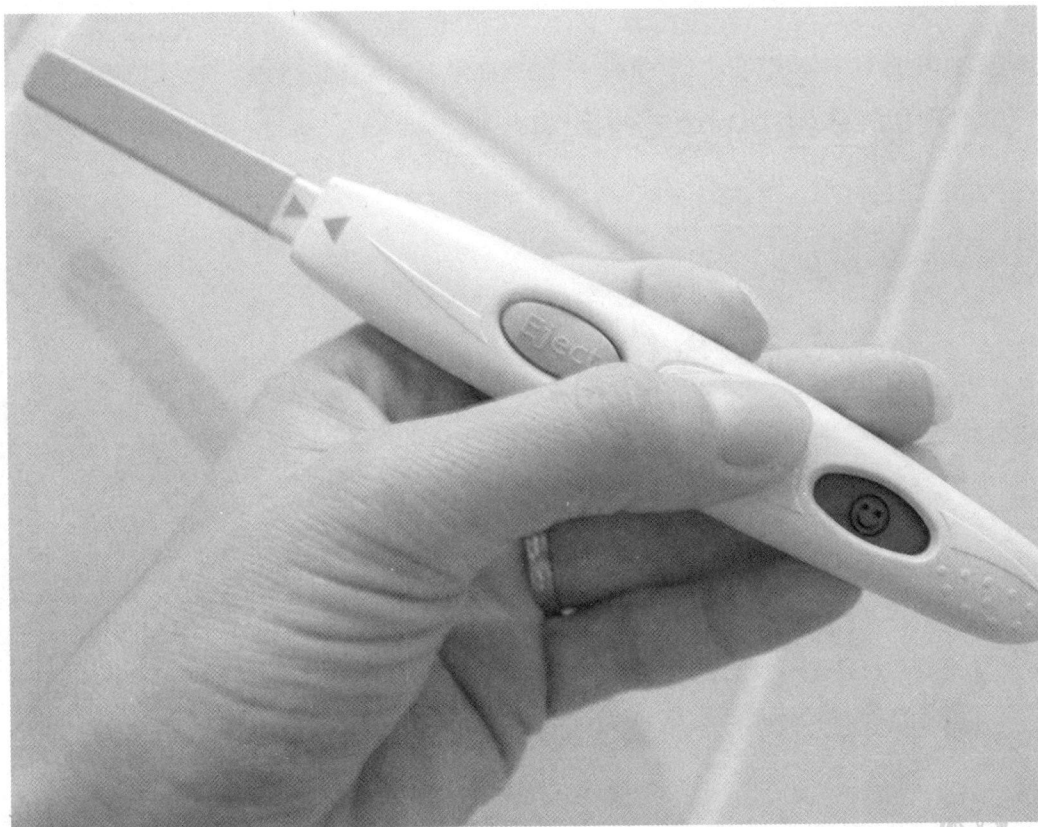

如果准爸爸是从事喷洒农药除草剂的工作人员或远航归来的海员，至少在 2 个月内避免让妻子怀孕。这是因为睾丸中的精子受损，并且受损精子大约 2 个月才能从体内排除干净。

## ♥ 最佳受孕体位

每对夫妻都有他们自己的性生活方式，也有他们自己最舒适的性交体位。但是就受孕而言，一般仍是采用男上女下的体位。因为女方在下平躺仰卧，双腿分开，双膝微弯，有利于阴部松弛和阴门开放，这就为男子将精液排泄到阴道深部——阴道穹窿部创造了有利条件，并可以使整个子宫颈外口都能接触精液，当宫颈外口浸泡在"精液池"中时，精子就会主动进入宫颈口，使得精子迅速进入宫腔到达输卵管与卵子结合。

现实生活中，有些女性阴道较短浅，性交后精液常会自动外流，这时可以用枕头或其他柔软物品适当垫高臀部，形成一个"人工槽"，防止精液外流，让精液尽可能多地在阴道内储存，为精子的活动提供良好条件。相对而言，女上男下位、侧位、背附位、坐位、站位等性交体位不利于受孕。

## ♥ 最易受孕的性交频率

性交的频率对受孕也有一定的影响，一般 3 ～ 5 天性交一次受孕的概率较大。

医学研究表明，人的性交频率是随着年龄增长而逐渐下降的。古代医学家总结了男子性交的频率，如《医心方》中认为：20 岁者 2 日 1 次，30 岁者 3 日 1 次，40 岁者 4 日 1 次，50 岁者 5 日 1 次，而年过 60 者则不宜多泄精。这个性交频率与现代性医学研究结果基本一致。但是由于每个人体质有强有弱、情绪有高有低、工作有松有紧，生活水平也不尽相同，因此性交频率也会有所差异。

从怀孕的角度分析，性交的频率既不可过频，也不可过度节欲。如果性交过频，会由于精子数量减少等原因不利于怀孕；而过度的节欲，如十天半月 1 次，由于精子的老化或错过了妻子的排卵期也不利于受孕。

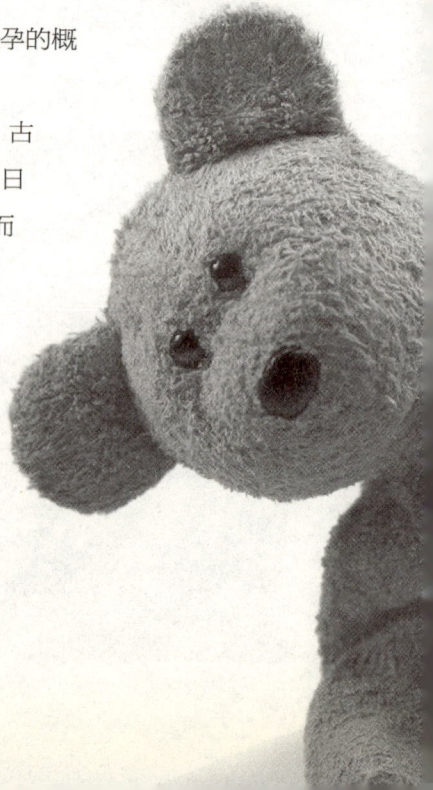

# 高龄孕妈妈安全孕产须知

## ❤ 你算不算高龄孕产妇

高龄产妇是指年龄在 35 岁以上第一次妊娠的产妇。一般来说，高龄产妇的胎儿宫内生长受限和早产的可能性较大。具体表现是：早产儿或足月新生儿的体重低于同孕周龄的正常儿，不明原因的死胎也增多，先天性畸形率染色体异常如唐氏儿风险也相对增加。因此，高龄产妇要想做到优生优育，应做一些必要的优生咨询，了解一些特别须知，做好各方面的准备。

## ❤ 为什么高龄产妇易生痴呆儿和畸形儿

通常所说的晚婚晚育妇女指年龄在 23 岁以上的育龄妇女，而高龄产妇则指年龄在 35 岁以上的妇女，此时生育的子女痴呆儿和畸形儿的发生率明显增高，产妇年龄过大也会导致难产、胎儿死亡率增加。因为产妇年龄越大，卵细胞可能发生变化，人体包括卵巢所承受的各种射线和有害物质的影响也就越多，这些因素都会使遗传物质发生突变的机会增多。遗传物质染色体在细胞分裂过程中发生不分离现象，最常见的是 21 号染色体不分离，结果出现先天性愚型儿。患儿的染色体分析检查可见有 3 条 21 号染色体，故又称 21 – 三体综合征（唐氏儿）。患儿智能极低下，长大后生活也不能自理。除了外观异常外，尚有心脏、消化道等内脏畸形。近年还发现母亲年龄太轻或父亲 55 岁以上时，亦可能生出唐氏儿。因此，凡母亲年龄在 35 岁以上，生过先天愚型儿，或家族中有先天愚型患者，都应去咨询门诊进行必要的检查，并且再次妊娠后对子宫内的胎儿应做产前诊断，以了解是否有患 21 – 三体综合征的可能。若此胎儿染色体正常，则可继续妊娠，直至分娩；若发现有染色体异常，应及早终止妊娠。

## ❤ 高龄优孕的干扰因素

专家指出，人类的生殖力会随着年龄的增长而逐渐降低，女性最佳的生育年龄在 25 ~ 30 岁，35 岁之后再选择怀孕，身体的各项生理功能已有不同程度的下降，会产生各种不良因素。

1. 高龄女性受孕概率偏低。女性随着年龄增大，排卵越来越不规律，受孕机会就会变小。

2. 高龄女性流产概率高。女性过了 35 岁，流产的概率会大大增加。

3. 高龄女性胎儿致畸率高。女性的生殖细胞一般在 35 岁以后就开始逐渐老化，并且很容易受到病毒感染、环境污染等影响，孕妇年龄越大，卵子越容易受影响，卵细胞质量也会随之下降，容易发生染色体分裂异常。

4. 高龄女性有一些会患有妇科或内科疾病，如子宫肌瘤、卵巢囊肿、月经不调、原发性高血压等，对怀孕及胎儿的发育也有一定的影响。

## ❤ 高龄产妇易出现的特殊情况

### ■ 易致难产、流产

随着年龄增长，子宫收缩力、宫颈的扩张力和阴道伸张力降低，易发生难产和产后出血，剖宫产概率及产妇死亡率也均高于年轻产妇，自然流产率与年轻孕妇相比也增加3倍。

### ■ 易出现并发症

高龄孕产妇的妊娠高血压综合征发病率约为年轻孕产妇的5倍，因而较易导致胎儿宫内生长发育受限。此外，孕妇年龄越大，发生糖尿病、心脏病及肾病等并发症的概率就越高。

### ■ 易致胎儿畸形

怀孕年龄越晚，染色体异常发生率增加卵子受环境污染的概率就越多，并且卵巢功能也开始减退，容易导致胎儿畸形。

## ❤ 高龄产妇孕前应做的准备

高龄女性妊娠前要做好心理和身体两方面准备。从心理上，要放松心情，高龄女性妊娠虽有一些不利因素，但这些不利因素并不是在每个高龄孕妇的身上都会发生的。要想做到优生优育，高龄女性应做一些必要的优生咨询，了解一些生育知识，正确对待妊娠及分娩中的问题，做好妊娠的心理准备，切不可焦急、忧虑，因为这样反而会影响受孕的机会。

尽可能选择合适的受孕时间，保证身体在没有受到各种细菌感染的情况下怀孕。

夫妻双方都应在身体各方面情况最佳时妊娠，所以妊娠前夫妻双方要做一次全面的体检。如有慢性病，要在进行治疗后身体痊愈或病情较为稳定的情况下再怀孕；如需长期用药者要进行咨询，看药物是否影响胎儿发育，再决定是否需要停药；患有急性病时一定不要怀孕。

准备妊娠前一定要开始服用小剂量叶酸，以预防胎儿神经管发育畸形，一般是从孕前3个月服用到孕后3个月。

## ❤ 高龄妇女怀孕前的注意事项

高龄孕妇要想受孕，须做到以下四点：

1. 调经是孕前的重要事项。所谓调经是指调整月经周期，使行经时间规律，经期长短适宜，经量多少正常化，因为量少有可能是内膜太薄，会使着床不易。

2. 饮食方面，以高蛋白、低脂肪、性温和的食物为宜。茶、酒、烟、咖啡以及含酒精和咖啡因的食品都不适宜。

3. 生活上应该远离不良的环境，例如太吵、太拥挤的空间和有放射线的地方，避免被动吸烟。

4. 不可随意使用抗生素或激素类药剂，远离传染病病人。

高龄妇女在孕前将身体调整至最佳状态是非常必要的，孕时注意身体保健，随时观察自己的饮食、睡眠、大小便是否正常，一旦生病，应及时去医院检查和诊治。

# 40周
# 完美孕产全程监护

## 孕早期

## 第1周

### · 孕期须知

准确地说，在怀孕最初的 2 周中，你还不完全具有孕妈妈"资格"，因为人们只是出自技术上的需要，把你前一次月经的第一天用来作为计算受孕开始的日期和时间。因此，你大可不必为自己怀孕的事情忐忑不安，让我们一起开始有序地迎接新生命的 40 周历程吧！

### · 专家提示

一般来说，女性第一次妊娠比较理想的年龄是在 25 岁左右，因为根据女性的生理特点，29 岁以后卵巢生成卵子的能力会渐渐减弱；男性的最佳生育年龄最好在 35 岁以前。男女双方身心健康、身强力壮的时期，拥有质量最好的精子和卵子，是优生优育的基础。

怀孕 1 周时

| 精子 | 500 微米 | 每次射精约 2 亿个 | 24 小时内有受孕能力 |
| 卵子 | 约 200 微米 | 每周成熟 20 个，一般排出 1 个 | 存活 12～36 小时 |
| 合子（受精卵） | 200～500 微米 | 逐渐分裂成为多个细胞组成的细胞团——桑葚胚 | 运动 3～4 天到达子宫腔 |

### · 妈妈助孕加油站

要度过 40 周的妊娠期，你对自己要有充分的信心，并学会经常对自己说"加油"！

为了孕期健康和宝宝的成长，你需要学习很多知识，从本周开始实施"育儿计划"。建议阅读相关知识，为自己制定一份详细的怀孕计划。怀孕后，在生理、心理上会有很多变化，生活上要有相应的调适措施；还需详细了解自己的生理周期和怀孕的生理征兆，了解营养、

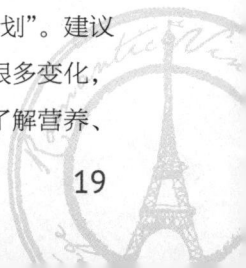

饮食常识；阅读孕期保健和胎儿生长的书籍，了解科学孕育知识和过程；也可以找新妈妈们交流相关经验，以便对胎宝宝在体内孕育生长过程做到胸有成竹。

## ·孕妈妈要知道

现在胎宝宝尚且不存在。胎宝宝还分别以卵子和精子的形态存在于妈妈和爸爸的体内。但是，要想孕育能继承夫妻双方的优秀品质的宝宝，拥有健康的精子和卵子是最基本的前提。因此，在怀孕前，父母双方的身体状态、营养状况都需要做一次系统地调整和休养。

## ·准爸爸应该这样做

生孩子绝非只是简单的两性结合、单纯生殖系统的事。准爸爸准妈妈都要使自己的身体保持最佳健康状态。因此，孕前检查必不可少：精液的正常成分、卵子的成熟质量以及生殖器官的健康状态，是优生的前提条件。

孕前双方应进行相关检查，以便及时发现有关疾患和不够理想的生理功能问题，及时进行治疗、调养和功能锻炼。必要时还可以前往孕产科门诊接受优生指导。

受孕前，男女双方都应安排合理的运动锻炼，使身体健康，精力充沛。在调整体质期间要保持正常的性生活。但要注意，在女方排卵期前，男方最好养精蓄锐，减少性爱次数，以便在女方排卵期时，可以产生足够数量且高质量精子。

# 第2周

## ·孕期须知

如果月经周期一直比较规律，每月都是 28～30 天，那么进入本周的后半周，根据测试基础体温的对比，你会发现自己已经进入了排卵期，这将意味着当妈妈的机会来临了，家庭的"百年育人"大计第一步可以开始实施了。

基础体温根据月经周期确定。在月经周期的第 5～13 天卵泡成熟，子宫内膜增生，排卵后在月经周期的第 14～23 天黄体成熟，子宫内膜继续增厚，以利于受精卵着床。如果没有受精，子宫内膜就会脱落，形成每月一次的月经。月经后第 13～20 天，即排卵后基础体温持续升高期，是母体做好了受孕准备的最佳时期。

## ·专家巧提示

组成胎儿的男性生殖细胞精子和女性生殖细胞卵子，都有各自的旺盛期和衰弱期。

卵子正常生命的最佳时期是在排卵后 12 小时以内。12 小时以后，就会变形、衰老，质量下降。精子进入女性输卵管以后，也只能存活 48 小时。为了使精子、卵子都能在生命的最佳时期结合，最好掌握女性的排卵时期。女性一个月只排一次卵，一般情况都在下次月经前的 14 天左右，这段时间女性的性兴奋也容易出现。因此，最好能在排卵期受孕，让精子和卵子都在生命力旺盛期结合，孕育出优质胚胎。

## · 本周准妈妈须知

女性从 12 ～ 14 岁卵巢发育成熟后开始排卵，一般每月排出一个成熟卵子，如果这个卵子与精子结合，便成为受精卵。受精卵如果在子宫内着床，就会发育成胚胎。如果卵子没有受精，则会随经血排出体外。到下一个月经周期，卵巢又会排出一个成熟的卵子。卵子大小约有 0.2 毫米，算得上人体内最大的细胞。

本周，准妈妈的卵巢中有近 20 个卵子在充满液体的卵泡内开始成熟，其中会有一个卵泡长得比所有的都要快，一旦成熟后卵泡囊破裂，释放出卵子。于是，其余的卵泡和卵子便会萎缩并且死亡。

由于身体情况的差异，每个女人的月经周期都会略有差异。但无论周期一般是多少天，排卵都会发生在周期结束前的 14 天左右。

一般说来，卵子在排出后 15 ～ 18 小时受精，最有利于生成强壮的受精卵。

## · 精子与卵子的邂逅

成熟的精子很小，约 0.5 毫米长，形状像蝌蚪。精子依靠尾部的摆动，向前移动得很快，其平均速度为 35 微米 / 秒。成熟的精子从男性生殖器排出的过程叫射精。男性每次射精一般能有 2 ～ 5 毫升精液排出，内含 1 ～ 2 亿个精子。

决定胎儿性别的性染色体分为 X 染色体和 Y 染色体两种。女性产生的卵原细胞经减数分裂后，成熟的卵子只有 X 染色体，而男性产生的精原细胞经减数分裂后，成熟的精子有的含有 X 染色体，有的含有 Y 染色体。如果卵子和含 Y 染色体的精子结合，胎儿就会发育成男孩儿，染色体结构为 XY；如果卵子与含 X 染色体的精子结合，胎儿就会发育成女孩儿，染色体结构为 XX。

## · 准爸爸应该这样做

陪伴妻子一起，养成慢跑、游泳、打太极拳等运动习惯，对于她平安度过整个孕期非常有益。适当的体育锻炼也能帮助准爸爸提高身体素质，确保精子的质量。

## · 孕期小提示

测试基础体温的方法：早晨醒来后，先不起床、不要说话、不饮食，先测试体温；每天早晨测试时间最好相同；把测出来的体温数标在体温图表上；把每天所标出的点用线段连接起来，形成身体的温度曲线。从怀孕开始，每天测试和记录，不可中断。

# 第3周

本周妈妈身体监测标准

| 生理变化 | 基础体温升高 |
| --- | --- |
| 生理反应 | 无 |

本周宝宝发育监测标准

| 形态 | 长度 | 重量 |
| --- | --- | --- |
| 桑葚胚，实心细胞团 | 0.2 毫米 | 1.505 微克 |

## · 孕期须知

孕妈妈已经进入排卵期，成熟卵子排出的同时，整个生殖系统也做好了受孕的准备。通过男女之间的性爱活动，男性的精子进入女性体内，与母体的卵细胞结合，形成受精卵（也称合子、孕卵）的那一刻起，就意味着一个新生命的诞生。众多精子经过子宫到输卵管，要走过 18 厘米长的路程。只有一小部分能进入排卵的输卵管，与卵子相会。

精卵相遇时，卵子会吸住一大群精子。众多的精子会努力穿过卵子的表层，但最终只有一个精子能进入卵细胞内，与卵细胞结合。精子进入卵子内后，便失去了自己的尾巴，头部的细胞核开始增大。

接着，两个细胞核逐渐靠近，然后接触，最后融为一体，这时，新生命的第一个细胞诞生。母体内的受精卵会开始变大，在母体子宫内行进2～3天，准备着床——驻扎进妈妈的子宫内膜。

## · 本周准妈妈须知

卵子排出后，在输卵管的寿命只有 12～36 小时。精子的外形像一只小蝌蚪，长度约有 0.5 毫米，靠尾部的甩动运动。男性每次射精时，射出的精子平均近 2 亿个，而能够达到卵子的大约只有几百个，卵子会选择其中一个作为伙伴，一起形成受精卵，开始漫长的孕育过程。

其余的精子或被阴道的酸性环境所破坏，或被子宫内的净化细胞吞噬掉，或进错了输卵管，或者虽然进对了地方却没有碰上卵子，或碰上了卵子却没有被选中。女性体内的卵子在输卵管壶腹部与精子结合，也就是受精的过程。

## · 精子与卵子的邂逅

卵子在输卵管壶腹部受精后，由于输卵管中纤毛和肌肉的运动，会使受精卵渐渐向子宫方向移动，在受精后4～5天到达子宫腔。到达以后，受精卵会分泌分解蛋白酶，有破坏子宫内膜的作用，能在内膜表面造成一个缺口，并逐渐向内层侵蚀植入，植入后内膜上的缺口很快就得到修复，把受精卵包裹在子宫内膜之中，这就是受精卵的着床过程，也是囊胚的形成过程——由一个细胞合子分裂成多个细胞，成为一个总体积不变的实心细胞团，称桑葚胚。

囊胚植入后，发育迅速，到妊娠第一个月月末时，胚胎就能长到约5毫米。

胚胎将由上万亿个细胞组成，他（她）身体内的细胞可分为两大类，一种称为"体细胞"，如肌肉细胞、骨骼细胞、神经细胞；另一种叫做"生殖细胞"，就是精细胞和卵细胞。

## ·孕期小提示

一般情况下，育龄女性每月只排出一个卵子，男性一次射精则会排出约2亿个精子。众多的精子中，只有一个能钻进卵子内，结合成受精卵，受精卵经过复杂的变化过程发育成一个胚胎。但有时，一个受精卵会分裂成两个相等的细胞团，这两个细胞团各自发育成一个胚胎，就是单卵双胎。

# 第4周

本周妈妈发育检测标准

| 生理变化 | 子宫变大、增厚，可能有少量阴道出血 |
| --- | --- |
| 生理反应 | 月经停止，较敏感者出现早孕反应 |

本周宝宝身体监测标准

| 形态 | 长度 | 生长发育 |
| --- | --- | --- |
| 椭圆形胚芽 | 5毫米 | 心脏和肝肾基原、血循环、胎盘形成 |

## ·孕期须知

如果你平时如期而至的月经没有按时来报到，应当意识到自己可能怀孕了。

绝大多数孕妈妈在此时没有什么感觉，也没有任何反应。而有一些较敏感的女性，则已经开始出现早孕反应。在黄体酮的作用下，会感觉到腹中不适，清晨起床后会出现呕吐，联系最近自己口味喜好吃酸、月经不来等现象，证明体内的胚胎开始给妈妈发信息：我来了！

受精卵成为孕卵，在子宫内继续发育，外围的细胞分裂较快，形成囊壁，内部细胞分裂较慢，形成胞块，内外两层之间有了空间，成了充满液体的腔。孕卵停留在子宫内膜上，破坏覆盖在子宫腔上的细胞，并且在子宫内膜上挖一个小巢似的破口，孕卵就进入这个破口内。完全进入后，内膜表面的缺口会迅速修复，把整个孕卵包裹在子宫内膜中。这一过程，称为受精卵的着床或植入。

受精卵着床并不容易，因为母体有排斥的因素：受精卵一半来自母体，一半来自父体，对于母体来说来自父体的部分是半个异物，一旦植入母体，就会遭到母体免疫系统的强烈排斥。

这时，幼小的胎盘组织会产生出绒毛促性腺激素和特异性蛋白质等物质，这些物质能协

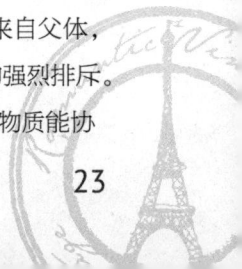

调母体与胚胎的关系，使胚胎安全驻扎下来——别看胚芽小，自我生存的"本事"强着呢！

## · 本周准妈妈须知

受精卵着床发生在受精后的第 7 ~ 8 天，此时称为囊胚。囊胚植入以后会迅速发育。

到妊娠第一个月末，子宫比妊娠前略增大、增厚，子宫体由扁形变为圆形，子宫大小似鸭蛋。

有部分女性会出现类似感冒的症状，在没有任何原因的前提下出现发热、发冷现象，不用为此担心，过几天这种症状会自动消失。

## · 胎儿发育状况

植入过程开始，胚胎黏附在母体子宫的表面，这样它就可以得到保护，并从子宫血管里吸取所需的氧气和营养。

胚胎细胞植入过程完成后，会生长得十分迅速。胚胎期的胚芽是一个能为自身创造环境的独立个体。到第一个妊娠月末时，胚胎是一个椭圆形的小物体，腹部隆起，中央是心脏原基，虽然还不具有心脏的形状，但已经有活力，在小身体中轻轻地跳动。本周末，胎体血循环初步建立。脐带、胎盘形成，肝脏发生，眼、鼻、耳原基出现。

卵子与精子相会、受精的时候，只是一个单细胞。在受精后的 266 天中，会在母体中分裂并且迅速增殖形成身体各个器官。仅脑细胞就多达 1000 亿个，尤其是在妊娠初期，胚胎细胞分裂的速度相当惊人。

## · 本周高温、发热危害大

或许孕妈妈还没有意识到，从妊娠期计算的角度来看，你已经做了 4 周孕妈妈。在这头一个月里，还是胚胎的宝宝已经开始从母体吸取营养了，这个过程是静悄悄的。

在妊娠最初的几周内，发育中的胎儿中枢神经系统特别容易受到高温的伤害，孕妈妈要尽量回避过热的环境。无论是什么原因引起的体温升高，如感染发热、夏日中暑、高温作业、洗热水澡等，都可能会使早期的胚胎受到伤害。孕妈妈体温比正常体温高出 1.5℃时，会使胎儿脑细胞的数量增殖和发育停滞，高出 3℃时，则有杀死胎儿脑细胞的危险。而且这种对脑细胞的伤害是不可逆转的。

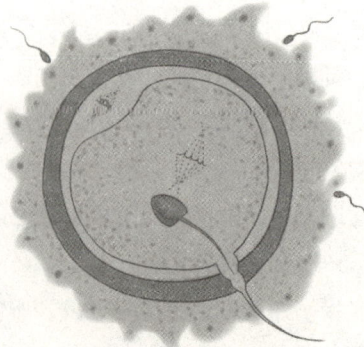

因此，从妊娠的第一个月开始，孕妈妈千万不要再洗水温超过 42℃的热水浴了。因为过热的洗澡水会使体温超过正常，导致胎儿脑细胞损伤，造成智力障碍、发育畸形。通常，孕期沐浴水温以 35℃ ~ 37℃为宜，且最好洗淋浴。

# 第5周

本周妈妈身体监测标准

| 生理变化 | 子宫大小如鹅卵，质地变软 |
|---|---|
| 生理反应 | 少数人有类似感冒的症状，大多数人无此症状 |

本周宝宝发育监测标准

| 胚胎 | 外形 | 生长发育 |
|---|---|---|
| 0.6 厘米，1 克 | 头、身各占 1/2，有尾巴 | 神经系统、循环系统开始分化 |

## ·本周准妈妈须知

本周胚胎开始发育，无数绒毛的血管合起来形成三条大血管，一条动脉，两条静脉，三条血管通过脐带与胎儿相连。一些深入到子宫内膜组织间的绒毛，遇到小血管，便产生一些蛋白溶化物质，使血管壁受到破坏。绒毛从母体血液中攫取营养物质，并把胚胎体内的废物排入母体血液中。这叫做母胎间的物质交换。

## ·胎儿发育状况

包围着胎儿的羊膜囊由两层膜组成，里面的一层膜称为羊膜，外面的一层称为绒毛膜。

绒毛膜提供组织以形成胎盘。发育到胎龄 3 周左右的胎芽，大小刚刚能用肉眼看到，从外表上看身体是二等分（头部非常大，约占身长的一半），头部直接连着躯体，有长长的尾巴，形状很像小海马。

这时还看不出胎芽和动物的胎芽有什么区别，胳膊、腿大体上出现，但太小还看不清楚。表面被绒毛组织（细毛样突起组织）覆盖着，这不久将形成胎盘。脑、脊髓等神经系统，血液等循环器官的原型（形成基础的组织）几乎都已出现。

细胞在胚胎内部移动并形成内胚层、中胚层及外胚层三层组织。胎儿的所有细胞及组织都将由这三层组织形成。内胚层将形成腺体、肺的内层、舌头、扁桃体、尿道、副腺体、膀胱及消化道。中胚层将形成肌肉、骨骼、淋巴组织、脾脏、血细胞、心脏、肺，以及生殖系统和排泄系统。外胚层将形成皮肤、指甲、头发、眼晶状体、内耳外耳的内层、鼻子、嘴唇、肛门、牙釉质、脑垂体、乳腺及神经系统的所有部分。

## ·试纸能否准确诊断是否怀孕

凡月经正常的女性，当出现月经推迟而发生妊娠时，使用妊娠诊断试纸来验证几乎全呈阳性。不过，在使用这种试纸时其灵敏度一定要高，试纸使用方法须正确得当，并且使用前提是月经正常。药店内出售这种试纸大部分是一次性用品,不可重复使用,因此,在使用前一定要仔细阅读使用说明书。另外,有时在妊娠的极早期也会出现显示阳性的现象。这种方法对妊娠的早期发现是很有帮助的,但要了解妊娠状况是否正常,还应到妇产医院做专项检查。

## ·确认怀孕后需做哪些检查

确认怀孕后,在第1次或第2次就诊时,医生根据孕妇具体情况做如下检查,包括:血常规、乙型肝炎抗体测定、尿常规和涂片、甲胎蛋白测定、梅毒检查、超声波检查、宫颈涂片检查、血型 Rh 因子检查、风疹抗体滴定度。

医生将根据检查结果,为孕妇提供帮助,如风疹抗体阴性,表明孕妇对这种病没有抵抗力,妊娠期要避免接触这种患者,下次妊娠前先接种疫苗。

## ·如何确认怀孕几周了

通常,第1次的产检就是要确定有无怀孕,以及确定怀孕周数。通常,医学上给怀孕周数下的定义,是以最后1次月经来潮的第1天开始计算。例如,最后1次月经是1月1日,到了2月5日检查确定怀孕,共36天,故算作怀孕5周零1天。平常月经规则来潮的人,月经周数即等于怀孕周数,但对月经不规则、时早时晚的人而言,单以最后一次月经计算周数,误差可能很大,此时便需求助产科医生。

## ·自己怎样推算预产期

从末次月经的第1天起,如果末次月经在1~3月份,产月等于月份加9;若末次月经在4月以后的月份,产月等于月份减3,产日等于天数加7。例如:某孕妇的末次月经为2007年12月3日,(12 - 3)月 = 9月,日期为(3 + 7)日 = 10日,则该孕妇的预产期为2008年9月10日。

## ·怀孕第5周的饮食原则

妊娠早期,由于血糖偏低、进食不足产生酮体,孕妇易发生食欲缺乏、轻度恶心和呕吐,这时可以多吃粗粮等含糖较多的食物,以提高血糖、降低酮体。在这段时期宜多吃鱼,因为鱼营养丰富,滋味鲜美,易于消化,特别适合妊娠早期食用。为了防止恶心、呕吐,要少食多餐,少吃油腻和不易消化的食物,多吃稀饭、豆浆等清淡食物。还可以在起床和临睡前吃少量面包、饼干或其他点心。

## ·宫外孕的判断

正常妊娠时,受精卵着床于子宫体腔内膜。当受精卵于子宫体腔以外着床时,称为异位妊娠,又称宫外孕。宫外孕是妇产科常见的急腹症之一,若不及时诊断和治疗,可危及生命。其实宫外孕和异位妊娠的含义稍有差别。宫外孕是指子宫以外的妊娠,不包括宫颈妊娠;而异位妊娠则包括输卵管妊娠、卵巢妊娠、腹腔妊娠、阔韧带妊娠及宫颈妊娠。输卵管妊娠常见于过去曾患有子宫内膜炎和输卵管炎或人工流产后造成输卵管炎的女性。以前没有患过子宫和输卵管发炎病症的女性在初次妊娠时一般不会出现宫外孕现象。

宫外孕的临床表现主要有以下几个方面：

| 1 | 停经 | 多数患者有 6～8 周的停经史，有 20%～30% 的患者无停经史 |
|---|---|---|
| 2 | 腹痛 | 输卵管妊娠发生破裂或流产前，常表现为一侧下腹部隐痛或有酸胀感；发生破裂或流产时，患者突感下腹部撕裂般疼痛，并伴恶心、呕吐，随后疼痛扩散至全腹，并出现肛门坠胀及排便感 |
| 3 | 阴道流血 | 常有不规则的阴道流血，量少于月经量，可有蜕膜排出 |
| 4 | 晕厥和休克 | 由于腹腔急性内出血及剧烈腹痛，轻者出现晕厥，严重者出现失血性休克 |

## · 正确认识孕吐

到怀孕第 5 周时，多数孕妇都会有不同程度的恶心呕吐，叫做孕吐。呕吐，是很多孕妇都会经历的，早孕期的呕吐可能会发生在一天中的任何时刻，并且有时只不过是感觉恶心，并不会真的呕吐。

大多数孕妈妈在怀孕初期都会发生不同程度的呕吐，轻者仅在早晨出现，只会感觉稍有不适；重者可能会持续呕吐不止，从早到晚都要往洗手间跑。

孕吐有时也受精神上的影响。如在不想要孩子而妊娠时，以及与丈夫出现不和，或者孕吐得很厉害，但得不到家人的理解和照顾等情况下，出现精神压力后，孕吐也会加重。孕吐的确是让人难受，但孕吐仅出现在孕早期，孕早期的 3 个月一过，孕吐也自然消失。因此孕妇要保持乐观的精神状态，解除思想顾虑，消除精神紧张，有助于顺利度过孕早期，避免孕吐加重。

但是严重的孕吐会吃不下食物，甚至连喝水也吐，引起消化液大量丢失，导致电解质的平衡失调及肝功能受损。一天内多次孕吐会消耗体力，体重也会急剧下降，在这种情况下，需到医院就诊，必要时需要静脉输液补充营养。

## · 本周准爸爸须知

女性在怀孕后，性情往往会发生变化。原本温柔娴静的性格会变得焦躁不安、喜怒无常；原来性格开朗好动，会变得忧郁懒散。因为怀孕后，大脑皮层功能出现暂时的失调，兴奋和抑制不平衡，自制力减弱。所以有可能趋向抑制状态，表现为倦怠、嗜睡，对外界事物缺乏兴趣；也有可能趋向兴奋状态，表现为易怒、激动、烦躁。总之，孕妈妈在家中常常会表现得特别挑剔，精神上显得脆弱。

此时丈夫要理解妻子心理上的这种变化，要避免发生冲突，尽量宽慰劝导，对家庭琐事尽量迁就一些。在妻子与家庭其他成员之间发生矛盾时，要帮她处理得好一些，尽量使她心情舒畅。在她感到身体不适时多加照顾，让她感受到体贴和爱。

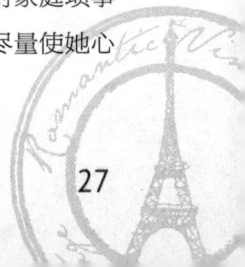

# 第6周

本周妈妈发育检测标准

| 生理变化 | 自感腰变粗、乳房变大、体重增加，实际体重可能减轻 |
|---|---|
| 生理反应 | 有恶心、厌食、呕吐、挑食、乏力等妊娠反应出现；慵懒、嗜睡现象会持续一个多月 |

本周宝宝发育监测标准

| 头至臀长 | 0.3～0.6 厘米 |
|---|---|
| 外形 | 一粒苹果子 |
| 生长发育 | 胎盘开始工作，主要器官形成，肝脏造血，神经管与大脑、脊髓连接 |

## · 本周准妈妈须知

一旦确诊怀孕，应在停经 3 个月内，到医院产科进行一次全面检查，建立保健手册，与医院的保健人员建立联系，以便在整个孕期和产褥期受到科学的指导。

第一次产前检查，除全身检查外，还要进行妇科检查，查血、尿常规、血型，确定生殖器官是否正常。

从妊娠 40 天起到 3 个月内，经常会出现恶心、厌食、呕吐、挑食、乏力等症状，这就是妊娠反应。这是由于受精卵在子宫内膜着床后，母体内血液中绒毛膜促性腺激素水平的升高，分泌的溶蛋白酶溶解子宫内膜，受精卵囊胚由此植入子宫内膜，这些激素和子宫内膜溶解后，使母体对这些新物质引起反应。

有些孕妈妈从第二个月开始直至分娩，经常感到胃部不适，有烧灼感，出现"心口"痛，并在胸骨后向上放射，有时烧灼感加重，变成烧灼样痛，病痛的部位在剑突下方，医学上称妊娠期胃灼热症。如果胃烧灼感加重，可以在医生指导下用药。

怀孕初期，最危险的事情莫过于宫外孕与流产，而发生这两种情况时，孕妈妈都会发生腹痛、阴道流血。因此，如果一旦发现腹痛或阴道流血，需及时就医。孕初期哪怕只是普通的腹痛、腹泻，也有引起流产的可能，也需要就医治疗，不得马虎。

## · 胎儿发育状况

到本周末，各种器官均会出现，只是结构和功能还不完善。雏形的肾和心脏等主要器官已经形成，神经管开始连接到大脑和脊髓，心脏已经开始有规律地跳动。胎儿的手臂和腿部开始发育。心脏大动脉开始形成，把血液从心脏输送到全身的器官和组织。现在胎儿身长即从头顶到尾部的距离为 3～6 毫米。

现在的胚胎呈现为弯弯的形状，突出来的肿块是胎儿的头部。在头部两侧胎儿耳道和内耳将出现的地方，可以看见一个小小的凹窝，眼睛也将开始发育。6 周时乳牙开始发育，形成牙胚，恒牙胚在 16 周 ~ 20 周时开始发育。

牙齿发育需要很长时间，发育钙化的好坏，与宝宝日后牙齿的萌出、乳牙的脱落、牙齿间隙的大小和牙齿的生出与发展均有直接关系。所以，孕妈妈一定要注意补钙。如果胎儿先天不足，钙化不良，不仅牙齿形态会永久性异常，而且抗龋能力也会下降。

### ·怀孕初期的营养需求

孕早期的膳食营养强调营养全面、合理搭配，避免营养不良或过剩。虽然第 1 周的精子和卵子还未真正结合在一起，但也一定要遵循这样的饮食原则。

准妈妈应适当增加糖类的摄入量，以保证胎儿的能量需要。每天至少保证摄入 150 克以上的糖类，以免因饥饿而使体内血液中的酮体蓄积。一旦这些物质被胎儿吸收后，对胎儿大脑的发育将产生不良影响，甚至对胎儿造成伤害。此外，孕妇的脂肪摄入量也不能过低，以防止脂溶性维生素不能被吸收。

孕早期胚胎的生长发育及母体组织的增大均需要蛋白质。孕早期是胚胎发育的关键时期。此时，如果孕妇体内蛋白质、氨基酸缺乏或供给不足，会引起胎儿生长缓慢，甚至造成畸形。同时，早期胚胎不能自身合成氨基酸，必须由母体供给，因此，母体应从膳食中获得充足的优质蛋白质。只有每天不少于 40 克的蛋白质供给，才能满足母体和胎儿的需要。不愿吃动物性食物的孕妇可以补充奶类、蛋类、豆类及坚果类食物。

孕早期应确保孕妇矿物质和维生素的供给。另外，为了补充足够的钙质，孕妇应多进食牛奶及奶制品。不喜欢喝牛奶的孕妇可以喝酸奶、吃奶酪或喝不含乳糖的奶粉等。呕吐严重的孕妇易出现体液平衡失调的症状，应多食蔬菜、水果等碱性食物，以防发生酸中毒。

在怀孕的 0 ~ 4 周，由于胚胎幼小，孕妇的进食量和所需营养素与怀孕前期基本相似。孕妇每天最低营养需要大致包括 200 克主食、40 克以上蛋白质（相当于 50 克瘦肉 +2 个鸡蛋），在此基础上配以优质蛋白质，如猪瘦肉、肝脏、牛奶、鸡肉、蛋类、鱼类等。同时，孕妇要注意补充维生素 C，多吃菠菜、猕猴桃等新鲜绿叶蔬菜、水果和豆类制品。

### ·怀孕初期感冒怎么办

感冒都是由病毒引起的呼吸道传染病。孕妇患感冒应及时控制感染，轻度感冒者应多喝开水，注意休息和保暖，按医嘱吃一些清热、抗病毒的感冒药；重度感冒则应立即采取措施，避免持续发热尤其是高热，并在医生指导下服用一些解热镇痛药。

### ·孕 6 周应该注意的事项

孕妇在此时期容易流产，必须特别注意。应避免搬运重物或做激烈运动，而且做家务与外出次数也应尽可能减少。不可过度劳累，多休息，睡眠要充足，尤其禁止性生活。

这个时期会出现恶心、呕吐等妊娠反应，不要有精神负担，应放松心情。要注意补充水分，多喝水。

整理好居室环境，把可能绊倒的地方加放防滑垫，且让居室通风，保持居室干净整洁。

这段时间是胎儿脑部及内脏的形成时期，不可接受 X 射线检查，也不要随意服药，尤其要避免感冒。

烟和酒会给胎儿带来不良影响，准爸爸不要在家吸烟。如果家中有猫、狗或小鸟等宠物，应尽量避免接触，以免感染弓形虫病。

# 第7周

本周妈妈身体监测标准

| 生理变化 | 烦躁、易疲乏 |
|---|---|
| 生理反应 | 尿频，子宫液黏稠 |

本周宝宝发育监测标准

| 身长 | 外形 | 生长发育 |
|---|---|---|
| 2厘米 | 大头，开始动 | 脏器、大脑迅速发育，四肢五官 |

## · 本周准妈妈须知

妊娠 3 个月里，孕妈妈要避免劳累，保持良好的精神状态。多散步，呼吸新鲜空气，经阳光中紫外线的照射，使皮肤中的脱氢胆固醇变成维生素 D，促进身体对钙磷的吸收，有助于胎儿骨骼发育。宝宝发育需要水分，因此，每天务必饮用足量的水。

由于宫颈血管增多，组织水肿淋巴管扩张，宫颈变软，因此会呈现紫色。母体阴道内酸度增高，不利于细菌生长，原因是阴道上皮细胞糖原积聚，在阴道杆菌作用下分解产生乳酸；此外，阴道分泌物会增多。会阴皮肤在妊娠期会逐渐因色素沉着变黑，血管充血，组织变软，伸展性增大，利于胎儿娩出。

## · 胎儿发育状况

第 7 周的胎儿已经会蠕动，胎儿大脑及头部继续迅速发育，嘴唇出现。肌肉和软骨也开始发育，内脏器官如肠、肝、胰形成了一定的形状，肾脏已经形成。7 周末，胎儿身长有 2 厘米，体重 4 克。胎儿的心脏、胃、肠、肝脏及大脑正在迅速发育，手、足、眼、口、耳等器官已经成形。此时的胎儿越来越接近人形，但是头要比躯干大得多。此间，绒毛膜会更加发达，胎盘形成，脐带出现，母体与胎儿的联系更加密切。

## · 如何缓解孕早期恶心、呕吐

孕吐是早孕反应的一种常见症状，其形式和程度可随孕妇的个体差异而有所区别。孕妇在怀孕 1 个多月或第 5 周的时候会挑食、偏食，有轻度恶心呕吐，这属于早孕反应。轻度的孕吐反应，一般在妊娠 3 个月左右即会自然消失，对身体无大的影响，也不需特殊治疗，只要情绪稳定，适当休息，注意调节饮食即可。

精神过度紧张和神经系统功能不稳定的孕妇，反应一般较重，甚至可发生剧烈而持续性的呕吐，进而表现为全身困倦无力、消瘦、脱水、少尿甚至酸中毒等危重病症，在医学上称为"妊娠剧吐"。这种疾病对母亲和胎儿的健康影响很大，应及时就医治疗。

孕妇的孕吐症状减轻，精神好转，食欲增加后，可适当吃些猪瘦肉、鱼、虾、蛋类、乳类、动物肝脏及豆制品等富含优质蛋白质的食物。同时要供给充足的糖类、维生素和矿物质，以保证孕妇和胎儿的需要。孕妇要学会自己稳定情绪，减少顾虑，不要紧张和焦虑，尽量避免一切不良的精神刺激，保持精神愉快。注意休息，每天至少保持 8 小时睡眠，但也不要经常躺在床上不活动，应该适当外出散步；避开有强烈刺激气味的环境，如闷热的房间、厨房及吸烟环境等。丈夫和家人应从精神上给予孕妇多一些关注，生活上多一些照顾，对孕妇的烦躁心情多一些体贴和理解，使孕妇精神愉快，这些都有助于减轻妊娠反应。

## ·用药物抑制孕吐要慎重

产生孕吐状况的时候，就是最易流产的时刻，也是胎儿器官形成的重要时期，在此期间的胚胎对外界影响最为敏感，若是受到 X 射线的照射、某种药物的刺激，或是受到病原体的感染，都会产生畸形。

抑制孕吐的镇吐剂或镇静剂中，最有代表性的是 20 世纪 60 年代初用"反应停"治疗孕吐，引起短肢畸形的发生，因此，治疗孕吐，一定要在医生指导下用药。

## ·孕 7 周应摄取充足热量

孕妈妈在此阶段由于大量贮存脂肪以及胎儿新组织生成，热量消耗高于未妊娠时期。因此，妊娠后热量供给需要增加，且应随妊娠延续而逐渐增加。保证孕妇热量供应极为重要，如果孕期热量供应不足，母体内贮存的糖原和脂肪被动用，孕妇就会表现为消瘦、精神不振、皮肤干燥、骨骼肌退化、脉搏缓慢、体温降低、抵抗力减弱等。据研究，孕妇膳食中热量的摄入量直接影响胎儿的生长发育，摄入量少可使出生胎儿体重低，因此，孕妇应摄入足够热量，且保持血糖处于正常水平。因葡萄糖为胎儿代谢所必需，多用于胎儿呼吸，当胎儿耗用母体葡萄糖较多时，母体就不得不以氧化脂肪及蛋白质来供能。当孕妇糖类摄入不足，脂肪动员过快，氧化不全时极易出现酮症或酮症酸中毒。患酮症的孕妇将出现血糖低、血液酮体升高现象，由于母亲缺氧会导致胎儿缺氧，对胎儿的脑部和神经系统发育将产生不良影响。

热量主要来源于脂肪和糖类。脂肪主要来源于动物油和植物油。

孕妇热量的需要量应随着妊娠中基础代谢的增加、胎儿和胎盘的生长发育、母体有关组织的增大以及体重的增加而增加。妊娠早期基础代谢增加不明显，胚胎发育缓慢，母体体重、乳房发育变化很小，所以热量的摄入量只要比未孕时略有增加就可以了。

妊娠期妇女每天糖类的需求量为 400 ～ 500 克，最好根据体重的增加情况调整每日热量

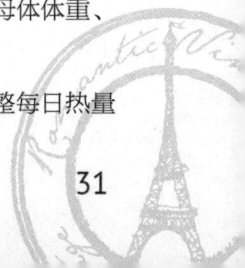

的供给，妊娠全程体重应增加 12.5 千克左右，孕中晚期每周增重应为 0.3 ～ 0.5 千克。

## · 孕 7 周的饮食宜忌

妊娠第 7 周是胎儿器官形成的关键时期，最原始的大脑已经长成。怀孕时期营养的好坏，直接影响胎儿生长发育。如果孕妇出现营养不良，会造成胎儿发育不良，导致出生婴儿智力低下、发育迟缓或胎儿畸形等，严重的还会引起流产、早产或死产。因此，为确保胎儿的营养，孕妇应注意摄入含有适量蛋白质、脂肪、钙、铁、锌、磷、维生素的食物。这时，孕妇还应注意主食及动物脂肪不宜摄入过多，因为摄入过多的脂肪会产生巨大儿，造成分娩困难。同时，营养不足会导致孕妇头晕、全身无力、牙齿松动，引起缺钙、缺铁、贫血等营养不良疾病。因此，孕期应注意合理的营养及科学调配，以保证主要营养素的摄入。孕妇在妊娠初期的 3 个月内，以高蛋白质、少油腻、易消化为原则，每日应保证有优质的蛋白质、充足的糖类和维生素。

# 第8周

本周妈妈发育检测标准

| 生理变化 | 子宫大如拳、柔软，腹部偶有瞬间痉挛 |
| --- | --- |
| 生理反应 | 乏力、嗜睡；可能有腹痛感，尿频、尿急 |

本周宝宝身体监测标准

| 身长 | 重量 | 生长发育 |
| --- | --- | --- |
| 3～4 厘米 | 重约 4 克 | 器官有明显特征，指趾间有蹼 |

## · 本周准妈妈须知

当确定自己怀孕的时候，实际上已经是妊娠第 2 个月了，在这一个多月的时间里，腹中的小生命已经快速地发育。虽然你的腹部现在看上去仍然很平坦，但体内的子宫变化却很明显。怀孕前子宫像一只握紧的拳头，现在它不仅增大，还变得十分柔软。在母体内，阴道壁和子宫颈会因为充血而变得柔软，呈蓝紫色，子宫峡部更加柔软。子宫生长时，母体可能会感到腹部有痉挛现象，时而会感到瞬间的剧痛，这是正常现象，不必为此感到紧张。

早孕反应的恶心、呕吐会让孕妈妈厌食，不想吃东西，然而，现在却不能控制饮食，要尽可能地吃一些营养丰富的食物，保证腹中的胎儿有足够的营养供给。这段时间最容易发生先兆流产或自然流产，应避免剧烈运动，远离性生活。

因为子宫在迅速地成长和扩张，带来的副作用是昏沉乏力、身体不适，有困倦嗜睡、恶心呕吐等症状；还会出现尿频、尿急现象，是因为子宫扩张压迫到了膀胱；体内激素分泌的变化，会导致心绪不宁、易烦躁。

### ·胎儿发育状况

本周末，胚胎期结束，进入胎儿期的宝宝外貌五官俱全，头大而圆，占身体全长的一半，四肢弯曲成型，手指脚趾分明，上下牙床也出现 8 颗乳牙的胚基，骨骼刚开始钙化，外生殖器尚难分辨。

### ·孕早期腹痛要警惕

孕早期腹痛是孕妈妈遇到的常见症状，哪些腹痛是正常的生理反应，哪些是身体发出的疾病警告，孕妈妈应谨慎对待，不可大意。在孕早期，有些腹痛是生理性的，即因为怀孕所引起的正常反应，但有些却是病理性的，可能预示着流产的发生。

#### ■ 生理性腹痛

孕早期，很多孕妈妈总感觉有些胃痛，有时还伴有呕吐等早孕反应，这主要是由孕早期胃酸分泌增多引起的。这时要注意饮食调养，膳食应以清淡、易消化为原则，早餐可进食一些烤馒头片或苏打饼干等。

#### ■ 病理性腹痛

在孕早期出现腹痛，特别是下腹部疼痛，首先应该想到是否是妊娠并发症。常见的并发症有先兆流产和宫外孕。

孕妈妈在孕期前几个月，如果出现阵发性小腹痛或有规则腹痛、腰痛、骨盆腔痛，问题可能就比较复杂。如果同时伴有阴道点状出血或腹部明显下坠感，那可能预示着先兆流产。孕妈妈应该少活动、多卧床，不要行房事，勿提重物。如果疼痛加剧或持续出血，需要立即就医。

如果是出现单侧下腹部剧痛，伴有阴道出血或出现昏厥，可能是宫外孕，应立即到医院就诊。单侧剧烈腹痛也有附件肿物扭转的可能。

有些孕妈妈认为在孕早期出现腹痛可能是偶然性的，不要紧，只要躺在床上休息一下就好了。这种盲目采取卧床保胎的措施并不可取，应及时到医院检查治疗，以免延误病情。

### ·腹部胀痛是不是流产先兆

一般妊娠流产的概率是 10% ~ 15%，其中约有 70% 发生在怀孕的第 2 个月至第 4 个月之间。流产的征兆是下腹部疼痛及阴道少量出血。

#### ■ 先兆流产

有出血及下腹部疼痛的症状出现，子宫口仍然是闭锁的状态，这种程度的流产，只要通过治疗，如果确认胎儿存活，90% 以上的妊娠都可以继续下去。

#### ■ 难免流产

先兆流产继续恶化，胎盘已经剥离，宫口扩张，大量出血，下腹部剧烈疼痛，此种流产已无法避免。

### ■ 完全流产

子宫口打开,腹部发生阵痛,胎儿和附属物完全排出体外,此类流产经常发生在怀孕的早期。

### ■ 不全流产

部分妊娠产物排出,部分地残留宫内,子宫收缩不好,引起大量出血,是最危险的情况,需立即就医。

### ■ 过期流产

完全没有任何症状出现的流产,此时,胎儿早已经死亡,未排出子宫腔,孕妇往往在做超声波等检查时,才知道自己已经流产。

# 第9周

本周妈妈发育检测标准

| 生理变化 | 子宫底在耻骨联合上 2～3 横指,乳房胀大,乳晕、乳头颜色变深,腹部开始凸显 |
| --- | --- |
| 生理反应 | 容易便秘或腹泻,晨吐、尿频等反应加重,易烦躁 |

本周宝宝身体监测标准

| 重量 | 重约 5 克 |
| --- | --- |
| 外形 | 尾巴消失,人形毕现 |
| 生长发育 | 器官、肌肉、神经开始工作 |

## · 本周准妈妈须知

在本周,妊娠呕吐进入最严重的阶段,除了恶心之外,胃部感觉也不佳,胸部还会有发闷症状;腹部虽说还不够明显变大,但由于子宫已经变得像拳头大小,会直接压迫膀胱,造成尿频、尿急现象;腰部也会感到疼痛,腿脚水肿,此外还容易发生便秘、腹泻等。总之,孕初期的反应和症状会加重。

值得庆幸的是,孕妈妈已经开始适应种种生理不适现象,令人烦恼的晨吐也逐渐消失。一般来说,应避免边看电视边吃东西,但是孕妈妈现在不必遵守这个规定。看电视的时候,或者正在读书的时候,不妨为自己准备一杯鲜榨果汁或者牛奶,几片饼干,或核桃、瓜子之类的坚果,边看边吃。这样做,可以转移对食物的注意力,减轻妊娠反应。

孕吐反应一般在妊娠 3 个月左右会自然消失。孕吐症状减轻,精神好转,食欲增加后,可以适当吃些富含优质蛋白质的食物。同时要适量补充糖类、维生素和矿物质,以保证母胎的需要。

## ·胎儿发育状况

从本周起，胎儿已经初具人形，身体的主要器官已经完成发育并且开始工作。胎儿的骨头开始逐渐变硬、骨化，手指和脚趾的指甲逐渐长出，每个脚趾都可以分得清。头部很大，而脸型初具，眼睑、声带、鼻子已经明显，胎儿的鼻孔及鼻尖开始形成，下颌和脸颊发达。中枢神经系统包括脊髓及各阶段神经均已具备。目前胎儿两眼闭合，外生殖器男女不分，有脐疝。因为皮肤还是透明的，可以从外部看到皮下血管和内脏。心脏、肝脏、胃、肠等更加发达，肾脏也渐发达。已有了输尿管，已经能进行微量排泄。

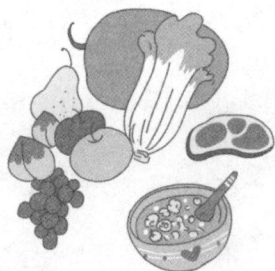

## ·本周准爸爸须知

孕妈妈腹部膨大，活动不便，操劳过度或激烈运动会使胎儿躁动不安，甚至流产。作为丈夫要自觉地多分担家务事，不要让妻子干重活，要保证妻子有充分的睡眠和休息时间。在外出时，要特别注意保护妻子，避免腹部直接受到冲撞和挤压。

## ·孕 9 周的饮食原则

这时是胎儿发育和成活的关键时期，饮食要特别注意，日常饮食应包括以下几类：

食用蛋白质含量丰富的食品，如瘦肉、肝、鸡、鱼、虾、奶、蛋、大豆及豆制品等，蛋白质的摄入量宜保持在每日 80 ~ 100 克。

保证充足的糖类，这类食品包括五谷、土豆、白薯、玉米等杂粮。

保证适量的脂肪，植物性脂肪更适合孕妇食用，如菜油、花生油和橄榄油。

适量增加矿物质的摄取，如钙、铁、锌、铜、锰、镁等，其中钙和铁非常重要。食物中含钙多的有牛奶、蛋黄、大豆、面食和蔬菜。

补充维生素，应多吃蔬菜和水果。注意蔬菜一定要食用新鲜的，干菜、腌菜和煮得过烂的蔬菜中的维生素大多已被破坏。

尽量少食刺激性食物，如辣椒、浓茶、咖啡等；不宜多吃过咸、过甜及过于油腻的食物；绝对禁止饮酒吸烟。

少食多餐，以避免胃太空或太饱。孕妇不必拘泥于一日三餐的固定模式，有胃口时就吃。

## ·孕 9 周不宜多吃酸性食物

孕期 9 周还常会有恶心、呕吐等妊娠反应。中国民间历来常用酸性食物来缓解孕期呕吐，甚至用酸性药物止吐。这种方法并不可取，长时间的酸性体质不仅容易使母亲患某些疾病，更重要的是影响胎儿正常、健康的生长发育，甚至可以导致胎儿畸形。

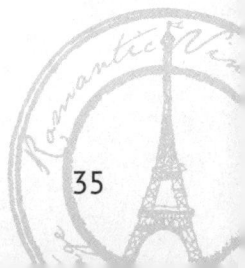

# 第10周

本周妈妈身体监测标准

| 生理变化 | 子宫在不断增大，身体外观变化不大 |
|---|---|
| 生理反应 | 性激素导致情绪变化、波动较大 |

本周宝宝发育监测标准

| 身长、重量 | 外形 | 生长发育 |
|---|---|---|
| 3～4厘米约10克 | 像一个扁豆荚 | 腕、踝特征明显，指、趾清晰可见 |

## · 本周准妈妈须知

孕妈妈静息时心脏排血量增加，是血循环最主要的变化，一般从怀孕第10～12周开始增加；周围血管阻力于早期妊娠开始下降，约在怀孕第30周时降至最低水平，妊娠期动脉压也会有改变，一般收缩压维持稳定，而舒张压略有下降，脉压增宽。周围阻力的降低使孕妈妈对血流急剧改变的适应能力降低，因而有心脏病的孕妈妈，由于不能胜任负担而发生心力衰竭。怀孕初期出现食欲减退、恶心、呕吐，在怀孕12周后症状逐渐消失。

此外，消化道的各器官随着子宫增大，位置也发生相应的变化，如胃趋向水平位，肝向上、向右后方移位。

一般来说，正常的孕妈妈不会有阴道出血并伴随腰痛，出现类似问题多半为先兆流产的征兆，应当引起重视，及时治疗。如果出血量超过月经量，就更不正常。如果伴有组织物排出，应当立即去医院检查和确诊。

## · 胎儿发育状况

胎儿继续以惊人的速度生长发育。第10周时，胎儿的手、脚、头和全身都能灵巧地活动，脚趾之间已经没有蹼。通过超声波可以看到胎儿在羊水中游动，有时还会转换身体的方向和位置，伸一伸懒腰、变换一下体位，甚至还会做一次深呼吸。胎儿的这些动作说明神经发育到可以对外界刺激做出简单的反应。

胎头比重较大，占胚胎全长的1/3。颈部明显，手指甲出现。胎儿的心脏有力地跳动，脐带也见长，上嘴唇已完全形成。胃开始产生一些消化液，肝脏开始制造血细胞，肾脏也可以从胎儿血液中析出尿酸等废物。胎儿的视网膜已完全着色。但仍然能看见尾巴。外生殖器已经开始发育，但还不易分辨男女。

## · 本周准爸爸须知

妻子这是怎么了？变得小气、娇气、爱哭，完全不像以前那样温柔、娴静……作为准爸爸需要了解，这是怀孕后必然出现的现象，妻子体内激素分泌造成情绪波动、变化、起伏大，更加需要准爸爸的关爱、体贴、迁就。

## · 饮食影响宝宝未来的寿命

长期以来，人们一直在关注孕妇的饮食结构对孩子健康所产生的影响。英国科学家发表的一项研究结果表明，采用合理膳食结构的试验白鼠所生出来的后代更健康、更长寿。

研究表明，低体重新生儿容易在成人后患心脏病和高血压。这说明母体本身得不到很好的营养供应会影响胎儿的正常发育。此外，研究还证明，胎儿在妊娠期间的发育状况对其出生后的寿命长短有着很大的影响。根据实验结果推算，人类妊娠期间不同的营养供应对孩子寿命影响很大，甚至可以影响孩子是活到 50 岁还是活得更长久一些，俗话说："成长健康，宫内起源。"

# 第11周

本周妈妈发育检测标准

| 生理变化 | 腹部出现妊娠纹，面部有孕斑，乳房更胀 |
| --- | --- |
| 生理反应 | 手指甲、脚趾甲长得快且变脆，脱发，色素沉着加重 |

本周宝宝身体监测标准

| 身长 | 4.5 ～ 6.3 厘米 |
| --- | --- |
| 重量 | 14 克 |
| 生长发育 | 身长增加一倍，会吸吮、吞咽、踢腿 |

## · 本周准妈妈须知

妊娠早期作为一个特殊阶段，就要接近尾声。现在，孕妈妈的早孕反应开始减轻，再过不了几天，恶心呕吐、食欲缺乏等现象就会消失，还会时常感到饥饿，每天吃进大量的食物都不能满足。

母体的变化仍然不是很大，但随着体内激素水平的变化，可能会发生一些平时想象不到的事情，比如手指甲和脚趾甲会长得较快，而且变得很脆；原先的漂亮秀发可能会发生脱落等。伴随着色素沉着的不断加深，还会发现自己身上的胎记、雀斑、新伤痕以及深色的胎痣都会随着阴道、子宫颈及外阴颜色的加深而加深。这些现象会十分明显，但是暂时的，不会持续太久。从现在起，已经进入了胎儿全面快速发育的时期，应当注意均衡饮食，保证充足的蛋白质、多种维生素和矿物质的供给。

## ·胎儿发育状况

孕期 11 周，胎龄为 9 周，胎宝宝已经由一个大头针大小的小东西，逐渐变成了有头、躯体、四肢等重要器官的小生命。而且，胎儿的头至臀长，将会在今后的 3 周内增加 1 倍。宝宝已经能在子宫内开始做吸吮、吞咽和踢腿动作，维持生命的器官也已经发育成熟。胎儿的头抬起来时，能离开胸口，颈部加速发育，手指甲开始出现，外生殖器也出现显著特征，今后的几周内，胎儿将基本完成性别的发育。

本周胎儿的骨骼及肌肉生长十分迅速，身体比例越来越接近新生儿的比例。胎儿的皮肤变得更厚，没有那么透明了。

## ·本周准爸爸须知

胎儿发育需要适宜的环境，除生理需要外，胎儿还需要一些与精神活动有关的刺激和锻炼。准爸爸要适当调节妻子的情绪。

例如，准爸爸可以和妻子适度地开开玩笑，幽默风趣的话会使妻子的感情更丰富；陪妻子观看喜欢的影剧；带妻子参与社交活动；陪妻子做短途旅游等。总之，要使孕妈妈情绪出现短暂的、适度的变化，为未出世的孩子提供丰富的精神刺激和锻炼，以适应胎儿生长的需要。

## ·孕早期一定要吃早餐

从入睡到起床，是一天中禁食最长的一段时间，如无早餐供应以补足血糖，则肌肉与脑所需血糖必须来自肌肉中的蛋白质，由蛋白质转化为糖以供消耗。但是，肌肉通常无法供应足够的血糖，因此，脑内血糖仍会很低，这时人会感到疲劳，反应迟钝，注意力不集中，精神委靡，学习落后，工作能力下降。

孕妇一定要吃早餐，因为孕妇比正常人体质弱一些，如果不吃早餐很容易引起低血糖，严重者会引起头晕。如果处于怀孕早期，为了自己和宝宝的健康成长，原来不愿吃早餐的孕妇也要坚持吃一些。晨起的身体对于营养的吸收是有限的，建议早餐以食用流体食物为主，少量固体食物为辅。早起喝杯早餐牛奶，搭配含有膳食纤维的固体食物，简单又营养。孕妇还可以直接饮用加了谷物的早餐奶，例如苦荞早餐奶，以满足人体所需的膳食纤维和微量元素。

如果孕妇有晨吐现象，可在早上吃几块苏打饼干，过一会儿再吃早餐。孕妇的早餐应包括面包、鸡蛋或肉类、果汁或牛奶，并且要注意适当吃些新鲜的水果，以保证维生素和其他营养素的需要。

## ·工作的孕妈妈应注意的问题

怀孕后还要上班的孕妈妈必须注意以下事情：

1.尽早让单位知道自己怀孕。有些怀孕的职业女性，为了不增加单位的麻烦，采取隐瞒事实的做法，这样往往容易给自身造成伤害。其实，及早让单位知道自己怀孕的事，不但容易得到理解和帮助，同时，单位方面也可以尽早做产假等的安排。

2.事先查阅妊娠及育儿制度。每一家公司对怀孕生活和育儿期间的规定与处理方式都不一样，应事先向负责部门或工会询问清楚。尤其是产假的时数、资薪的保证、弹性上下班、产后的育儿时间、定期检查及孕吐的特别休假等，一定要先弄明白。

# 第12周

本周妈妈身体监测标准

| 生理变化 | 在脐、耻骨间能摸到子宫上缘，腹部膨起明显 |
|---|---|
| 生理反应 | 妊娠反应即将结束，度过流产高危期 |

本周宝宝发育监测标准

| 身长 | 外形 | 生长发育 |
|---|---|---|
| 7～9厘米 | 像人形，头占一半，会张嘴巴 | 性别分明，器官形成，胎盘功能完备 |

## · 本周准妈妈须知

怀孕初期的3个月为流产高发期，由于胎盘尚未完全形成，胎儿与母体的联系不很牢固。现在，这个时期即将过去，困扰人的恶心、呕吐、疲劳、嗜睡等症状减轻，你将会重新感到精力充沛。

最近可能腹部会出现一条深色的竖线，这就是妊娠纹。有些人面部还会出现褐色斑块，不必为此过于担心，这些都是怀孕的特征，随着分娩的结束，都会逐渐变淡甚至消失。孕妈妈通过反省自己与自己母亲的关系，可能形成自己独特的母性，对于更好的定位自己，确认作为女性和母亲双重身份非常有益。

## · 胎儿发育状况

胎盘已形成，胎儿可以从母体吸取足够的营养，通过脐带直接输送到胎儿身体。胎儿消化道壁的肌肉开始起作用，开始"练习"着把食物从食管的一边推向另一边。

有时胎儿肾脏产生的尿将被排泄到羊水里，胎儿的尿是无毒的，并随体液正常交换而排出。胚胎发育到本周时，胎盘才真正形成。胎盘功能最旺盛的时期是妊娠4～6个月。这段时间里，胎盘能帮助胎儿的消化、呼吸、循环、泌尿系统工作，并制造多种激素和酶来促进胎儿体内的生化活动。男性胎儿睾丸、附睾、输精管已出现。胎儿的甲状腺、胰腺和胆囊已发育完毕。大部分骨骼已见骨化中心，并开始骨化为硬骨。

## · 孕妈妈开车要注意

现在，我们的生活已进入汽车时代，汽车的操作越来越简便，道路状况也越来越好，只

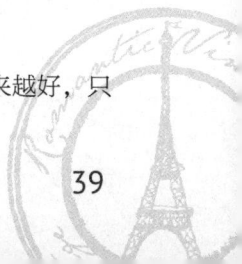

要孕妇身体状况一切正常是完全可以开车的，需要注意的是，不要远距离和长时间开车，避免疲劳驾驶。如果长时间固定在车座上，盆腔和子宫的血液循环都会比较差，有发生静脉血栓的危险。另外，注意系好安全带，孕妇安全带的系法不是系在胸部和腹部，而是将后腰部固定在座椅上，肩带在乳房间，腹带置于耻骨上部位。还有时速不要超过 60 千米；避免紧急刹车；不要在高速公路上开车。

### · 孕妈妈内衣穿着有学问

怀孕期间，由于内分泌的变化，孕妇的皮肤会变得特别敏感，应该选择密度较高的棉质内衣，以防止皮肤出现各种不适。另外，孕妇也不宜久戴乳罩，应白天戴，晚间松解，避免乳罩紧束压迫胸部。并且乳罩选择宁大勿小，这样有利于淋巴液正常流通。孕妇还要注意不要将乳罩放在洗衣桶中与其他衣物混洗，以免沾染细菌，影响身体健康。

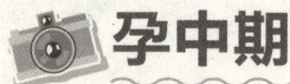

# 孕中期

# 第13周

本周妈妈身体监测标准

| 生理变化 | 腹部微隆，宫底在脐与耻骨之间 |
|---|---|
| 生理反应 | 早孕反应消失，开始平安度孕 |

本周宝宝发育监测标准

| 头至臀长 | 6.5 ～ 7.5 厘米 |
|---|---|
| 体重 | 14 ～ 20 克 |
| 生长发育 | 每天能长 10 克 |

### · 本周准妈妈须知

令人苦恼的怀孕早期结束，早孕反应、容易造成流产的危险期基本结束，从本周开始，比较容易做到"欢乐度孕"，母子平安期也开始了。胎宝宝各器官组织也开始进入迅速发展期，几乎每一天生长速度都能达到 10 克，对于营养物质的需求量非常大。孕妈妈特别要注意加强营养，保证食物的质量，摄取平衡的营养素，还要适度进行体育锻炼。

进入孕中期，由于胎儿在迅速长大，孕妈妈腹部和乳房的皮下弹力纤维断裂，在这些部位会出现暗红色的妊娠纹，有些人的臀部和腰部也会出现妊娠纹。应当进行适当的活动锻炼，增加皮肤对牵拉的抗力。为了在产后的美丽容颜和健康体形，怀孕期在补充营养的同时，要注意避免体重增加过多和过快。

这个时期，早期的妊娠反应大部分孕妈妈已经顺利度过，所以这个时候孕妈妈的精神、食欲都会有很大的变化，很多孕妈妈明显感觉食欲增加。在这个时期，孕妈妈需适当补充蛋白质。

### ·胎儿发育状况

从本周起，胎体生长发育速度加快，但胎儿的头部的生长速度减慢。胎头的长度在整个身体长度的比例下降。胎儿的脸进一步发育，位于头颅两侧的眼睛继续向前靠拢，双耳开始固定在头部两侧，外生殖器的形状已经能看清楚。胎儿的肠道已经由初期在脐带中形成一个囊肿样物收入腹腔。如果胎宝宝的原始肠腔没有完全收入腹腔，胎儿出生时会形成脐膨出，这种情况可以进行手术修补，而且发生概率小于千分之一。

胎儿现在看上去更像个漂亮的娃娃了。眼睛突出在额部，两眼之间距离缩小，耳朵也生长就位。耳朵竖起，皮肤薄，胎脂出现。胎儿还不能发出声响或啼哭，因为声音是需要通过空气来传播的。

胎儿的身体在迅速成熟，腹部与母体连接的脐带开始成形，能进行正常的营养和新陈代谢物交换。

### ·本周准爸爸须知

夫妻感情融洽、和谐，是优生的重要因素。在幸福和谐的家庭氛围中，胎儿会得到良好的生长环境，健康顺利地成长。

身为准爸爸，需要拿出为人之夫、为人之父的宽厚和豁达，多包容和理解正值孕期的妻子，在日常生活中多关怀她、迁就她，分担家务劳动，为妻子按摩酸痛的腰背和颈肩，帮助妻子减轻身体上和心理上的负担。事情虽小，关爱却深，既能融洽夫妻感情，又对胎儿有利。

# 第14周

本周妈妈身体监测标准

| 生理变化 | 在脐、耻骨间能摸到子宫上缘，腹部膨起明显 |
| --- | --- |
| 生理反应 | 妊娠反应即将结束，度过流产高危期 |

本周宝宝发育监测标准

| 身长 | 外形 | | 生长发育 |
| --- | --- | --- | --- |
| 7～9厘米 | 像人形，头占一半，会张嘴巴 | | 性别分明，器官形成，胎盘功能完备 |

### · 本周准妈妈须知

现在发生流产的危险性已经减小，早孕症状也开始减轻，晨吐趋于平静。这一时期，由于体内雌激素水平较高，阴道和宫颈的分泌物开始增多，属于正常现象。近期内母体腹部微微膨起，子宫变大，多尿，骨盆腔充血，并影响到结肠，经常发生便秘。

由于心理上的原因，会觉得身体变得笨拙，平时穿着很合适的衣服，好像开始显瘦。其实在第14周时，绝大多数孕妈妈的身体还不至于显得笨拙。但是，怀孕会使体形发生某些改变，即使分娩后，体形也不会很快恢复到孕前的样子。由于子宫增大，腹部肌肉的皮肤被牵拉，产后也不会完全复原，就会显得腹部松松垮垮，皮肤和肌肉不像以前那样紧实而富于弹性，并且容易发胖。这些体形上的改变会令人烦恼。

乳房明显增大，应随时保持乳头的清洁，不要过分按摩乳房，以免诱发子宫收缩而流产。

### · 胎儿发育状况

渐趋发育完善的胎盘，通过脐带把妈妈和胎儿紧密连成一体，形成支撑胎儿发育的系统，母体内各种营养物质均可透过胎盘移至胎儿体内。胎儿现在已相当活跃，只是还太小，在鹅蛋大的地方就可以轻松转动。处在羊水中的胎宝宝，由于少受重力影响，行动像太空人一般自由。胎宝宝的手脚不仅可以做不规则的活动，有时也会摸自己的脸，或头部上下摆动。胎儿的耳朵已经从颈部移行到正常位置，双眼也进一步向面部中央靠拢，颈部将继续增长，颏部离开了胸口，外生殖器形状更为成熟，能分辨出男女了。

### · 本周准爸爸须知

一般来说，主观因素对于女性有较为明显的影响，女性普遍较缺乏逻辑性的感知，容易表现出情绪上的纷乱和困惑。女性的情绪活动具有较高的兴奋性，易于激动或对刺激产生反应，多富于情绪性的表达，容易接受暗示，对自己的健康格外关注。因此，心绪不佳时，经常会过多地表达自己的躯体不适感。妊娠期神经内分泌的改变及身体变化，会使女性的特征性心理表现得更为明显。作为丈夫，应当充分理解妻子生理、心理上的改变，劝导、安慰她，帮助她调整好心态。做丈夫的就是再忙，也最好每天抽出时间陪妻子散一散步。要选择噪声少、灰尘少、有树有绿地的地方散步，有利于呼吸清新的空气，放松身心。

如果孕妈妈发现下班回家的丈夫给自己带来一份礼物，这种意外的惊喜当然会给家庭增添一份其乐融融的柔情蜜意。带给妻子的礼物不必有多贵重，最重要的，是体现出对她的一片心意。

### · 乳房护理工作

为了顺利地实行母乳喂养，在妊娠期间做好乳房的护理是非常重要的。首先是观察乳头是否正常，若乳头扁平或有凹陷情形，则应加以修复调整。

具体做法是，每天洗完澡后，用手指捏住乳头向上拉动，然后再轻轻地按摩乳头，按摩时最好涂些植物精油。使用市场出售的乳头吸引器也是一种可行的方法。

不过，当出现流产和早产征兆时，若刺激乳房往往会加重事态，故应特别注意。在妊娠后半期，乳房有时会分泌出半透明黄色的黏状乳液（初乳），干燥结痂后会损伤表皮，应注意及时清洗。乳头及周围用热水加肥皂清洗后，再涂上橄榄油或维生素 E 软膏加以防护。

# 第15周

本周妈妈发育检测标准

| 生理变化 | 脐下 7.6 ～ 10 厘米处能摸到子宫，体重增加 |
|---|---|
| 生理反应 | 尿频和便秘现象逐渐恢复正常 |

本周宝宝身体监测标准

| 头至臀长 | 10 ～ 12 厘米 |
|---|---|
| 体重 | 50 ～ 60 克 |
| 生长发育 | 能感觉到光，开始打嗝 |

## ·本周准妈妈须知

在怀孕 15 ～ 18 周，要根据医生的建议做一次产前诊断，通过对胎儿进行特异性检查，以判断胎儿是否患有先天性或遗传性疾病。有以下情况的孕妇则必须做产前诊断：近亲结婚者；35 岁以上的高龄孕妇；分娩过染色体病患儿的孕妇；有过自然流产史或死胎史的孕妇。这个阶段还应当检查一下是否有母婴血型不合。

孕妈妈的内分泌变化，使面部及躯体皮肤色素加深，出现色素沉着斑块，毛发增多，出现痤疮样皮炎，面部失去光泽，水肿。孕妈妈会因此产生自卑、忧虑和紧张烦躁的情绪，并担心体形不能恢复到原有状态，担心在今后的工作中失去自己的位置。随着胎儿的发育，母体心肺功能负荷增加、心率增速、呼吸加快加深等会加重原有的焦虑情绪，孕妈妈的耐力会受到严峻考验。

## ·胎儿发育状况

胎儿现在的生长速度很快，远远超过了前几周。薄薄的皮肤上覆盖着一层细细的绒毛，全身看上去就像披着一层薄绒毯，这层绒毛通常会在出生时消失。中枢神经发育趋向完善，大脑产生最初的意识，面部五官端正，嘴型已完成，牙龈已出现雏形。更加令人欣喜的是，胎儿的腿和脚都已经有了相当大的活动范围：会踢腿，把脚向里转又朝外转，弯一弯脚趾或摇一摇脚趾。

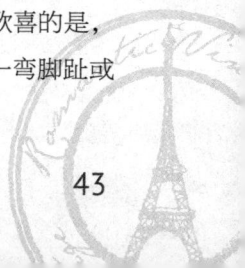

现在，通过超声波能观察到胎儿在"打嗝"，这是呼吸系统开始工作的前兆。在子宫里，小宝宝会吞吐羊水，新增加的功能都是为将来独立生存打基础。

## ·应适量摄入维生素 D、维生素 E

维生素 D 是一种脂溶性维生素，它可以影响钙的吸收，而钙是促进骨骼发育以及血液凝固的重要物质。缺乏维生素 D 可使孕妇发生骨质软化、骨盆畸形，也可使胎儿的牙齿萌出和骨骼钙化受到明显影响，严重者可发生先天性佝偻病。

孕妇摄入适量的维生素 D 对健康有益，在补钙时适当补充一些维生素 D 可以帮助钙的吸收。维生素 E 又名生育酚，广泛存在于绿色植物中，动物体内仅含微量。维生素 E 有利于免疫系统保持健康。维生素 E 对于产热和维持各项功能的健康都很重要。维生素 E 能促进人体新陈代谢，增强机体耐力，维持正常循环功能，还能维持骨骼、心肌、平滑肌和心血管系统的正常功能。此外，维生素 E 与维持正常生育有关，可预防流产、早产。

## ·甲胎蛋白含量的影响

近几年来，医学家们陆续发现有唐氏综合征胎儿的妈妈在怀孕过程中，她们血液中甲胎蛋白的浓度会比相同周数的其他妈妈的血液中的含量值低很多，而人体绒毛促性腺激素则会高很多。所以发展出一套公式，可以根据胎儿周数（最好是用超声波算出的周数）、母亲年龄、体重，以及抽取母血测验上述两种生化物质及雌三醇（E3）的血中浓度，推算出怀有唐氏综合征的胎儿的危险几率。如果几率大于 1/270，则表示胎儿是唐氏综合征的机会很大，属高危人群，通常为确保检查的准确性医生会建议孕妇再做羊膜穿刺术以确定是否为唐氏综合征。目前，抽血化验的时间一般是在怀孕 15 ～ 20 周。这项筛检是抽取母血，故对胎儿不会有影响。

## ·母血筛检正常还会不会生下唐氏儿

母血筛检最好在 15 ～ 20 周之间实施，抽血之后 1 ～ 2 周去看结果。如果有唐氏综合征的可能性，危险概率大于 1/270，则要做羊膜穿刺术检查，以确定是否为唐氏综合征。目前的检出率约为 65%。许多孕妈妈会问："母血筛检是不是正常？"其实母血筛检只能算出"危不危险"，不能算出"正不正常"。所以计算值只是代表胎儿得唐氏综合征的机会有多大而已。如果要确定答案，那只有做羊膜穿刺术才行。如果抽血值的危险概率低于规定值者（1/270 以上），并不表示胎儿就一定不是唐氏儿。最后要强调的是，不是所有孕妇都需做羊膜穿刺术检查，但是每位孕妇，在周数范围内均应考虑接受母血筛检。

## ·妊娠期常做的化验项目

妊娠期常规检查项目主要为血常规、出血时间、凝血时间、血型及 Rh 因子、肝肾功能及尿常规、乙肝五项、抗 HIV 及梅毒血清试验 RPR。

如妊娠合并贫血，检查项目还应该包括：网织红细胞、血细胞比容、血清铁、血沉，必要时做骨髓涂片以鉴别贫血原因。

如有重度妊娠高血压综合征，除检查妊娠期常规项目外，还可根据医院条件再查尿素氮、肌酐、尿酸、血浆蛋白、胆固醇、二氧化碳结合力、血细胞比容及雌三醇 24 小时尿蛋白定量等。

如妊娠合并肾炎时，除查妊娠期常规项目外，还需再查尿素氮、肌酐、尿酸、尿比重、尿蛋白定量、二氧化碳结合力等。

如妊娠合并肝炎时，除查妊娠期常规项目外，还需再查黄疸指数、尿三胆及血氨测定。

如怀疑患糖尿病，需查尿糖、空腹血糖或做糖耐量试验；血糖高者需查尿酮体。

预测胎儿有无异常，可于怀孕 15 ~ 20 周时查血清甲胎蛋白，必要时查羊水甲胎蛋白、超声波检查，以排除胎儿开放性神经管畸形，有时还要做羊水细胞核型分析。测定血清甲胎蛋白，对诊断胎儿开放性神经管畸形如无脑儿、脊柱裂等很有价值。

# 第16周

本周妈妈发育检测标准

| 生理变化 | 子宫达 250 克，宫底在脐下 7.6 厘米处 |
|---|---|
| 生理反应 | 胎动出现 |

本周宝宝身体监测标准

| 头至臀长 | 12 ~ 16 厘米 |
|---|---|
| 体重 | 150 克 |

## · 本周准妈妈须知

从现在开始的一个多月时间里，会明显感觉到胎动——怀孕好几个月了，小家伙终于用自己的动作，向妈妈发来了第一份"礼物"，血脉相通、躁动于母腹中，是只有你能体会到的惊喜和欣慰。你能感觉到子宫的蠕动，腹中发出饥饿式的咕噜声。初次怀孕者，感觉到首次胎动的时间可能会稍晚一些。

早期的胎动，像气泡感或颤动感。如果现在还没有感到胎动，请不要担心，多数孕妈妈在 16 ~ 20 周能觉察到。初次妊娠者可能因为缺乏经验而不容易体会到，没关系，注意感觉和体会，就一定能体会到这份喜悦。

随着胎儿的生长发育，母体子宫内胎盘也在不断增长，胎膜开始变得结实，羊水量开始急速增加。

## · 胎儿发育状况

胎动，是胎儿健康状况良好的表现，一般在怀孕第 4 个月开始，第 7 ~ 8 个月时较明显。胎动一般每天有两次高峰，晚上 7 ~ 9 时和午夜 11 时到凌晨 1 时。

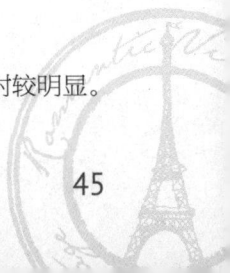

胎宝宝现在能够自由转动头部、双臂和上半身，会以摆动身体和蹬腿的动作表示喜欢和厌恶。男性胎儿睾丸内间质细胞形成，开始分泌雄激素。胎儿的脚趾甲开始从趾甲床里长出来。胎儿心脏的搏动更加活跃，内脏几乎已形成。胎盘与母体的连接更加紧密，胎儿的成长速度加快。胎膜生长结实，羊水的量也从这个时期开始急速增加。

当母亲的手在腹部触摸到胎儿的脸时，胎儿会做出皱眉、眯眼等动作。手在腹部稍微施加一些压力时，胎儿会立刻做出伸手或脚回敬一下的动作。对于外来的刺激，胎宝宝身体反应不灵敏，因为中脑部位开始支配动作。胎儿开始练习做喝羊水的动作，是从游动下颌做开口运动开始，或从舌头部位做咽下运动开始。这些动作反复进行，使胃部逐渐变大。手、脐带或胎盘等接触到口部时，会反射性地做开口运动。

## ·孕 16 周饮食禁忌

怀孕满 16 周仍属于流产危险期，还需特别注意忌食容易堕胎的食品。此时早孕反应多已停止，胎儿发育增快，需要足够的热量、蛋白质和维生素。孕妇不可挑食，也不应该迷信补品。鲜牛奶、羊奶含有优质蛋白质及多种矿物质，也是维生素 A、维生素 D 及维生素 $B_2$、维生素 $B_6$ 的极佳来源，每日应食用鲜牛奶或者羊奶 250 ~ 500 毫升。

## ·孕 16 周的注意事项

孕 16 周，孕妇的孕吐和压迫感等不适症状消失了，这时孕妇身心安定，但仍需要注意一些事情。

为了使胎儿发育良好，应摄取充分的营养，蛋白质、钙、铁、维生素等营养素要均衡摄取，不可偏食。上班的孕妇可以带一些营养品在办公室里食用。

这时有可能出现妊娠贫血症，因此对铁质的补充尤其重要。

身体容易出汗，分泌物增多，容易受病菌感染，每天应该淋浴，并且勤换内裤。

如果开始感到腰痛，就要注意不能长时间保持一种姿势，要采取正确的姿势进行工作。

## ·孕中期不宜长时间仰卧或右卧

孕妇睡眠的姿势非常重要，直接影响到母子的健康。一般强调怀孕 4 个月以后不宜长时间仰卧及长时间右侧位。

妊娠期间，由于胎儿在母体内不断生长发育，子宫逐渐增大，如果仰卧睡觉，增大的子宫就会压迫位于后方的腹主动脉及下腔静脉，使子宫的供血量明显减少，影响胎儿的营养和生长发育。此外，孕妇采取仰卧位休息和睡眠时，增大的子宫还可以压迫位于子宫后方的下腔静脉，使下肢静脉血液回流受阻，引起下肢及外阴部水肿、静脉曲张；同时，由于回心血量减少，造成全身各器官的供血量减少，从而引起胸闷、头晕、恶心、呕吐、血压下降，医学上称为"仰卧位低血压综合征"。子宫还可压迫输尿管，使尿液排出不畅，易患肾盂肾炎。对患有妊娠中毒症的孕妇，仰卧睡觉还可加重病情。

孕妇右侧位卧，也不利于胎儿的发育和分娩。因为怀孕后的子宫往往不同程度地向右旋转，如果经常取右侧位卧，可使子宫进一步向右旋转或右移，从而使营养子宫的血管受到牵拉，影响胎儿的血液供应，造成胎儿缺氧，不利于其生长发育，严重时可引起胎儿窒息，甚至死亡。

妊娠期间最合理的睡眠姿势是左侧位卧，这样可以避免上面那些不利因素。为了保障孕妇和胎儿的健康，应养成左侧位卧和休息的好习惯。

# 第17周

本周妈妈发育检测标准

| 生理变化 | 小腹明显突出，体重增加 2 ～ 4.5 千克 |
| --- | --- |
| 生理反应 | 尿频和便秘现象逐渐恢复正常，偶有侧腹触痛，鼻塞、鼻黏膜出血 |

本周宝宝身体监测标准

| 头至臀长 | 10 ～ 12 厘米 |
| --- | --- |
| 体重 | 150 克 |
| 生长发育 | 循环、泌尿系统工作 |

## ·本周准妈妈须知

因为子宫的迅速增大，有时会感觉到一侧腹部出现轻微的触痛感，子宫两侧的韧带和骨盆也会发生相应的生长变化，以适应近期内胎儿的快速生长。

从妊娠 13 周以后，孕妇食欲增加，食量大增，体重逐渐增加，平均每周增加 350 克左右，不宜超过 500 克，直到足月为止。

食欲旺盛，要特别注意食物的营养均衡，注意多吃一些新鲜蔬菜、水果，不可吃太多高脂肪、高糖类食物，防止营养过剩造成体重增加过快、人过胖，那样对自己和体内宝宝的健康都不利。

## ·胎儿发育状况

随着妊娠的进展，胎动越来越频繁，而正常的胎动，标志着妊娠正按照正常的步骤健康发展。

胎儿皮肤呈暗红色，皮脂腺已发育，并且开始分泌。脱落的上皮细胞与皮脂黏合而成为胎脂，覆盖在胎儿皮肤表面。胎儿开始有吞咽动作，羊水量达到 400 毫升，有明显胎动。胎儿心脏功能增强，用听诊器可以听到胎儿的心音。皮肤渐渐显现出红色，皮下脂肪开始沉着，皮肤不再透明，皮肤触觉已发育完全，外耳形成，骨骼钙化逐渐扩展，骨骼肌肉发育健壮，胳膊和腿的活动开始活跃。

本周起，胎宝宝全身胎毛分布，头发盖满头皮，头比重渐减小到占全长的 1/4。

## · 本周准爸爸须知

可以在家里准备一台体重计，每星期让孕妈妈称一次体重并做好记录。因为体重的变化最能反映孕妈妈的营养状态和胎儿的生长发育情况。孕中期，每周体重增加500～700克为宜。孕晚期，每周体重增加不要超过500克。

通过"总量控制"，使胎儿保持在适当的出生体重范围，也可以预防孕妈妈出现妊娠糖尿病或高血压、水肿、蛋白尿等妊娠中毒症状。

每周称一称体重，比一比，看看妻儿长了多少，也是一份享受家庭天伦之乐的情趣。

## · 孕妈妈需适量补充微量元素

孕妇在孕期缺少微量元素对胎儿的健康发育极为不利。

碘是合成甲状腺素的重要原料，碘缺乏必然导致甲状腺激素减少，造成胎儿发育期大脑皮质中主管语言、听觉和智力的部分不能得到完全分化和发育。缺碘地区的妇女在怀孕以后，应多吃一些含碘较多的食物，并坚持食用加碘食盐。

孕妈妈在妊娠期间血中铜含量过低，会引起胎儿缺铜，造成机体新陈代谢提供能量来源的三磷酸腺苷缺乏，以致不能满足生命的最低能量。同时可影响胎儿某些酶的活性以及铁的吸收和运转，从而造成贫血。补铜宜多吃芝麻、大豆、菠菜、动物肝脏等。

缺锰可以造成显著的智力低下，特别是妇女在妊娠期缺锰对胎儿的健康发育影响更大，尤其是对骨骼的影响最大，常出现关节严重变形，而且死亡率较高。一般来说，以谷类和蔬菜为主食的人不会发生锰缺乏，但由于食品加工得过于精细，或以乳品、肉类为主食时，则往往会造成锰摄入不足。因此，孕妇应适当多吃些水果、蔬菜和粗粮。

综上所述，微量元素是孕妇和胎儿健康发育不可缺少的，一旦缺乏，将给孕妇、胎儿带来严重的影响，必须及时补充。

## · 孕妈妈应预防感染

孕妇感染病毒和细菌后，会影响胎儿生长发育，使胎儿产生各种各样的畸形，以及造成先天性宫内感染，在孕早中期可以引起流产。畸形儿如能在宫内长大亦可引起羊水过多、早产或胎死宫内。

孕妇感染时，病毒可通过胎盘进入胎儿体内，影响胎儿发育。临床证实，如果孕妇在妊娠早期感染风疹病毒，有50%可发生流产、死胎、先天性心脏病、聋哑、先天性白内障等。妊娠中期感染，也有10%的孕妇生出畸形儿。孕妇患尖锐湿疣，胎儿经产道亦可受累。其他病毒可侵犯不同器官和系统，如风疹造成先天性白内障，巨细胞病毒造成脑钙化、脑和中枢神经系统的异常等。由此可见，怀孕期防止各种传染病感染非常重要。

孕妇极易发生尿路感染。其原因是由于女性的尿道开口紧邻阴道口和肛门，使得后两者的分泌物和排泄物易于污染尿道，再加上妊娠内分泌的改变和增大的子宫引起输尿管功能性和机械性阻塞。若不及时治疗，还可能导致流产、早产、胎儿发育不良，甚至胎儿畸形。孕妇尿路感染可发生于妊娠期的任何月份，极易被忽视。因为大多数患者无症状或症状轻微，所以应特别引起重视。

孕妇孕期应不到或少到公共场所，不要与传染病患者接触，杜绝各种感染机会。预防消化道感染，注意个人卫生和环境卫生。孕妇平时要注意外阴部清洁卫生，居室要保持良好的通风和日照。

### · 孕妈妈坐骨神经痛怎么办

怀孕期间发生的坐骨神经痛是腰椎间盘突出引起的。怀孕后内分泌的改变使关节韧带松弛，为分娩做准备，但腰部关节韧带、筋膜松弛，稳定性即减弱。另外，怀孕时体重增加加重了腰椎的负担，在这些基础上，若有腰肌劳累和扭伤，就很有可能发生腰椎间盘突出，往往压迫坐骨神经起始部，引起水肿、充血等病理改变，刺激产生症状。X 射线或 CT 检查是诊断腰椎间盘突出的好办法，但孕妇却不宜做，为避免影响胎儿发育，诊断只能靠临床表现。

孕妈妈感觉到疼痛时，应多加注意：不能劳累，穿平底鞋，卧硬板床休息，可在膝关节后方垫上枕头，使髋关节、膝关节屈曲，以减少腰部后伸，使腰背肌肉、韧带、筋膜得到充分休息。

## 第18周

本周妈妈发育检测标准

| 生理变化 | 脐下 25 毫米能摸到子宫，体重增加 4 ～ 6 千克 |
|---|---|
| 生理反应 | 身体重心改变，行动有点不便，胃口好 |

本周宝宝身体监测标准

| 头至臀长 | 14 厘米 |
|---|---|
| 体重 | 200 克 |
| 生长发育 | 借助听诊器能听到胎心音 |

### · 本周准妈妈须知

母体子宫在脐下两指左右处可以触摸到。有一些孕妈妈会出现鼻塞、鼻黏膜充血甚至鼻出血的情况，主要是因为妊娠期内分泌变化而引发。遇上这种问题，不要自己随意滥用滴鼻药物或抗过敏药物，可以通过食疗方式，吃一些中医食疗药膳和凉血的食物，即使不用药治疗，这种情况也会逐渐减轻和消失。如果鼻血不止，情况严重，应当怀疑是否有妊娠高血压综合征的可能性，最好找医生诊查和指导。

到这个月龄，腹部明显增大，身体重心前移。为了保持平衡，平素孕妈妈的肩会向后仰，腰部向后缩。因此，最好穿平底布鞋，这种鞋有牢固宽大的后跟支持，走动时会平稳。还应当选择鞋帮较松软的鞋子，鞋底上最好要有较深的防滑纹路，以防滑跌。高跟鞋不稳，容易跌倒，走路时重心前倾，容易压迫腹部，不利于胎儿血气供应，对胎宝宝发育不好。

疼爱自己就是宠爱胎宝宝，孕妈妈需要更多休息时，不要苛求自己，要多注意保养。

## ·胎儿发育状况

胎儿听力在本月开始形成，能听到准妈妈心脏跳动的声音，最爱听的是妈妈温柔的说话声和歌声。

胎儿已经开始努力地练习呼吸、吞咽及吸吮动作，为以后离开妈妈后的生活做准备。部分羊水会被吸入胎儿体内。胎儿的皮肤颜色发红，光滑透明，能透过皮肤看到血管，胎儿皮肤颜色加红的同时皮肤增厚，有了一定的防御能力，有利于保护内脏器官。

骨髓中血细胞生长增快，胎儿大部分骨骼开始变硬。骨骼几乎全部是类似橡胶似的软骨，以后会变得越来越硬，一种可以保护骨骼的物质髓磷脂开始慢慢地附着在脊髓上。肝内造血功能下降。男婴的睾丸开始下降，胰腺开始分泌胰岛素。胎儿指尖和脚趾上发育成形状各异的指纹。胎儿的眼睛开始能向前看，而不朝左右看。胃部出现制造黏液的细胞，大脑还会出现褶皱痕。在母体进餐后的 1 ~ 2 小时内，宝宝就开始吸取养分。

## ·做尿液检查

孕妈妈妊娠 18 周以后，如果出现水肿、蛋白尿、高血压，即为妊娠高血压综合征。这是妊娠期妇女，尤其是初产妇在妊娠过程中比较容易发生的并发症，它常常影响孕妇的健康，严重时可危及生命，同时也是导致胎儿死亡的原因之一。孕妈妈妊娠满 4 个月以后，需要每个月去医院化验一下尿液，测量血压，看看有无水肿等；妊娠 7 个月后，则要每 2 周检查 1 次尿液；妊娠 9 个月后，需要每周检查 2 次尿液。有些孕妇感到麻烦，但是，定期检查化验是为了孕妇和胎儿的健康和安全，千万不要忽视。

## ·喝孕妇奶粉，方便补充营养

孕妇奶粉因为包含有促进孩子生长的营养成分，成为孕妈妈孕期的重要营养来源之一。即使你的膳食结构比较合理、平衡，但有些营养素只从膳食中摄取，还是不能满足身体的需要，如钙、铁、锌、维生素 D、叶酸等。而孕妇奶粉中几乎含有孕妇需要的所有营养素。如果孕期吃足够的孕妇奶粉，基本上能够满足孕妇对各种营养素的需求。

虽然孕妇奶粉中所含的各种维生素和矿物质基本上可以满足孕妇的营养需要，但每个人的饮食习惯不同，膳食结构也不同，所以对于营养素的摄入量也不完全相同。最好在营养专家或医生的指导下做一些调整，以免某些营养素过量。

### · 了解羊膜穿刺术

满 35 岁以上的孕妈妈可考虑做羊膜穿刺术。不过由于目前已有母血筛检唐氏综合征的方法，故也可以考虑先抽母血，如果危险概率较大（大于 1/270 ），再抽羊水。如果孕妈妈年龄较大，例如大于 38 岁以上，由于母血筛检的准确度仅达 65%，还是考虑抽羊水比较保险。以下几种情况，也可以考虑抽羊水：曾生育过唐氏综合征胎儿者、近亲有唐氏综合征者、曾生育过异常胎儿者、超声波检查有异常者、母血筛检显示高危险者、父母一方染色体异常、父母一方接触明显致畸因素以及一些特定基因异常携带者。

### · 孕妈妈体重定检很重要

怀孕 18 周开始，孕妇要特别注意体重。妊娠期间孕妇的体重平均会增加 10 ~ 13 千克，其中包括胎盘、胎儿、羊水，它们的重量大约为 6 千克，其余的重量是孕妇的腰、腹组织和血液的增加。如果营养摄取过量造成孕妇过度肥胖，随着产期的临近，对胎儿发育会逐渐产生障碍，过度肥胖的孕妇还易患糖尿病和妊娠高血压，影响胎儿的健康。孕妇的理想体重是每月体重增加指数不得超过 500 克。体重增加是怀孕期间健康的重要指标，为了使胎儿和孕妇更好地度过妊娠期，孕妇要特别注意体重增加情况。

### · 预防胎儿患上佝偻病

佝偻病是小儿的常见病，但这种病并不是都在小儿的生长发育过程中由于缺乏钙及维生素 D 而发生的，有一部分小儿的佝偻病始于胎儿期。

引发胎儿佝偻病的原因有很多：一是不少孕妈妈患有慢性肠道疾病、慢性肝炎、慢性胆囊炎、慢性肾炎等疾病，这些病会影响维生素 D 及钙的吸收；二是由于孕妈妈不注意营养均衡，食欲不佳，偏食挑食，从而致使维生素 D 的摄入不足；三是由于冬季和夏季的天气过冷和过热，孕妇晒太阳过少，体内的脱氢胆固醇不能转化成维生素 D。以上原因都可能导致孕妈妈体内维生素 D 的缺乏，影响钙的吸收，导致体内钙失衡，从而使胎儿骨骼发育和体重增长都受到影响，进而引发先天性佝偻病。

要想预防胎儿患上佝偻病，孕妈妈平时要多注意晒太阳，饮食注意增加营养，多摄入如蛋黄、鱼虾、瘦肉、动物肝脏及豆类等富含维生素 D 的食物。

## ~专家小贴士~

孕中期精力充沛、体力恢复，适度运动有益于健康，更有利于腹中胎儿生长。但注意在妊娠期适宜采取比较温和的运动方式，不要做激烈运动。每天做 30 分钟或更长一点时间的温和运动是十分安全的。

# 第19周

本周妈妈发育检测标准

| 生理变化 | 体重增加 3.6 ～ 6.3 千克 |
|---|---|
| 生理反应 | 易疲倦，睡眠多，头晕乏力 |

本周宝宝身体监测标准

| 头至臀长 | 14 厘米 |
|---|---|
| 体重 | 200 ～ 250 克 |
| 生长发育 | 肾脏能制造尿液，头发生长 |

## · 本周准妈妈须知

新陈代谢加快，血流量明显增加。体内大量分泌的雌激素，会使有的孕妈妈出现黄褐色或黑色妊娠斑。近期内胎儿生长迅速，营养需求量增多，需保证各种必需营养成分的摄取，同时也要注意防止营养过剩，因为这个月最容易发生体重超重。

下腹部继续膨胀，感觉到下坠，时常会伴有心慌、气短的感觉，有时会发生便秘，本周子宫的高度已经与脐部相平齐。随着身体变得越来越笨重，应当调整心理尽快适应。母亲兴奋激动时，体内的激素分泌发生变化，促使中脑发生信息，会通过血液、胎盘传递给胎儿。

本周前后，最好再去做一次超声波，为了检查胎儿生长发育情况，确定是否有先天缺陷，并且检查一下脐带和胎盘。

现在应该坚持有规律地计数胎动了，时间最好固定在每天晚间 8 ～ 9 时，胎动一般平均每小时 3 ～ 5 次。

如果总是觉得疲倦、睡不够，那么，想睡就睡，不必多虑。

## · 胎儿发育状况

神经系统进一步发育，特别是大脑的发育会有惊人的进展。胎儿体内基本构造已经到了最后完成阶段，延髓的呼吸中枢也开始活动，肺泡上皮开始分化。胎儿已经长到14厘米左右了，体重大约 200 克；骨骼几乎全部是橡胶样的软骨，一种可以保护骨骼的物质髓磷脂开始慢慢地裹在脊髓上。

这一周，胎儿生长发育速度比以前稍显得慢一些。胎儿的小胸脯不时地鼓起来、陷下去，是胎儿呼吸的表现，但是在胎儿的口腔里流动的却是羊水而不是空气。

在做超声波检查时，可以在仪器的屏幕上看到胎宝宝正在踢腿、屈体、伸腰、滚动或者吸吮自己的拇指。通过超声波，准爸爸可以和正在妈妈体内表演的宝宝进行"对话"。

## ·本周准爸爸须知

胎儿最喜欢听中、低频率的声音，准爸爸的说话声正好适当，如果丈夫每天能坚持与母体内的胎儿讲话，能够唤起胎儿的热情，有益于胎儿的智力发育。可以在晚上胎动频繁的时段里，通过抚摸腹部、耳贴细听的方式，来听一听胎宝宝的心跳，感受和体会胎宝宝的运动和动作，一起轻声和胎儿说一会儿话，父亲低沉的嗓音也应当让胎宝宝熟悉，这样做，对于加强夫妻感情沟通和交流，对于未来宝宝出生后家庭育儿都会有益的。

## ·胎动愈发明显

胎动是胎儿各部位肌肉、骨骼的运动。表现形式有滚动、踢、打嗝及呼吸运动等，而且最能被孕妇明显感觉。正常的胎动是生命力的象征，它的出现好比胎儿向家长报告："我的情况良好。"胎动最初出现的部位是在下腹中部，明显的感觉是：好像手中轻轻地握住一只小鸟，正在挣扎欲脱时产生的一种急促、短暂、局限的感觉。胎动次数因孕周而异。妊娠早期时，胎动较弱较少，妊娠 18 周以后逐渐增加。妊娠 29 ~ 38 周时活动频率达到高峰，以后又稍微减弱直至分娩。每个胎儿有自己的胎动节律和频率，每日胎动次数一般在 30 ~ 40 次。一天中早晨胎动较少，上午 8 ~ 12 时胎动均匀，而后逐渐减少，下午 2 ~ 3 时最低，晚上 8 ~ 11时又增加到最多。日平均每小时胎动 3 ~ 5 次，持续计数 12 小时 30 次以上则表示胎儿情况良好。孕妇应该每日固定在晚间 8 ~ 9 时自数 1 小时胎动。

## ·孕妇情绪与胎动

人的个体差异在胎儿期就已显露出来，有的文静，有的活泼，这既与先天神经类型有关，也与胎内外环境有关。正常情况下胎动多是好事，不但告诉你胎儿发育正常，而且也预示着出生后孩子的抓、握、爬、坐等各种动作将发展较快。但须注意，孕妇的情绪过分紧张、极度疲劳、腹部的过重压力等，都可使胎儿躁动不安，产生剧烈的活动，这种反应是不好的征兆，它不但可引起流产、早产，而且易出现胎儿畸形或给出生后婴儿的行为造成不良影响。

孕妇精神状态的突然变化，如惊吓、恐惧、忧伤、严重的刺激或其他原因引起的精神过度紧张，能使大脑皮质与内脏之间的平衡关系失调。如胎儿长期不安，体力消耗过多，出生时往往比一般婴儿体重轻 1 千克左右。如孕妇与人争吵后 3 周内情绪不好，在此期间，胎动次数较前增加 1 倍。孕妇在孕期的情绪长期受到压抑，婴儿出生后往往出现身体功能失调，特别是消化系统功能容易出现紊乱。

孕妇与胎儿神经系统并无直接联系，为什么孕妇怀孕时情绪不好会影响胎儿呢？这是因为孕妇情绪刺激能引起自主神经系统的活动，从而释放出乙酰胆碱，还可引起分泌的变化，分泌出不同种类、不同数量的激素，所有这些物质都通过血液经胎盘和脐带进入胎儿体内，从而影响其身心健康。另外，神经高度紧张使孕妇大脑皮质的兴奋性增强，致使大脑皮质失去与内脏的平衡，也会影响胎儿的正常发育。

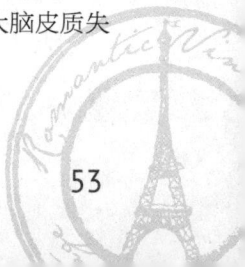

## ·孕中期不宜营养过剩

孕妇适当地改善饮食，增加营养，可以增强孕妇体质，促进胎儿发育。但若营养过剩，危害不浅。单纯地追求营养，使营养过剩，会使孕妇出现血压偏高，胎儿过大（超过 4000 克，即成为巨大儿）的现象。中国孕产妇死亡率为 0.488‰，其主要原因之一是妊娠高血压引起的；另一原因是巨大儿造成的难产，分娩期延长，引起产后大出血。因此，孕妇不宜营养过剩。

# ▌第20周

本周妈妈发育检测标准

| 生理变化 | 腹部膨大，体重增加，宫底每周升高 1 厘米 |
|---|---|
| 生理反应 | 胎动剧烈时会影响到睡眠，偶有腰痛 |

本周宝宝身体监测标准

| 头至臀长 | 14 ～ 16 厘米 |
|---|---|
| 体重 | 250 ～ 300 克 |
| 生长发育 | 感觉器官发育，神经元连通增多 |

## ·孕中期不宜营养过剩

怀孕 20 周时，母体子宫增长比较平稳，大约与脐带相平齐。此前，子宫生长不规则，从本周起，子宫大约每周增长 1 厘米。

子宫的生长状况，标志着妊娠的顺利与否。正确测量子宫，有助于了解子宫内部的状况。测量方法一是以脐为参照点，测量脐部到子宫顶端的实际距离；还有一种方法是以耻骨联合为参照点，测量耻骨联合到子宫的实际距离。测量应当根据每个人的实际情况记录，被测量子宫过大时，有可能是预产期计算有误，也有可能是双胞胎妊娠，或者是羊水过多。而子宫过小，也有可能是预产期计算有误，或者是胎儿发育迟缓。无论是什么情况，都应当弄清原因。

身体最明显特征是腹部逐渐膨胀，乳房日趋丰满，胸围逐渐增大。子宫有幼儿头部的大小，已经相当大，下腹部的隆起开始明显，有可能出现下肢水肿。

现在能感到胎儿在不停地运动，做一些翻滚的动作，有时运动太剧烈，会让妈妈晚上睡不着觉。在以后的 10 周里，胎儿的运动将非常频繁，直到孕后期把子宫撑满为止。

## ·胎儿发育状况

大脑皮层结构形成，沟回增多，胎儿运动能力增强。现在胎儿已经能和新生儿一样时睡时醒了。睡着的时候，会摆出独特的睡眠姿势，有时会把下巴贴在胸口上，有时则会把头向后倾。

胎儿现在能吞咽羊水，肾脏已经能够制造尿液，头发也在迅速地生长。

感觉器官开始按区域迅速发育，神经元分成各个不同的感官，味觉、嗅觉、听觉、视觉和触觉都从现在开始，在大脑里的专门区域里发育。神经元数量的增长开始减慢，但是神经元之间的相互连通开始增多。

胎儿的皮肤会有很大的变化，皮肤起源于胚胎表面的单层细胞，以后逐渐分化成为表皮和真皮两层。

胎毛根植于真皮，透过表皮生长，在宝宝出生后，逐渐被较硬的毛发替代。胎儿出生时，身体表层常会被一层牙膏一样的白色物质覆盖着，通常称作胎脂。

胎脂就是从妊娠20周起由皮肤分泌形成的，作用是保护皮肤，避免羊水中不良物质对皮肤形成刺激。胎脂具有防水性，保护皮肤在一个湿润的环境下生长。胎儿出生后胎脂会变成水合物而被清洗掉。

怀孕20周以后，胎儿嗅觉及味觉开始发育，好的感觉能让胎儿感到愉快。在母体内胎儿不时地摇头、抚摸自己的脸；手指触摸嘴唇而产生的反射动作，即张口动作，渐渐地由反射动作转为自然动作，或许呼吸，或许不呼吸。呼吸不规则也不多，开口动作、眼珠运动则非常清楚明显。胎儿的眉毛开始形成，头上开始长出细细的头发。女性胎儿的子宫已经完全形成。

第20周结束时，随着骨骼的发育，胎宝宝的活动越来越有力。从第20周起，胎儿视网膜形成，开始对光线有感应，不喜欢强烈光线的刺激。

## · 孕20周的营养胎教

如果母体不能及时从饮食中补充蛋白质、维生素、矿物质，母体的肌肉、骨骼等组织的营养就会自然动用以保证胎儿的需要。这样，母亲就可能发生妊娠期贫血、甲状腺肿大、骨质疏松等疾病，以及体重增加异常等现象；而胎儿则有早产、生长受限等危险，其智力发育也会受到影响。胎儿5个月时，发育增快，需要有足够的热量、蛋白质和维生素。应注意摄食：为促进肌肉及血液发育，应充分摄取含有优质蛋白质的鱼、肉、蛋及大豆制品。可食用含有维生素或铁质等矿物质类的绿黄色蔬菜、肝、贝类等；维生素C可从淡色蔬菜、芋头类、水果等食品中获取；热量来源主要是米饭、面包、油脂类等。一般来说，怀孕中期的每日食谱可这样安排：粗细粮各约200克；鸡蛋2个或豆制品100～200克；瘦肉或鱼100～200毫克；植物油30毫升；蔬菜0.5千克；虾皮或海米5～10克；水果适量。

## · 孕20周的注意事项

到了第20周，孕妈妈的腹部已经显现出来了，而此时，你的身心都进入了稳定期，有些事情值得注意。

应注意腹部的保温，并防止腹部松弛，最好使用托腹带、腹带或腹部防护套。乳房开始胀大，最好选择较大尺码的胸罩，有些人可能会有乳汁排出。

胎儿日渐发育，需要充分的营养，尤其是铁质不足时，易造成母体贫血，严重时，还会影响胎儿的健康。所以要注意加强营养。

此时是怀孕期间最安稳的时期，工作间歇可以做适量的运动，如活动脚踝、伸屈四肢，还可以进行游泳、慢跑等运动。

## ～专家小贴士～

因为内分泌变化，有些人会出现鼻塞、鼻黏膜充血和出血，切忌自己滥用滴鼻液和抗过敏药物。因为子宫的膨大，腹部一侧会感到有轻微的触痛。近阶段胃口极佳，食量极大。因为身体承受的额外负担，特别易疲倦，会感到头晕乏力，不仅白天想睡，晚上睡得也比平常多。

# 第21周

本周妈妈发育检测标准

| 生理变化 | 肚脐处能摸到子宫，体重增加 4～6 千克 |
| --- | --- |
| 生理反应 | 呼吸急促，动辄易气喘吁吁 |

本周宝宝身体监测标准

| 头至臀长 | 16～18 厘米 |
| --- | --- |
| 体重 | 300～350 克 |
| 生长发育 | 手指甲、脚趾甲开始长出，胎脂出现 |

## · 本周准妈妈须知

因为体态的变化，身体重心前移，走路不易平稳，还特别容易疲倦，在日常生活中，要特别注意安全。特别是外出散步时或上下楼梯时，都要格外小心。

此外，这  时期容易便秘，注意多吃一些含膳食纤维丰富的蔬菜、水果。如果便秘严重，则一定要就医，不能硬撑。

孕妈妈的情绪会对孩子心理健康产生影响。孕妈妈的心情郁闷和不良情绪，如悲伤、忧愁、抑郁等不良心境，大怒、过喜、骤惊等较强情绪刺激，都对胎儿不利。孕妈妈焦虑不安，惊恐不定，会让胎儿缺乏安全感，形成不稳的性格和脾气。母亲的子宫是胎儿所接触的第一环境，小生命在这个环境里的感受将会直接影响到胎儿性格的形成和发展。如果母亲妊娠期间情感和谐、温暖、慈爱，胎儿能感受到母亲这种平和的情绪，进而逐步形成平和的性格基础。因此，今后要更加注意稳定自己的情绪，调整心理，满怀自信地走完孕程。

## · 胎儿发育状况

胎儿的脑细胞形成，会吮手指，出现听觉。怀孕 8 周时听觉神经开始发育，5～7 个月听力完全形成，能分辨出各种声音，在母体内做出相应的反应。

羊水是帮助胎儿在母体内活动的最佳物质。胎儿在羊水里可以任意移动，时而转动，时而弯曲，时而转身，时而翻跟头。羊水可以保持胎儿轻盈、温暖和清洁。包裹着胎宝宝身体的羊水，每 3～4 小时就会通过母体身体循环彻底地更换一次，因此，孕妈妈饮用大量的水可以帮助羊水的新陈代谢。

胎儿消化系统有了很大的变化，小肠开始蠕动，推送肠道内容物，吸收糖类。消化系统会产生少量的盐酸和消化酶，具备初级消化功能。胎儿能吞咽羊水，吸收其中大部分水分，并且把不消化的物质送入大肠。胎儿吞咽羊水有助于消化系统的发育，为出生以后消化系统功能的完善做好准备。通过羊水的消化吸收过程，能为胎儿提供足够的养分，胎儿每天吞咽羊水量能达到 500 毫升。

胎儿的粪便即胎便，由未消化吸收的羊水残渣形成，呈黑绿色或青棕色。胎便的存在能证明胎儿吞咽羊水、消化系统功能正常。

## · 妊娠中期孕妈妈穿衣有讲究

怀孕以后，腹部渐渐膨起，乳房逐渐增大，孕妇有的衣服不能穿了，要重新做或买，那么孕妇的服装应该怎样选择呢？

### ■ 上衣

孕妇的衣着应该以宽大柔软、方便舒适为主，不可紧胸束腹。宽松的 T 恤、圆领长袖运动衫都比较适合孕期穿着，分娩后仍能穿。

### ■ 裤子

裤子也不能过紧，否则腹部受压，会影响子宫血流，裤带扎得过紧，会使增大的子宫不能上升，久而久之会造成垂腹致使胎位不正。此时，既舒服又无约束的运动装是孕妈妈很好的选择，只需将裤腰的松紧带改为带子，就可适应孕妈妈不断变化腰围。

### ■ 乳罩

孕妇衣物选购项目中，最重要的乳罩的选择。孕妇在孕期乳房会变得膨大沉重，婴儿出生或断奶后，还容易下垂。因此应佩戴能起托扶作用的乳罩，最好选择棉质产品，肩带要宽点，乳罩杯要深些。

### ■ 内裤

可选择上口较低的迷你内裤或上口较高的大内裤。内裤要有足够的弹性，以适应不断变大的腹部。

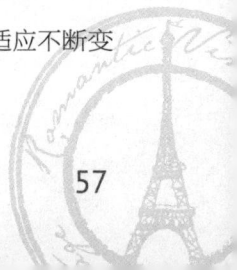

### ·妊娠中期孕妈妈穿鞋有讲究

进入妊娠中期，腹部增大，为了保持身体平衡，腰、背部肌肉经常处于紧张状态，时间一长就会感到腰酸背疼。为了缓解腰背部肌肉紧张，孕妇穿鞋时，应选择穿着舒适的便鞋，可稍微有点鞋跟，一般以 3 ~ 4 厘米的中跟鞋为宜，鞋底和鞋里最好是防滑材料的。后跟太高自然不好，但太低也不好，因为振动会直接传到脚上，易引起足跟痛及腰痛。

### ·孕妈妈要保证适量有氧运动

孕妇在运动前要做好合理的计划，首先要与妇产科医师讨论。孕妇如果有健康问题，运动会对孕妇或胎儿造成伤害。如果经医生许可，孕妇可以先由较轻松的运动着手，不至于引起疼痛、呼吸困难或过度疲倦，然后慢慢地增加运动量。如果感觉不舒服、呼吸困难或非常疲倦，请减少运动量。如果怀孕前就有运动习惯，怀孕时保持运动会比较容易，但要适当减少运动量。如果以前没有运动习惯，则怀孕时要很缓慢地开始运动，不要操之过急。

对于孕妇来说，最舒服的运动，就是不会增加身体额外负担的运动。怀孕时，可以继续孕前的游泳与骑健身车，走路与低冲击力的有氧运动也是可以接受的。孕妇可以和妇产科医生讨论，以决定何种运动对母体与胎儿最好。

### ·孕妈妈运动要特别注意

孕妇在运动时要做好安全措施，避免增加跌倒或受伤风险的运动，例如肢体碰撞或激烈的运动。孕妇腹部即使轻微的受伤，也可能造成严重的后果。怀孕满 12 周后，最好避免仰卧姿势的运动，因为胎儿的重量会影响血液循环。同时，也最好避免长时间站立。在大热天里，选择清晨或黄昏时运动，可以避免体温过高。如果在室内运动，请确保通风透气，并且可以使用电风扇帮助散热。即使不觉得口渴，也请补充大量的水分。请务必摄取均衡的饮食，因为怀孕时即使不运动，每天也需要补充多种营养素。

运动中或运动后孕妇如果突然发生严重的腹痛、阴道痛或出血、胸痛或严重的呼吸困难，或是停止运动后子宫仍然持续收缩 30 分钟以上，请立即停止运动并且就医。

## 第22周

本周妈妈发育检测标准

| 生理变化 | 子宫与脐平，腹部突出使重心前移 |
| --- | --- |
| 生理反应 | 指、趾和关节韧带松弛 |

本周宝宝身体监测标准

| 头至臀长 | 19～22 厘米 |
|---|---|
| 体重 | 350 克 |
| 生长发育 | 眉毛、眼睑清晰，指甲长出 |

## · 本周准妈妈须知

由于下腹部的隆起开始渐渐地明显，为防止腹部发冷及松弛，可以在医生指导下使用腹带，以改善和预防由于姿势不当而引起的腰痛，支撑并固定膨胀起来的腹部，保持正确的姿势，使行动轻快。现在孕妈妈会感觉到身体舒服了许多，属于整个妊娠期里最为轻松的时段。有不少孕妈妈在这一阶段会出现牙龈出血，是因为孕激素的作用，使牙龈变得肿胀充血，即使平时刷牙很注意、动作很轻，也有可能出血。

## · 胎儿发育状况

到本周胎儿的眼睑和眉毛已经长出，指甲清晰可见。肝脏已经具备了一些功能，肝脏的一项重要功能是分解处理胆红素，胆红素是红细胞的分解产物，胎儿的红细胞生命周期较短，因此胆红素的产量较高。到胎儿出生时，肝脏功能迅速提高。

## · 孕妈妈逐渐适应

进入孕期较稳定时期，各种生理不适相对减轻，会觉得舒服多了。在这个阶段，生理症状已经适应，子宫体不很大，身体的臃肿笨重程度也不很严重。因此，日常活动，包括弯腰、坐卧、起立和走动时，都不会太费力。

## · 和胎宝宝一起听音乐、互动

这一段时间，胎儿开始在母体子宫内自由舒展地活动，小家伙好动得很，也在向妈妈发出信号，需要妈妈多和自己互动交流。因此，妈妈爸爸的说话声音、美好的音乐等适度的外界刺激，都是影响胎儿发育的重要因素。带着愉快的心情，在温馨和谐的家庭环境氛围中，和胎宝宝一起，经常听一听节奏舒缓、旋律优美的音乐，会让孕期生活变得更加多彩。

胎儿已经长出浓浓的头发、眉毛和睫毛等，骨骼已相当结实。在 X 射线下，胎儿的头盖骨、脊椎、肋骨、四肢的骨骼都能清楚地显示出来，骨关节也开始发育，身体逐渐匀称，皮下脂肪少，皮肤呈黄色。

现在，胎宝宝已经能够听到妈妈的声音，平时与胎宝宝聊聊天，听一听音乐，都能够给胎宝宝留下记忆。胎儿会被外界的声音或活动所惊醒：突然的噪声，喧闹的音乐，甚至汽车或洗衣机的震动都会吵醒胎宝宝。

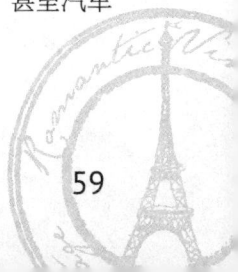

### · 适合孕中期的几种运动

#### ■ 散步

天气适宜时，在亲友陪同下到空气清新的公园、郊外田间小道上或树林里散步，每周 3 ~ 5 次。散步的持续时间和距离长短以不觉劳累为宜。

#### ■ 游泳

游泳是比较适合孕妇的运动之一。它安全、舒适，活动量适中，能锻炼腹部、腰部和腿部力量，增加肺活量，提高身体的协调性。同陆上运动相比，游泳还具有减轻腰部压力的优点。但要注意游泳池水的卫生。

#### ■ 做广播操

每日可在散步之后或工作之余做几节。怀孕头 3 个月内，不要做跳跃运动，而且每节操可少做几个节拍，动作幅度应小一些，节奏慢一些。怀孕 4 个月之后，可做全套，但弯腰和跳跃要少做甚至不做。到了怀孕后期，要减少弯腰和跳跃，但可以增加脚腕、手腕、脖子等活动；每天坚持做孕妇体操。做操之前排尽大小便，能减轻腰腿疼痛，松弛腰部和骨盆的肌肉。做操时动作要轻、要柔和，运动量以不感到疲劳为宜。

## ~ 专家小贴士 ~

享受音乐沐浴：随着音乐的节奏，全身自然放松，感受音乐如波浪般一次一次有节奏地冲来，冲走疲乏，冲醒头脑，血液在全身正随着音乐节奏流动。时间控制在 3 分钟左右，或以一首乐曲为限。

### · 妊娠期运动注意事项

如果孕前经常锻炼，那么幅度较小的锻炼项目应该坚持下去，但时间和强度应加以控制。如果孕前不经常锻炼，可以从小到大逐渐增加，直到强度适当。怀孕前 3 个月最好不要做幅度和强度较大的运动，较大强度运动最适宜的时间段是从孕 4 月开始，到孕 7 月止。孕期不可以做举重和仰卧起坐运动，因为它会妨碍血液流向肾脏和子宫，影响胎儿发育，甚至导致流产；不要跳跃、猛跑、突然拐弯或弯腰，也不要做时间太长、太累的运动；夏天锻炼的时间安排在早晚比较合适；运动时要多喝水，充分休息。如突然感到头晕、呼吸不畅或者心跳加快、重心不稳等，要立即停止活动，仔细观察；如有血压较高降不下来、腹部特别疼痛、阴道流血、羊水流出、心律失常等情况之一，应尽快就医。最后，孕妇如果患有心脏病、肾脏泌尿系统的疾病、有过流产史、妊娠高血压和血压不稳定，就不适宜做运动。

### • 孕中期保健操

这里介绍3套保健操：

1. 身体直立，双手垂直放于腰部，缓缓向上划圆弧，做吸气运动，手举至头顶时，再缓缓放落下来，同时做呼气运动。该操可以活动上肢关节，提高肺活量。

2. 双臂前平举，向两侧缓缓平举，同时做吸气运动，然后双臂向胸前合拢，缓缓下垂，同时做呼气运动。该操可以活动上肢关节，锻炼肩胛肌、背肌和胸肌。

3. 坐在凳上，两脚分开同肩宽。上身向右侧下弯（注意：动作不宜过于激烈，下弯幅度不宜过大），同时呼气，上身缓缓挺直，同时吸气。再向左侧下弯，反复几次。该操可以锻炼腰部，使腰肌发达，加强腰的灵活性。可每天重复5～10次。这套操应根据个人的身体条件来决定活动量。

# 第23周

本周妈妈发育检测标准

| 生理变化 | 胎动增加，每周增体重250克 |
| --- | --- |
| 生理反应 | 胎儿的活动和踢打，常会影响到日常起居 |

本周宝宝身体监测标准

| 体重 | 450克 |
| --- | --- |
| 生长发育 | 浑身发红，皮肤皱巴巴的、像个小老头 |

### • 本周准妈妈须知

从现在起，孕妈妈的体态会逐渐显得臃肿起来，体重还会继续增加。随着胎宝宝在腹中的迅速生长发育，胎盘和子宫也随之增长，羊水量也逐渐增多。阴道分泌物明显增加，属于正常现象。因为泌尿道平滑肌松弛，膀胱感染炎症的危险性增高，因此要特别注意个人卫生，防止感染。

胎儿生长发育越来越快，所需要各种营养的量也增加，尤其要重视营养的均衡摄取。

这一阶段是胎儿和孕妈妈双双较安定的时期，较适宜做一些运动。如柔和的体操、缓慢的深呼吸，有利于全身血液循环，促进消化和营养的吸收，对母体和胎儿都十分有益。

在孕期坚持适当运动的孕妈妈，生下来的新生儿心脏会比一般婴儿功能好一些。此外，注意适当运动的孕妈妈，能促进腰部及下肢血液循环，减轻腰腿酸痛及下肢水肿，有助于促进身体对钙、磷的吸收。

怀孕中后期的孕妈妈常会有"烧心感",所以日常饮食要注意:不要过于饱食,也不要一次喝入大量的水,特别是不要喝浓茶及含咖啡因、巧克力的饮料,它们都会加重食管肌肉松弛;辛辣性食物、过冷或过热的食物少吃为宜,因为它们会刺激食管黏膜,加重"烧心感"。

## ·胎儿发育状况

妊娠 23 周时,胎龄 21 周,胎儿的手脚活动越来越多,因为胎位还没有固定,活动逐渐频繁,母亲与胎宝宝的交流也最容易得到反馈。胎儿有了情绪,小家伙会踢妈妈的肚子,高兴了踢,不高兴也踢,高兴时候踢得比较温和而有节奏。胎动是了解胎儿在宫内情况的一个重要指标,通过胎动可以了解胎儿在宫内的情况。

现在的胎儿浑身发红,皮肤皱巴巴的,像个小老头。开始出现呼吸样运动,会啼哭。大脑继续发育,大脑皮层已经有了六层结构,脑沟回明显增多。

本周胎儿的胰腺已经具备了部分功能,能分泌出较重要的激素——胰岛素,它对于血糖的代谢至关重要。胎儿的血糖增高时,胰腺能反射性地增加胰岛素的分泌量,从而来降低血糖。

胎儿在母体内经常处于睡眠状态,睡觉姿势已经与出生后相似,或下巴贴着胸膛或脑袋向后仰。手足活动逐渐增多,身体的位置常在羊水中变化,这时候如果出现臀位不必害怕,因为胎位还没有固定。

## ·怀孕中期的腰酸背痛

怀孕中期以后,孕妈妈常会感到腰背痛。孕期的腰背疼痛属于生理反应,不是病,只要注意自我保健,就可以减轻。平时要注意保持良好的姿势,站立时骨盆稍向前倾,肩膀稍向后落下。避免较长时间站立、坐、走,要注意劳逸结合,姿势要常变化。走路时要全身放松,坐时后腰要舒服地靠在椅背上,不要长时间坐凳子。睡觉时,可以在膝关节后方垫个枕头或软垫,使膝关节屈曲,帮助减少腰腿后伸,使腰背肌肉韧带得到充分休息。不要穿高跟鞋,穿高跟鞋会加重腰疼。

怀孕造成的生理性腰疼,分娩以后就会消失,因此不用治疗,特别是不要服药、贴膏药,可以多散步,少站立,做一做孕妇操,适当休息。

## ·孕中期乘坐公交车和地铁注意事项

公交车和地铁这两种交通工具既方便又经济,所以成为许多孕妇的首选。那么有什么要注意的吗?首先最好能避开上下班乘车的高峰期,以免受到拥挤人流的挤压撞击;其次车上人多时,应该主动向别人请求座位,以免紧急刹车时失去平衡而摔倒;最后尽量选择前面的座位,减少颠簸,下车时一定要等车到站停稳后再下。

# 第24周

本周妈妈发育检测标准

| 生理变化 | 腰部突出，动作迟缓，羊水增加 |
|---|---|
| 生理反应 | 眼睛发干、畏光，乳房胀并有初乳泌出 |

本周宝宝身体监测标准

| 身长 | 体重 | 生长发育 |
|---|---|---|
| 21厘米 | 500～600克 | 味觉、呼吸系统发育 |

## · 本周准妈妈须知

孕妈妈感觉到的胎心音和胎动会更加清楚，自己在腹部能准确摸到胎儿的位置。包括初孕者在内，几乎所有的孕妈妈都能感觉到真真切切的胎动。

现在孕妈妈体重开始明显增加，腹部膨大得已经很引人注目，乳房也明显增大、隆起，行走和活动已经开始显得很不方便，身体的重心有些前移，很容易跌倒，特别在上下楼梯、走过光滑的地面和登高取物时，要特别注意。

母体子宫更大，子宫底的高度为18～20厘米。腹部会越来越显得膨胀、向外凸，体重也会日益增长，腰部会变得更加沉重，平时动作也会因此受到影响，变得越来越吃力和迟缓。

24周时，胎儿体内开始储备脂肪。在饮食上对植物油与动物油的摄入量要有适当比例，植物油中所含的必需脂肪酸更丰富，动物性食品如肉类、奶类、蛋类均含有较高的动物性油脂，不必额外摄入动物油。在烹调食品时用动、植物油搭配就足够了。

这个阶段还有可能会发生便秘，要注意通过饮食调节来解决。可以多吃一些润肠通便的食物，如各种粗粮、新鲜蔬菜、新鲜水果、蜂蜜、芝麻等。同时注意保持适度运动，促进肠道蠕动，有利于消化，便秘者不要擅自服用泻药。

## · 胎儿发育状况

妊娠24周时，胎龄22周，羊膜囊发育逐渐成熟。羊膜囊在卵子受精后第12天开始形成，随着妊娠周数的逐渐增加而增长。羊膜囊有极其重要的作用，为胎儿的健康发育提供生长和活动的空间，对外部的撞击有隔离和减震作用，可以有效调节胎儿体温，通过检测能估计胎儿的健康和成熟程度。

妊娠期间羊水量变化很大，12周时约为50毫升，20周时约为400毫升，24周以后，随着预产期的逐渐临近，羊水量会越来越多。到妊娠36～38周时，能达到1000毫升左右。羊水的成分变化也会很大，妊娠20周以前，类似于血浆的成分，20周以后，胎尿含量逐渐增加，羊水中的血细胞、胎毛、胎脂等成分也会增加，可以通过羊水方便检测胎儿的发育情况。

胎儿在孕期能吞咽羊水，如果吞咽功能减弱时，会出现羊水过多，如果胎尿形成量减少或者无胎尿形成，就会出现羊水过少的情况。

胎儿的味觉从本周开始发育，在超声波屏上，可以看到胎宝宝的小嘴一张一合，有滋有味地品尝着羊水的滋味，有时候还会张开嘴去舔胎盘呢。

这一时期内宝宝的心音变得越来越强，只需要把耳朵贴到孕妈妈膨大的腹部，就可以直接听到胎心音。

## · 孕 24 周的营养需求

怀孕 24 周，由于胎儿的快速发育使孕妇的消耗增加，应该注意适当增加营养，以保证身体的需要。

孕妇体内热量及蛋白质代谢加快，对 B 族维生素的需要量增加，因此，孕妇在此时期应该摄入富含此类物质的瘦肉、肝脏、鱼、奶、蛋及绿叶蔬菜、新鲜水果等。

孕妇还应对食物有所选择，限制一些不利于健康的食物，如辣椒、胡椒等辛辣食物和咖啡、浓茶、酒等，因其有兴奋神经的作用，不利于孕妇休息，酒对胎儿还有毒性作用。

此时胎盘和胎儿的发育都需增加血液量，铁的需要量甚至达到孕前的 2 倍。孕妇本身胃酸减低也影响食物中的铁吸收，孕期血稀释也使铁的水平降低，因此容易发生贫血。贫血会使孕妇发生妊娠高血压综合征的比率明显增高，还会使胎儿的生长发育受到影响，如宫内生长迟缓、足月时体重不够 2.5 千克、出生后易发生呼吸道及消化道感染等。分娩时，贫血的孕妇常使胎儿不能耐受子宫阵阵收缩而造成缺氧状态；孕妇本身还会发生宫缩乏力、产程延长、产后出血多等情况；严重贫血会导致未成熟儿及早产儿的发生率明显增高。因此，孕妇要多吃富含铁的食物，如瘦肉、家禽、动物肝、动物血及蛋类等。同时要多吃水果和蔬菜，水果和蔬菜不仅能补铁，所含的维生素 C 还能促进铁的吸收和利用；在主食上最好多吃面食，因为面食较大米含铁多，吸收率也比大米高。

## · 孕 24 周的饮食原则

此期孕妇食欲较好，胎儿的生长速度加快，对各种营养素的需要量显著增加。可根据个人的经济条件，各地区物质供应状况予以足量摄入。

主食方面不要单调，以米面和杂粮搭配食用。副食要做到全面多样、荤素搭配，多吃些富含多种营养素的食物，如猪肝、瘦肉、蛋类、鱼虾、乳制品、豆制品等，并且要多吃些新鲜的黄绿色蔬菜和水果，以保证胎儿的正常生长发育。

此时孕妇易出现便秘和烧心，应多吃些富含膳食纤维的食品，如芹菜、白菜、粗粮等。烧心多是由于食入糖分过多，可适当吃些萝卜，因其含有消化糖的酶类，能减轻不适的症状。

在增加营养的同时，要重点增加维生素的摄入量，而且要注意铁元素的摄入，多吃含铁丰富的蔬菜、蛋和动物肝脏等，以防止发生缺铁性贫血。

## · 孕妈妈腹泻如何治疗

对于孕产妇或可能怀孕的妇女，出现腹泻时，要看医生，查明腹泻原因，以便对症治疗。另外要补液，保证电解质平衡；饮食以半流质为主，可以不必禁食。黄连素又称小檗碱，是从黄连、黄柏等中药中提取的生物碱。黄连素口服后，几乎不被胃肠道吸收，只是停留在肠道表面，对抗致病的细菌。这一特性虽然使黄连素对胃肠道以外的感染没有效果，但由于黄连素不被吸收入血液，所以不良反应很小。黄连素和思密达的不良反应均为便秘，所以止泻即停药。症状严重的感染性腹泻应及时去医院就诊。

## · 孕妈妈不可乱抹外用药

妊娠期应慎用外用药，因为一些外用药能通过皮肤吸收进入血液，损害胎儿健康。

孕妇应慎用的外用药有：

杀癣净：其成分是克霉唑，多用于皮肤黏膜真菌感染，如体癣、股癣、手足癣等。动物实验发现它对胚胎有毒性作用。哺乳期妇女外用，其药物成分可以进入乳汁。虽然临床上未见明显不良反应报道，但为了胎宝宝健康，此药应该慎用。

百多邦软膏（莫匹罗星）：是一种抗生素外用软膏，在治疗皮肤感染方面应用较广泛。但有不少专家认为，妊娠期最好不要使用该药。因为其中的聚乙二醇会被人体吸收且蓄积，可能引起不良反应。

阿昔洛韦软膏：属抗病毒外用药（疱疹急性期可外用）。但抗病毒药物一般是抑制病毒DNA（脱氧核糖核酸）的复制，同时对人体细胞的DNA聚合酶也有抑制作用，从而影响人体DNA的复制。所以，妊娠期在使用时应慎重，听从医嘱。

糖皮质激素：这类药具有抗炎、抗过敏作用，广泛用于荨麻疹、湿疹、药疹、接触性皮炎等的治疗。该药还能通过皮肤吸收，小剂量分布到乳汁中。

处在孕期或哺乳期的妇女，无论使用口服药物还是外用药物，都应该在医生的指导下使用，以保证用药安全有效。

### ～专家小贴士～

胎盘是人体寿命最短的器官。精子和卵子结合以后，胎盘开始酝酿形成，胎儿娩出以后被排出体外，存在约266天。这266天里，胎盘在母体和胎儿之间默默无闻地输送养分、传递代谢和哺育新生命。

# 第25周

本周妈妈发育检测标准

| 生理变化 | 子宫高度在肚脐上方，上腹明显凸出 |
|---|---|
| 生理反应 | 腰酸、背痛，偶有子宫收缩现象 |

本周宝宝身体监测标准

| 身长 | 体重 | 生长发育 |
|---|---|---|
| 22厘米 | 700克 | 视觉已经能区分明亮和昏暗 |

## · 本周准妈妈须知

子宫越来越大，会压迫下腔静脉，出现回流不畅，出现静脉曲张。子宫的不断增大会压迫到大腿的血管，导致静脉瘤的产生。一般解决办法是穿弹性袜，以加强血液回流，来治疗静脉瘤。如果能以托腹带托住腹部，可以减轻子宫对大腿的压迫，能减轻静脉曲张的情形。

有些孕妈妈还会出现便秘和痔疮、腰酸、背痛等症状，也可能会出现植物神经功能不稳定状态，如头晕、恶心、呕吐，甚至突然晕倒，也容易发生肌肉痉挛、神经痛或麻木感。

25周的时候孕妇应当考虑进行尿糖测试，以预防糖尿病。怀孕期间孕妇患糖尿病的很多，但是不必太惊慌，只要在医生的指导下适当地从饮食或药物来控制病情的话，同样可以拥有一个健康的小宝宝。

## · 胎儿发育状况

上下眼睑已经形成，鼻孔开通，容貌可辨。皮下脂肪尚不充足，皮肤呈暗红色且皱纹多，脸部形同老人一般。脑部开始发达，并能自行控制身体的动作。男胎的睾丸还没有降到阴囊内，女胎的大阴唇尚未发育成熟。胎儿对母体外生活适应能力还没有完全具备，如果现在出生，容易因早产发育不良而夭折。因此，防止早产是近期内特别要注意的事项。

在这一时期内，胎儿的行为渐趋复杂、成熟，迅速增强的记忆储存促进了自我形象，开始引导胎儿行为的发展。本周胎儿传音系统发育完成，神经系统发育到相当程度，声音、光线及母亲的触摸都能引起胎儿反应。胎儿已经有了疼痛感、刺痒感，喜欢被摇动，能分辨出母亲和熟悉者的声音。

## · 孕妈妈为什么爱发脾气

女性在怀孕后，由于内分泌的变化带来了心理和情绪上的改变，这种改变可以分为3个阶段。

妊娠4~12周为情绪不稳定期：怀孕后的妊娠反应和社会角色的变化容易使孕妇产生羞怯、恐怖和反感的心理。妊娠反应给孕妇带来身体的不适和对分娩的恐惧，也使孕妇从心理上还不大愿意接受这个小生命。在此时期，孕妇情绪很不稳定，爱发脾气。

妊娠16~32周为逐渐适应期：这个时期孕妇已度过妊娠反应期，身体状况好转，心理上也开始接受现实。然而，孕妇因为压力大，害怕生出畸形儿或对胎儿的性别有所期待，幻想增加，恐惧感仍然存在，但能尽力避免导致胎儿损伤、死亡等因素，保护胎儿的意识明显增强。

妊娠32~40周是孕妇过度负荷期：胎儿发育迅速，致使孕妇负担过重，行动不方便，临近分娩思想压力增大，因而，孕妇精神压抑、焦虑、易激动。

### ·影响孕妈妈睡眠的 7 大因素

在孕中期，孕妈妈可能会时常感觉睡眠质量不好，一般由以下几大因素：

1. 尿频：由于孕妇的肾脏比孕前多过滤30% ～ 50% 的血液，所以尿液也就多了起来。随着胎儿的生长，孕妇的子宫变大，压迫膀胱也会增大，导致小便次数增多。

2. 腿抽筋、背痛：由于身体负担过重导致腿抽筋、后背痛，也会让睡眠不好。

3. 心率加快：由于心脏需要输出更多的血液，供血给子宫，心脏的工作量加大，心率自然加快。

4. 呼吸短促：由于子宫占有空间越来越大，对膈膜的压力增大，导致呼吸困难。

5. 胃灼热及便秘：由于胃食管反流而感觉胃灼热。在孕期，吃进去的食物在胃和肠中滞留时间长，会引起便秘。

6. 孕期梦多：很多孕妇反映她们的梦境非常逼真，而且有时还做噩梦。

7. 精神压力大：不少孕妇担心胎儿的健康，害怕生出畸形儿等，精神压力非常大，不能很好入睡。

# 第26周

本周妈妈发育检测标准

| 生理变化 | 子宫在脐上 6 厘米，体重增加 7 ～ 9.5 千克 |
| --- | --- |
| 生理反应 | 背痛、盆腔压迫感、大腿痉挛、头痛 |

本周宝宝身体监测标准

| 身长 | 22 厘米 |
| --- | --- |
| 体重 | 700 克 |
| 生长发育 | 视觉已经能区分明亮和昏暗 |

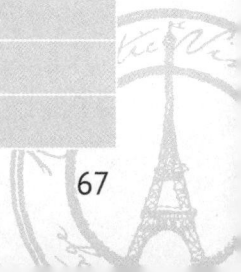

### · 本周准妈妈须知

本周母体子宫在脐上 6 厘米处可以触摸到。如果饮食得当，母体的体重增加 7.2 ~ 9.5 千克。随着体态的臃肿，行动笨拙，孕妈妈会感觉到一些不适，会有背疼、盆腔压迫感、大腿痉挛和头痛发生。少数人还会发生心律失常。

腹部和乳房上的妊娠纹会更加明显，腹腔内随着子宫的增大而使横膈上升，心脏被推向上方，靠近胸部并略向左移；心脏的工作量增加，心率加速和心搏量加大。由于腹部越来越沉重，为保持行走的平衡，需要腰部肌肉持续向后用力，因此会引起腰痛和腿痛，也会使人感觉到疲惫。如果眼睛发生怕光、发干发涩的情况，属于正常的反应，可以使用一点保健眼药水来缓解不适感。

### · 胎儿发育状况

妊娠 26 周时，胎龄 24 周。现阶段，胎儿的心跳比前几周明显加快，平均每分钟 120 ~ 140 次。味觉神经乳头在妊娠期第 26 周形成，从第 34 周开始喜欢带甜味的羊水，在妈妈体内胎儿还用不上嗅觉，但一出生马上就会用到。随着胎儿骨骼和肌肉系统的发育成熟，胎动增强。胎儿大脑更加发达，神经系统进一步完善，胎动更加协调，而且变化多样，胎儿不仅会手舞足蹈，而且还能转身，这些孕妈妈能够明显感觉到。胎儿的肌肉发育较快，体力逐渐增强，越来越频繁的胎动表现出活动能力。由于胎儿在子宫内经常活动，因此胎位常会发生变化。

胎儿开始储积脂肪，还会吸吮拇指、打嗝、哭泣，能尝出甜或酸味。对刺激会有反应，包括疼痛、亮光和声音。胎盘的功能开始减弱，羊水量也变少，此时胎儿已经占满子宫。如果现在出生，已能有较高的存活率。

### · 本周准爸爸须知

准爸爸应努力为孕妻和胎儿服务。经常主动地提供富有营养并适合妻子口味的食物。怀孕期间，戒烟忌酒，防止烟酒的气味对胎儿的影响。搞好家庭清洁卫生，消除家里的一切污染，保持室内空气清新。多承担一些家务劳动，以减少孕妻对日常家务琐事的操劳，在体力上和精神上减少消耗。

时刻注意控制自己的情绪，保持情绪稳定，遇到任何不愉快的事情，都不要随便发脾气。处处避免孕妈妈受到不良的精神刺激。孕妈妈心情不好时，给了耐心的解释、安慰。经常陪同她到户外散散步，观花赏景，听听音乐，以保持体内体外环境平衡，使孕妈妈始终处于轻松愉悦的气氛之中。

### · 本时期适量增加对食物热量的供给

这个时期孕妈妈的基础代谢加强，所以要保持热量摄入与消耗的平衡，过多或过少地摄入热量都没有益处。一般可通过定期测量体重增长值来判断热量摄入量的多少。孕妇每周体重增加少于 400 克的应适量增加热量的摄入，而每周体重增加超过 550 克的孕妇则应减少热量摄入。中国营养学会推荐的膳食营养素摄入量建议，孕妈妈在非怀孕期每日的热量摄入基础上增加 836 千焦，每日主食的摄入量应达到 400 克，且注意粗粮与细粮的搭配。

# 第27周

本周妈妈发育检测标准

| 生理变化 | 子宫在脐上 7 厘米，距耻骨联合 27 厘米 |
| --- | --- |
| 生理反应 | 乳房增大、胀痛，常有气短、憋闷感 |

本周宝宝身体监测标准

| 头至臀长 | 24 厘米 |
| --- | --- |
| 身长、体重 | 34 厘米、1000 克 |
| 生长发育 | 开始呼吸、吮吸、吞咽动作 |

## · 本周准妈妈须知

这个时期的孕妈妈，双侧乳房随着妊娠进展而逐渐发生变化，体积开始增大，有时还会有胀痛的感觉，这可能会引起很多孕妈妈的担心。

随着胎宝宝越长越大，孕妈妈可能会发展到有些气喘。因为日渐长大的子宫压迫膈膜，母体的肺完全吸入和呼出空气显得吃力起来。

漫长的妊娠期对孕妈妈来说是一段艰难的历程，要始终忍受着躯体变化的负担和种种心理压力，就这样坚持 40 周的时间，直至分娩。妊娠 4 个月以后，有时会感觉到子宫有收缩（子宫壁变硬，约半分钟以后恢复变软），收缩不规律、无疼痛感，常常在走路和活动时出现，这种不规律子宫收缩属正常情况。如果子宫收缩频繁，每小时 4 ~ 5 次，并觉轻微腹痛，应当去医院就诊，及时保胎。

## · 胎儿发育状况

妊娠 27 周时，胎龄 25 周。胎儿在为出生时呼吸空气做准备。眼睑重新睁开，外耳道开通，视网膜分化完成，有轻度视觉能力。宝宝的毛发已经长出来，性别也能辨别出来了。在整个怀孕中期，羊水每周平均会增加 50 毫升。

胎儿 24 ~ 28 周时，就开始能细微地辨别母亲的态度和情感，并做出反应。虽然无法用语言表达，却能领会。胎儿感到舒服时，有喜悦的表情；情绪不佳时则无精打采。

母亲在妊娠期长期情绪不佳，会对胎儿的性格心理产生严重的影响，可能会关乎宝宝的一生。短暂的恐惧、愤怒不会对胎儿产生危害。如果孕妈妈突然受到惊吓时，脉搏加快、瞳孔放大、手心出汗、血压升高，长久持续这种状态，则会改变胎儿正常的生物节律。

### ·孕中期的性格胎教

性格是宝宝心理发展的一个重要组成部分，它在宝宝的生长中起到了举足轻重的作用。人的性格早在胎儿期已经基本形成。因此，在怀孕期注意胎儿性格方面的培养就显得非常必要。胎儿性格的形成离不开生活环境的影响，母亲的子宫是胎儿的第一个环境，小生命在这个环境里的感受将直接影响到胎儿性格的形成和发展。

准父母们为了让未来的宝宝具有一种良好的性格，应切切实实地做到：保持一个好的心态，不要发脾气，尽力为腹内的小生命创造一个充满温暖、慈爱、优美的生活环境，使胎儿拥有一个健康美好的精神世界，促使其性格向更好的方向发展。

### ·音乐胎教

妊娠 27 周以后，胎儿开始能感受到胎外音乐节奏的旋律。胎儿可以从音乐中体会到理智感、道德感和美感，孕妇也可以从美妙的音乐中感到自己在追求美、创造美，感受生活的美。因此，胎教音乐要具有科学性、知识性和艺术性。不要违背孕妇和胎儿生理、心理特点，要在寓教于乐的环境中达到胎教的目的。胎儿的身心正处于迅速发育生长时期，多听音乐对胎儿右脑的艺术细胞发育很有利。出生后继续在音乐气氛中学习和生活，会对孩子智力的发育带来更大的益处。音乐胎教中应该注意的是，音乐的音量不宜过大，也不宜将录音机、收音机直接放在孕妇的肚皮上，以免损害胎儿的耳膜，造成胎儿失聪。

在胎教的过程中，孕妈妈有时会不耐烦，这时准爸爸就要鼓励妻子适时地进行胎教，并激发妻子进行胎教的热情。同时，准爸爸每天也要与妻子一起进行胎教，精心地呵护孕妈妈腹中的小宝宝。

### ·自然陶冶胎教

人类世世代代在大自然这片绿洲上生存、繁衍，人们感受到了它的广阔、神奇、美丽、富饶和温馨。因此对一个新生命来说，首先要让它了解大自然，这也是促进胎儿智力开发的很重要的胎教基础课。

在大自然中不仅领略到诗一般的奇观，使你赏心悦目，还可以将这些胜景不断地在大脑中汇集、组合，然后经母亲的情感通路，将这一信息传递给胎儿，使胎宝宝受到大自然的陶冶。另外，大自然中新鲜的空气也有利于胎儿的大脑发育。太阳光可以促进血液循环，还能促进母体内钙的吸收，促进胎儿骨骼的生长发育。总之，大自然可以使人大开眼界、增长知识、陶冶情操，有利于母子身心健康。

### ·形体美学胎教

形体美学主要指孕妇本人的气质。首先孕妇要有良好的道德修养和高雅的情趣，见识广博，举止文雅，具有内在的美。其次是颜色明快、合适得体的孕妇装束，一头干净、利索的短发，再加上面部恰到好处的淡妆，更显得人精神焕发。据研究结果证明，孕妇化妆打扮也是胎教的一种，可使胎儿在母体内受到美的感染而获得初步的审美观。

# 第28周

本周妈妈发育检测标准

| 生理变化 | 子宫在脐上 8 厘米，距耻骨联合 28 厘米 |
| --- | --- |
| 生理反应 | 胸闷、气短，生理性宫缩常使腹部变硬、胀满 |

本周宝宝身体监测标准

| 身长 | 35 厘米 |
| --- | --- |
| 体重 | 1100 克 |
| 生长发育 | 睡眠周期形成，脑组织快速增殖 |

## ·本周准妈妈须知

随着腹部越来越变大，内脏器官位置变化，上升的子宫会在腹腔内占据其他器官的位置，因此，胸闷、气短现象时有发生。而且，近阶段经常会出现生理性子宫收缩，让人觉得腹部发胀、变硬，紧绷绷的。

子宫内的胎宝宝具有出色的学习能力，会利用一切可能的机会学习，学习吞咽、学习吮吸、学习运动、学习呼吸，还是一个小小的"心理学家"，能通过母亲传递过来的一切信息揣摩着母亲的情绪，学习心理感应。鉴于胎儿这种潜在的学习能力，母亲在孕中后期应当强化与胎儿的交流。

从怀孕第 28 周起，各项产前检查项目会逐渐增多。通常，怀孕第 28 周内每 4 周检查 1 次，从第 28 周起要每 2 周检查 1 次，到孕晚期则要每周检查 1 次，甚至每周检查 2 次。

## ·胎儿发育状况

28 周时，胎儿听音系统充分发育完成，并能发生听觉反应，胎儿透过母体腹壁及子宫和里面的羊水来接收外界信息。

胎儿现在眼睛完全长成，吮吸和吞咽的技能有所提高，鼻孔能与外界相互沟通，但由于被羊水所包围，虽然已具备嗅觉，胎儿却无法体验各种气味，嗅觉功能得不到较大的发展。体内有 2% ~ 3% 的脂肪，肺能够呼吸空气了。

### · 腹式呼吸

学会腹式呼吸，可以把充足的氧气输送给胎儿。

正确的腹式呼吸的姿势：背后靠一小靠垫，把膝盖伸直，全身放松，把手轻轻放在肚子上。然后开始做腹式呼吸，用鼻子吸气，直到肚子膨胀起来；吐气时，把嘴缩小，慢慢地、有力地坚持到最后，将身体内的气体全部吐出。注意吐气的时候要比吸气的时候用力，慢慢地吐。每天做 3 次以上。

## · 此时期矿物质的补充很重要

怀孕 12 周以后，由于胎儿的迅速生长和母体内的一系列变化，孕妇对营养素的需要量迅速增加，尤其是怀孕最后 12 周，需要量增加得更多，特别是对钙、铁、碘、锌等矿物质的需求尤为迫切。如果孕妇缺乏相关矿物质，会出现妊娠合并贫血；孕妇发生小腿抽搐，容易出汗、惊醒；胎儿先天性疾病发病率（如缺钙）增加。因此，孕妇应注意合理补充矿物质。具体来说有以下方面：

孕妇每日需要摄入、贮存一定量的铁，以补充自身的消耗，避免分娩时因失血造成铁的流失。如果孕妇缺铁，容易造成自身和胎儿贫血和营养不良，胎儿发育易受影响。如果贫血加重，则会引起早产、低出生体重儿或者死产。为了预防妊娠贫血，孕妇到了妊娠晚期，就应适当补充铁元素，吃足量的含铁食品。这类食品有：动物的肝、心、肾以及蛋黄、瘦肉、黑鲤鱼、虾、海带、紫菜、黑木耳、南瓜子、芝麻、黄豆、绿叶蔬菜等。另外，维生素 C 能增加铁在肠道内的吸收，应多吃些维生素 C 含量多的蔬菜、水果。药物补铁应在医生指导下进行，因为过量铁元素的摄入将影响锌的吸收利用。

矿物质中孕妇对钙的需求量最为重要。怀孕最初 12 周，胎儿对钙的需求量不大，随着胎儿的生长，从第 16 周开始钙的需求量增加。如果妊娠期供钙不足，母体血钙降低，可发生手足抽搐；严重时，胎儿会从孕妇的骨质中夺取大量钙和磷，来满足胎儿自身发育的需要，结果导致孕妇骨质软化，胎儿也可能产生先天性的佝偻病和缺钙抽搐。

一般分娩后，哺乳产妇将丢失 8% ～ 10% 的钙，易发生骨质疏松症。因此，在妊娠期，孕妇应重视钙的摄入与补充，保护胎儿和自身健康。孕妇在妊娠中期，要多食富含钙的食品，如虾皮、牛奶、豆制品和绿叶菜、坚果类、芝麻酱等。注意不能过多服用钙片及维生素 D，否则会导致新生儿患高血钙症，严重者将影响胎儿的智力。

## · 妊娠水肿的调理

妊娠水肿，是妊娠中后期出现的下肢水肿、腹围增大速度超过妊娠月份、体重增加明显，甚至头颈、脸上及全身皆肿的症状。妊娠水肿主要是由于子宫的不断增大，压迫下腔静脉和盆腔静脉，使得下肢血液回流受阻，下肢静脉压力增大，毛细血管内压力增加，超过血浆渗透压后，体内液体就会渗透到组织间隙，从而引起水肿。此外，营养不良性低蛋白血症、贫血和妊娠高血压综合征也是水肿的诱因。

一般来说，轻微水肿只需休息和饮食调节就可恢复。营养不良引起水肿的孕妈妈需进行饮食调养，进食足量的蛋白质。特别要注意，每天一定要保证摄入足量的畜、禽、鱼、虾、蛋、奶等食品。

水肿时一定要注意高血压及蛋白尿是否存在，单纯水肿意义不大，但妊娠高血压却很危险。

### · 孕妈妈羊水过多怎么办

羊水是由孕妇血清经羊膜渗透到羊膜腔内的液体及胎儿尿液所组成，它有保护胎儿免受挤压，防止胎体粘连，保持子宫腔内恒温恒压的作用。正常孕妇的羊水为1000毫升左右，羊水量超过2000毫升时称羊水过多。羊水过多会造成孕妈妈子宫迅速过度膨胀，引起腹痛、腹胀不适；压迫心脏和肺，引起心慌、气短、不能平卧等；压迫下肢静脉，出现下肢、外阴水肿及腹水；还可能引起胎位异常，胎膜早破而导致早产，子宫收缩力差而易引发分娩后出血等症状。所以孕妈妈一旦发现腹部增大明显时，应马上去医院检查，以确诊是否为羊水过多，以便及时治疗。

### · 孕妈妈羊水过少怎么办

羊水量少于300毫升称为羊水过少。最少时甚至仅有几毫升，此时胎儿皮肤与羊膜紧贴，几乎无空隙，超声波检查时可见羊水水平段小于3毫米。羊水过少对孕妇影响较小，但对胎儿危害却很大。如果羊水过少，羊水的缓冲作用直接消失，子宫压力直接作用于胎儿会引起斜颈、曲背等，另外还会导致胎儿泌尿系统异常，如先天肾缺陷、肾脏发育不全等。孕晚期常与过期妊娠、胎盘功能不全同时存在。在确诊为羊水过少时，应警惕有无胎儿畸形、胎儿缺氧和胎盘功能不全的表现。若无胎儿畸形，孕妇应密切注意胎动变化，并随诊子宫增长情况及超声波检查羊水水平段，必要时应连续做胎盘功能测定，及时了解有无胎儿缺氧情况，如随诊血或尿、做胎心监护等。一旦发现异常情况，应考虑剖宫产，以保证胎儿安全。

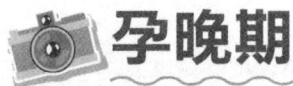

## 孕晚期

## ▋第29周

本周妈妈发育检测标准

| 生理变化 | 宫高25～27厘米，体重增加8～10千克 |
|---|---|
| 生理反应 | 头晕、心慌、出汗，第二次妊娠反应出现 |

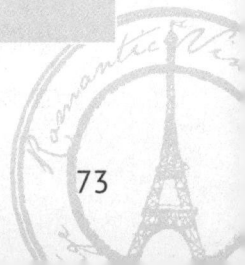

本周宝宝身体监测标准

| 头至臀长 | 身长 | 体重 |
| --- | --- | --- |
| 26～27 厘米 | 43 厘米 | 1200～1300 克 |

## · 本周准妈妈须知

从妊娠第 29 周到 40 周，被称作孕晚期。

大多数孕妈妈在这个阶段里，体重会增加 5 千克。母体腹部已经相当大，行动开始不太方便。子宫底上升到肚脐与胸口的中间，升高达 25 厘米。随着子宫的增大，腹部、肠、胃、膀胱，受到轻度压迫，孕妈妈常会感到胃口不适，还会有憋尿的感觉。从现在起，有可能经常会有头晕、心慌、易流汗等生理现象，不少人会出现第二次妊娠反应。

从现在起，孕妈妈可能会常常感觉到腹部一阵一阵地发紧、发硬，不规则的宫缩会开始发生，一般属于正常现象，不必惊慌失措。宫缩会在身体疲劳时发生得更加频繁一些，因此，妊娠晚期不要过度劳累，注意休息。一般来说，怀孕的最后 12 周和临近产期时都不宜进行运动型训练活动。

到了孕晚期，准妈妈的身体不仅越来越笨重，而且行动也会越来越不方便，还会有种种生理上的不适感，而且在这一个月，还可能会出现第二次妊娠反应，再经历怀孕初期的那些症状：恶心、呕吐、头晕、疲倦、浑身乏力、嗜睡等。不过，好在经历了近两百天的孕期，适应能力和耐性已经得到了充分的考验，临近为人之母、即将做妈妈的喜悦感，也能带来很大的动力。

## · 胎儿发育状况

胎儿越来越长大，在母体子宫内的活动空间相对越来越小，胎动开始逐渐减弱。但这一时期内还是比较好动，孕妈妈要睡觉，小家伙会动个不停，影响妈妈入眠，妈妈醒来后胎儿却睡着不动了，很是顽皮。

胎儿有冷热感、能觉察光线明暗的变化。孕妇可多给胎儿讲讲水果、花草的名字。胎儿对光线、声音、味道和气味更敏感。在外界声音的刺激下会做出不同的反应，心率和胎动都有相应的变化，对声音具有分辨能力，对不同的声音产生不同的反应。外界声音刺激能引起胎儿心率的变化。皮肤皱纹仍然很多，面部像个小老头。

大脑、肺部、肾、胃等重要器官已发育完成，但各脏器的功能还不够健全，现在眼睛可以在眼眶里面转动。胎儿还会睁开眼睛，在母体内把头转向从子宫壁外透射进光源的方向。皮下脂肪已经初步形成，手指甲能看得很清楚。

## · 孕晚期要尽量避免性生活

这时候孕妇的腹部突然膨胀起来，腰痛，懒得动弹，性欲减退。此阶段胎儿生长迅速，子宫明显增大,对任何外来刺激都非常敏感。子宫在孕晚期容易收缩,因此要避免机械性的强刺激。夫妻间应尽可能停止性生活,以免发生意外。

尤其是临产前4周或前3周时必须禁止性交。因为这个时期胎儿已经成熟。为了迎接胎儿的出世,孕妇的子宫已经下降,子宫口逐渐张开。如果这时性交,羊水感染的可能性更大。调查证实,在产褥期发生感染的妇女,50%在妊娠的最后4周有过性生活。如果在分娩前3天性交,20%的妇女可能发生严重感染。感染不但威胁着即将分娩的产妇安全,也影响着胎儿的安全,可使胎儿早产。而早产儿的抵抗力差,容易感染疾病。即使不早产,胎儿在子宫内也可以受到母亲感染疾病的影响,身心发育也会受到影响。

对于丈夫来说,目前是应该忍耐的时期,只限于温柔地拥抱和亲吻,禁止具有强烈刺激的行为。

### · 准爸爸帮妻子提高睡眠质量

孕妈妈马上就要进入孕晚期了,腹部迅速增大,会很容易感到疲劳,有的孕妈妈还会出现脚肿、腿肿、静脉曲张等状况。准爸爸在孕晚期的12周里应该更加地体贴妻子。一般来说,孕妇每天至少应保持8小时的睡眠,并且要注意睡眠质量,睡得越沉、越香越好。那么,怎样让孕期的睡眠达到一定的时间和深度呢?

首先应保持室内安静和空气新鲜,卧具要整洁、舒适。为了提前酝酿睡眠,准爸爸要提醒孕妈妈注意以下事项:睡前2小时内不要大量吃喝,不要饮用刺激性饮品,睡前不要做剧烈运动,避免过度兴奋、劳累;用温水泡泡脚,或冲个热水澡,且排空膀胱;孕育宝宝应做到"有难同当",准爸爸可以陪她聊聊天,或者为她做一些按摩:用双手食指推抹其前额30次左右,或用拇指推擦太阳穴50次等。试一试,这些方法都可以帮她解除失眠的烦恼。另外,还可以让她与其他孕妈妈和有经验的妇女多交流,学习一些实战经验。这样可以让她增强自信,摆脱烦恼,从而保证睡眠,促进健康。

# 第30周

本周妈妈发育检测标准

| 生理变化 | 子宫在肚脐上方10厘米,宫底高约30厘米 |
|---|---|
| 生理反应 | 行动费力、呼吸不畅、胃部不适,有宫缩 |

本周宝宝身体监测标准

| 身长 | 44厘米 |
|---|---|
| 体重 | 1500克 |

### · 本周准妈妈须知

从本周起，进入怀孕晚期，通常也称作围产阶段。应当着重注意母亲和胎儿的安全，必须定期接受产前检查，生活要有规律，情绪要稳定。妊娠纹会明显增多，有的人还会在颜面部位如耳朵、嘴边、额头等处出现皮肤褐斑或雀斑。如果胎宝宝在子宫内的位置较高，母体乳房正下方肋骨区会出现疼痛和一触即发的刺痛。

怀孕晚期是营养积蓄的"最后冲刺"阶段。胎儿会大量储存营养素，为出生后独立生存和生理需求做好储备。孕妈妈也要为分娩时消耗的热量和产后哺乳做好储备。这个阶段孕妈妈虽然会有种种不适症状，总体上仍属于食欲旺盛、食量大开的阶段，为了应对分娩和独立生存的重要阶段的营养需要，不妨适当放开胃口，想吃就吃，爱吃什么就吃什么，为了自己，也为了胎宝宝的营养素需求。但需要提醒的是：到怀孕第40周时，就要适度控制饮食，避免胎宝宝过大，造成生产和娩出的困难。

### · 胎儿发育状况

胎宝宝会持续几周迅速生长，临近出生时，生长速度开始减慢。

从现在起，羊水量不再像以前那样增加了。迅速成长的胎儿身体会紧靠着母体子宫。一直在母体内自由转动的胎儿，在这个时期固定了位置。由于头重，一般胎儿头部会自然朝下。胎儿的味觉和视觉功能已具备。其主要器官初步发育完毕，胃、肠、肾等功能达到出生后的水平。覆盖在皮肤上的细绒毛消失，被胎脂取代。眼球表面的薄膜被眼睛吸收。皮肤发红，脂肪稍有增多，位置开始稳定，如果早产，在适当的护理下可以存活。

这时由于胎儿长大，母亲的腹壁和子宫壁都撑得很薄，外界的声音很容易传到胎儿耳中，因而可以多与胎儿对话，让胎儿多听听母亲的声音。

### · 本周准爸爸须知

胎儿与父母之间是相互依恋的。抚摸是父亲与胎宝宝沟通得非常好的方式，既可以刺激宝宝的触觉，又能促进胎宝宝感觉器官及大脑的发育。

抚摸胎宝宝还会给一家三口带来无穷的乐趣。在抚摸胎宝宝的同时，夫妻可以一边谈心，一边和宝宝轻轻说话，让胎宝宝感觉一种温馨的家庭氛围。

抚摸可以选择在晚上睡觉前，妻子仰卧，放松，丈夫双手放在妻子腹壁上捧住胎儿，从上往下，从左至右抚摸，反复10次。

### · 吃一些减轻水肿的食物

有些孕妈妈在这一时期已经开始出现水肿了。许多食物具有一定的利尿作用，食用后可以去除体内多余的水分。水肿的孕妈妈不妨尝试下面的食物，这些食物既可以提供各种营养素，同时又不会出现服用利尿药物后对孕妇和胎儿产生的不利因素。

■ **鲫鱼**

鲫鱼是一种益脾胃、安五脏、利水湿的淡水鱼，可以缓解妊娠水肿。鲫鱼肉是高蛋白质、高钙、低脂肪、低钠的食物，经常食用，可以增加孕妈妈血液中蛋白质的含量，改善血液的渗透压，有利于合理调节体内水的分布，使组织中的水分回流进入血液循环中，从而达到消除水肿的目的。

■ **鲤鱼**

鲤鱼有补益、利水的功效，孕妈妈常食可以补益强壮、利水祛湿。鲤鱼肉中含有丰富的优质蛋白质，钠的含量也很低，孕妈妈常吃可消肿。

■ **冬瓜**

冬瓜具有清热泻火、利水渗湿、清热解暑的功效，可提供丰富的营养素，既可泽胎化毒，又可利水消肿，孕妈妈可以常吃。

素烧茄子、什锦五香黄豆、鲜蘑豆腐汤、红枣鸡蛋汤、红烧蹄筋、鲫鱼汤、香菇炒菜花、红烧鲤鱼、荠菜粥、豆腐熬鲤鱼、红豆饭……这些都能帮孕妇消除水肿，而且清淡可口。

另外，冬瓜鱼汤、冬瓜蒸菌、冬瓜烧海米、冬瓜丸子汤等菜肴，水分丰富，有止渴利尿的功效，可以减轻孕妇的下肢水肿。

## · 孕晚期教胎儿数数

在孕晚期胎教中，可以教胎宝宝数数啦！父母与腹中的胎儿对话，是一种积极有益的胎教手段。虽然胎儿听不懂内容，但胎儿能够听到父母的声音和语调，感受到来自父母的呼唤。用语言刺激胎儿听觉神经系统及其大脑，对胎儿大脑发育无疑是有益的。

教胎儿数数，发出一个声响说"1"，发两个声响说"2"……发声响时要注意节奏，要按一个节奏规律进行，如"1"→"X"；"2"→"XX"；"3"→"XXX"；"4"→"XXXX"……教胎儿数数，不能操之过急，要循序渐进，每次数数都要从"1"开始，数数不能太多，声响不能太大，用琴声更好。

和胎儿讲话时，吐字要清楚，并注意声音一定要缓和。

## · 妊娠晚期孕妈妈的心理调节

妊娠 30 周，孕妇在体力、情感和心理状态方面开始经历一个异常脆弱的时期。孕妇担心各方面的危险会给胎儿带来伤害，害怕身体变化使自己保护胎儿的能力减弱，处处显得小心翼翼，大部分时间待在家里，并要求丈夫更多地留在身旁保护。妊娠晚期阶段，孕妇迫切期待分娩以终止妊娠，同时伴随矛盾心理尤其关于分娩的种种传说，包括分娩的危险，均可能加重恐惧心理。复杂的心理活动常常扰乱了正常睡眠，睡梦增多。睡梦大多反映了孕妇对胎儿及本人的担心、忧虑和烦恼。因此，在妊娠的最后阶段，更需要为孕妇提供具体的心理调节措施，以帮助缓解不适。此时，孕妇除了要正确认识分娩的过程，还要学习协调家庭成员之间的关系技巧以及处理新家庭问题的能力，以最佳身心状态迎接分娩。

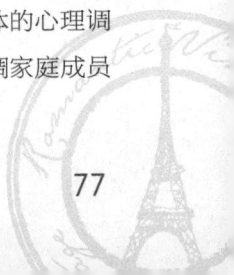

# 第31周

本周妈妈发育检测标准

| 生理变化 | 身形笨重，常感劳累 |
|---|---|
| 生理反应 | 白带多，尿多，常常是刚尿完就有尿意 |

本周宝宝身体监测标准

| 身长 | 41～45 厘米 |
|---|---|
| 体重 | 1600～1800 克 |

## · 本周准妈妈须知

宫底高 30～32 厘米，腹部越来越膨大。胀大的子宫会导致胃、肺和心脏受压迫，令孕妇感觉到心口闷热，不思饮食，心跳、气喘加剧，呼吸困难。阴部分泌物继续增多，排尿次数增多，而且会刚刚尿完后就有尿意。有时会腹部发硬和紧张，遇上类似情况后应当平躺下来休息。

受孕激素的影响，孕妈妈的骨盆、关节、韧带均可能出现松弛，耻骨联合会呈轻度分离，过分的松弛会引起关节疼痛；此外，极易出现腰酸背痛的感觉，这是因为妊娠时子宫的重量使身体重心前移，为了保持身体平衡，头和肩向后倾、腰向前挺导致。

现在需要按照医生检查的结果，判断胎位是否正常，如果有问题，则要遵照医嘱纠正胎位，包括进行胸膝卧操、由医生施行倒转术并且辅以腹带固定胎位等。

能帮助异常胎位转正固然很好，如果转不了也不必紧张，因为现代医学早已经有较先进的方法保障胎儿及孕妈妈安全。不过，需要在预产期前 1～2 周住院待产，由医生根据孕妈妈的具体情况决定分娩方式。

## · 胎儿发育状况

本周胎儿身长约为 41～45 厘米，体重为 1600～1800 克。胎儿主要器官初步发育完毕，皮下脂肪开始丰满起来，但皮肤仍有皱纹。

胎儿基本发育成熟，肌肉发达，皮肤红润，脸部仍然布满皱纹。神经系统开始发达起来，对体外强烈的声音会有所反应。动作会更活泼，力量更大，会用力踢母体的腹部。胎儿大致具备了脱离母体子宫外的生存能力，但孕妈妈仍然需要特别小心。

听觉神经发育完成，对声音开始有反应。肌肉发达起来，活动更为激烈，有时会用脚踢蹬子宫壁。男胎的睾丸开始由腹内向阴囊下降。胎儿的头应当朝下，才是正常胎位。

本周开始，胎儿已有一定的视觉。如光线直接照在母亲的腹部上，会引起胎儿的反应，大多数胎儿表现为受惊般地移开。

胎儿的触觉也有发育。研究表明，子宫 1 分钟两次规律性的收缩对胎儿而言是非常舒服的刺激。

## · 本周准爸爸须知

胎儿发育需要一个适宜的环境，更需要各种刺激和锻炼。所以一些与精神活动有关的刺激和锻炼对于宝宝非常重要。准爸爸可与妻子开适度的玩笑，使妻子的感情更丰富；陪妻子观看喜欢的影剧；让妻子与久别的亲人重逢；让妻子参与社交并和邻里接触；陪妻子做短途旅游等。总之，让她的情绪出现短暂的、适度的变化，为未出世的孩子提供丰富的精神刺激和锻炼。

## · 孕妈妈的生活要点

睡眠调整：怀孕晚期面临分娩，孕妈妈难免会有忧虑紧张的感觉，还会感觉身体的笨重、劳累，睡眠质量也会受到影响，如果睡不好，可以试着变换一下姿势，以缓解因为行动不便、消化不良引起的压力。就寝前不要吃东西，抬高床头或多加一个枕头能有助于睡眠。

饮食调整：饮食要以量少、丰富、多样为主，一般采取少吃多餐的方式进餐，要适当控制进食的数量，特别是高蛋白、高脂肪食物。

胎儿的胎位：所谓胎位，通俗地说就是胎儿在子宫内的位置。胎儿出生前在子宫里的姿势非常重要，关系到分娩是顺产还是难产。人们知道，子宫内的胎儿浸泡在羊水中，由于胎儿头部比胎体重，所以胎儿多数是头下臀上的姿势。

正常的胎位应该是胎头俯曲，枕骨在前，分娩时头部最先伸入骨盆，称为"头先露"，这种胎位分娩一般比较顺利。不过，有些胎儿虽然也是头部朝下，但胎头由俯曲变为仰伸或枕骨在后方，则属于胎位不正。至于分娩时臀部先露即臀位，或脚或腿部先露，甚至手臂先露的横位等，便属于胎位不正。可通过以下方式进行矫正。

膝胸卧床操：可以自己在家进行矫正的膝胸卧位操。排空尿，松解腰带，在硬板床上俯撑，膝部着床，臀部高举，大腿和床垂直，胸部要尽量接近床面。每天早晚各 1 次，每次做 15 分钟，连续做 1 周。然后去医院复查。

保持这种姿势可使胎臀退出盆腔，借助胎儿重心改变，使胎头与胎背所形成的弧形顺着宫底弧面滑动而完成胎位矫正。

## · 孕 31 周的图形胎教

此时胎儿的感官都已发育成熟，视觉、听觉、触觉等都已具备，孕妈妈可以进行图形教育。用鲜艳的彩色硬纸，剪成几个不同颜色的正方形、长方形、三角形、圆形等图片，孕妈妈深情地告诉胎儿："宝宝，你看妈妈手里拿的是黄颜色的正方形，正方形是四个边一样长，

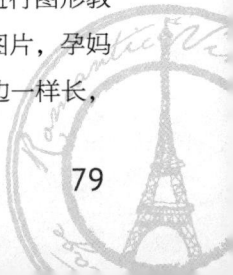

四个角都是直角，你看咱家的餐桌是正方形的，再看电视机也是正方形的。宝宝，你再看这个，这是绿颜色的长方形，长方形是两个边长两个边短，四个角也都是直角。你看客厅里放的茶几、书房里的写字台，它们的桌面都是长方形的。"然后把三角形和圆形也都如此讲一讲。胎儿边听边受母体脑电波的刺激，就会初步记得这几个形状的特点，达到胎教的目的。

### · 孕 31 周的故事胎教

给胎儿讲故事是一项不可缺少的胎教内容，讲故事时，孕妇应把腹内的胎儿当成一个大孩子，亲切的语言通过语言神经传递给胎儿，使胎儿不断接受客观环境的影响，在不断变化的文化氛围中发育成长。讲故事既要避免尖声尖气的喊叫，又要防止平淡乏味的读书，方式可以根据孕妇的具体情况而定。内容由母亲任意发挥，也可以读故事书，最好是图文并茂的儿童读物。还可以给胎儿朗读一些儿歌、散文等。内容不应长，要生动有趣，切忌引起胎儿的恐惧、惊慌。

### · 孕 31 周的营养胎教

此时孕妇的各种营养素需要大致与孕中期相同，可略增加，由于此时正是胎儿脑细胞和脂肪增殖的敏感期，所以，更要注意补充蛋白质、磷脂和维生素，以促进胎儿智力的发育。对脂肪和糖类食品要限制，以免热量过多，使胎儿长得过大，影响分娩。此时，大量孕激素使胃肠平滑肌松弛，肠蠕动变慢，水分被肠壁吸收较多，故常引起便秘。因此，多食粗纤维、新鲜水果和蔬菜类，少吃或不吃不易消化的、油炸的、易胀气的食物如白薯、炸薯条等。此外，这期间要多吃核桃、花生、芝麻、葵花子等食品。这些食品富含不饱和脂肪酸，可减少日后小儿皮肤病的发病率。多吃肝、木耳、青菜、豆豉等富含维生素 $B_{12}$、叶酸的食物，可减少出生后贫血的发生。妊娠 8 个月时常出现肢体水肿，因此要少饮水，少吃盐。其次要选富含 B 族维生素、维生素 C、维生素 E 的食物，增加食欲，促进消化，有助利尿和改善代谢。

### · 孕 31 周的识字胎教

教胎儿识字也是一种行之有效的胎教方法。虽然这种方法至今仍没有令人满意的科学验证，但这种方法起码对于集中孕妇注意力，使其通过眼、耳、口、手等器官的刺激，专注、认真地观察、讲解和学习，对胎儿起到潜移默化的影响。方法如下：首先，制作一些卡片，把数字和一些笔画简单、容易记忆的字制成颜色鲜艳的卡片，卡片的底色与卡片上的字分别采用对比度鲜明的不同颜色，如黑和白、红和绿等。总之，应鲜明醒目，一目了然。其次，训练时母亲应全神贯注，两眼平视卡片上的文字，一边念，一边用手沿着字的轮廓反复描画。

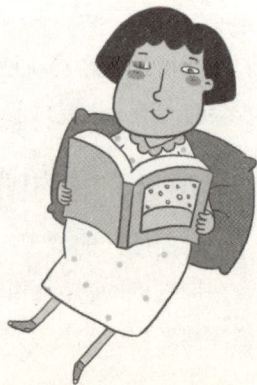

# 第32周

本周妈妈发育检测标准

| 生理变化 | 体重增加 1.3 ～ 1.8 千克，每周约增加 0.5 千克 |
| --- | --- |
| 生理反应 | 疲劳，睡不好，行动不便，白带多，尿多 |

本周宝宝身体监测标准

| 身长 | 45 厘米 |
| --- | --- |
| 体重 | 1800 克 |

## · 本周准妈妈须知

母体的下腹部更加突出，子宫底高 27 ~ 29 厘米。子宫的增大，将横膈向上挤压，膈肌活动幅度减少，导致胸部容量的扩大，横径增加 2 厘米，周径增加 5 ~ 7 厘米，因为内脏全部被膨大的子宫往上挤，心脏和肺部受到压迫，有时候会感觉到呼吸困难，胃部也受到挤压，会影响食欲。近阶段呼吸需要量增加，呼吸频率稍增快。由于鼻黏膜增厚、水肿而抵抗力稍低，易患感冒。

腰部和身体其他部位会感到酸痛，下肢水肿、静脉曲张出现，此外，还会出现各种不适症状，有不少人会进入第二次妊娠呕吐期。生理上的不适，会使孕妈妈再度陷入困境，处于精神紧张状态，往往会彻夜难眠。

近期要严格按照医生的要求和约定，按时进行产前检查，及时监控母、胎健康状况。每周要测两次体重，把体重控制在健康范围内。

怀孕 32 周时，一些生活中的小细节也要注意，比如每天早晨起床后，先喝一杯凉开水再吃早餐，有助于预防便秘；每天晚上入睡前先做 5 分钟的乳房按摩，疏通乳腺管为哺乳做准备；枕头不宜太高，否则易使颈胸处弯曲过大，不仅不利于呼吸，还会压迫胎宝宝。饮食上少吃过咸的食物，每天饮食中的盐应严格控制，不宜大量饮水；适当限制糖、甜食、油炸食品及肥肉的摄入，油脂要适量；选体积小、营养价值高的食物，如动物类食品，避免吃体积大、营养价值低的食物，减轻胃部的胀满感。

## · 胎儿发育状况

本周胎儿的主要器官已初步发育完毕，胎儿开始"为自己美容"，积蓄营养而使自己变得丰满、漂亮一些。这时的孕妈妈尽量不要吃辛辣、肥腻食物。

自怀孕 32 周起，胎儿皮肤由暗红变成浅红色。宝宝头围增长很快。到 36 周时胎儿会笑、

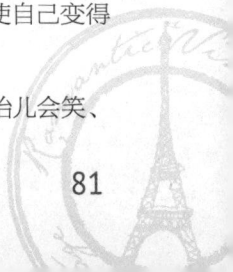

会皱眉，头发已长长。

孕妈妈可以在抚摸腹部时找到胎头、耳朵的位置，可以常常跟胎儿喃喃地说话，告诉腹中的胎宝宝，妈妈在做些什么。

### · 本周准爸爸须知

随着妊娠晚期来临，孕妈妈的情绪会越来越差，经常失眠，成天头脑昏昏沉沉，胃口不好、浑身乏力，而且会过分担心，担心这种坏情绪会影响到胎儿，担心自己会因为生育而变丑、变胖，担心自己会失去幸福。

适当的支持性心理治疗、家人的关爱和鼓励，可以有效地提供情绪缓解的健康通道，逐渐消除抑郁情绪，也是防止出现产前乃至产后抑郁症的关键。在物质生活的关怀之外，要注重通过温馨和谐的家庭气氛，充足而有益的运动、休息和睡眠，健康的文化娱乐生活来调节情绪，尽快帮助孕妈妈恢复心理上的平衡，打消种种不必要的顾虑和担忧。

现在，孕晚期的妻子最需要丈夫的关怀、抚慰和劝导，准爸爸的关爱和精心呵护，作用比起心理医生来毫不逊色，经常鼓励她、夸赞她，每晚临睡前，用温水为她泡一泡脚，帮她按摩、揉搓一下酸痛的肩颈、腰腿，这些生活细节能为孕妈妈增添心理营养，携手助她走出产前抑郁症的阴影。

### · 此时预防早产很重要

妊娠 28 ~ 37 周的自然分娩称为早产，在此期间出生的体重在 1 ~ 2.5 千克，身体各器官未成熟的新生儿称为早产儿。

发生早产，孕妇方面的原因有：有急慢性疾病，妊娠并发症如胎膜早破、前置胎盘、胎盘早剥等，子宫畸形，腹部猛烈外伤或腹腔内手术操作等，或者孕妇吸烟、酗酒、吸毒。此外，发生早产还有胎儿及胎盘方面的原因。有流产史、早产史或本次妊娠有过流血史的孕妇容易发生早产。出现早产症状应马上就医。如果孕龄不足 35 周，有宫缩而未破膜者应卧床休息，取左侧卧位可减少宫缩。对于妊娠 37 周以上的孕妇，不论破膜与否均为自然临产。

### · 缓解孕妈妈腰背痛的方法

妊娠期间腰背韧带变软并具有伸展性，为妊娠及分娩时的身体变化做准备。当弯腰时关节韧带被拉紧就能感觉到背痛。随着胎儿的长大，脊柱弯曲度增加，在弯腰时更容易出现腰背部痛。

通过以下方式可以避免或减轻腰背痛：

1. 避免提重物。当不得不拿较重物体时，提重物时尽量将物体靠近身体。

2. 当要从地上捡或提东西时，弯曲膝盖，并保持背部挺直。

3. 转身时不要只扭动腰部，而应该移动脚步。

4. 穿平跟鞋，这样可以使身体的整个体重在足部得以均匀支撑。

5. 不要采用弯腰的姿势工作。

6. 拎东西时两手的重量基本相同。

7. 坐的时候背部要挺直且有靠背。

## · 孕晚期半夜腿抽筋怎么办

在孕中期后，孕妇的体重逐渐增加，双腿负担加重，腿部的肌肉经常处在疲劳状态。另外，怀孕后，身体对钙的需要大大增加，钙补充不足也是腿抽筋的一个原因。未孕妇女平均每天需要 800 毫克的钙，怀孕后，尤其在孕晚期，每天钙的需要量增为 1200 毫克，这时如在饮食等方面不给予特别注意，很容易造成钙的不足。也有部分抽筋的问题来自于睡眠姿势。另外，也可能和局部血液循环、血液酸碱度平衡有关。如果在睡眠中腿抽筋，就必须调整睡姿，尽可能左侧卧位入睡，并且注意下肢的保暖。万一发生腿抽筋，也可以请家人帮忙热敷和按摩，以缓解抽筋的痛苦。睡前补钙，可减少夜间腿抽筋。

## · 患阴道炎怎么办

女性在怀孕期间，激素水平升高，分泌物也增加，阴道的酸碱度改变，阴道内的病菌也随着环境的改变而滋生，其中真菌性阴道炎在孕妇中最为常见。孕妇一旦发现白带异常，应及时就诊治疗。

真菌性阴道炎为常见的阴道炎，多由白色念珠菌引起。外阴瘙痒或灼痛为主要症状，急性期白带增多，呈乳凝块或豆腐渣样。它不仅可引起孕妇瘙痒难忍，阴道分泌物增多，临产后胎儿通过产道可感染，引起"鹅口疮"。真菌性阴道炎的治疗首先应注意外阴清洁，避免交叉感染。可用碱性溶液如 2% ~ 4% 碳酸氢钠或肥皂水冲洗外阴，改变阴道酸碱度，使其不利于真菌生长。阴道内置入达可孕或凯妮汀等栓剂，均可治愈。孕期治疗中禁止性交，每日更换洗净消毒的内裤。

# ▋第33周

本周妈妈发育检测标准

| 生理变化 | 体重增加 250 克 |
| --- | --- |
| 生理反应 | 尿频、宫缩增加，不适感加重 |

本周宝宝身体监测标准

| 身长 | 48 厘米 |
| --- | --- |
| 体重 | 2000 克 |

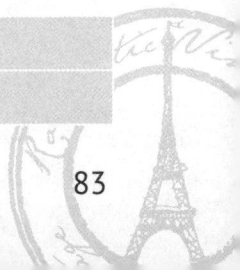

## ·本周准妈妈须知

孕妈妈的身体负担变得沉重，行动不方便，弯腰和下蹲都会感觉非常困难、吃力，人也变得容易疲倦、懒于动弹。种种生理上的不适感，多少会引起孕妈妈有一些焦躁情绪，盼望着早一点把宝宝生出来，当然，这可是急不得的事情，如果不及时排遣这种心理，会影响到胎儿的智力发育。

随着胎儿的成长子宫逐渐变大，宫底的位置也逐渐上升，子宫底上升到最高位置大约在本月底，上升到心窝附近，直接压迫到胃部，使胸口总像是有被顶住的感觉，造成食欲缺乏。

本周开始，胎动反应会逐渐减少，孕妈妈会有尿频、便秘、腰酸背痛等感觉，也最容易出现产前忧郁症的症候。因此，自身一定要特别注意两件事：营养保健，情绪调节。不少孕妇在清晨起床后，发现头一天肿起来的脸、手、脚、腿或其他身体部位还是没消肿，这种情况要及时向医生反映，同时要特别注意水的摄入量。沉重的腹部会让孕妇不愿意走动，并且常常会感到疲惫，这些都是正常现象，但是为了在分娩的时候更加轻松些，至少要坚持每天散步。

要注意休息，适度运动，少食多餐，定期产前检查，每周都要去医院检查。

## ·胎儿发育状况

妊娠33周时，胎龄31周，胎儿继续快速生长发育。皮下脂肪增厚，全身会变得柔软而膨胀，皮肤表层皱纹消失，出现弹性，变成有光泽的粉红色，脸型也变得很接近出生后的婴儿。

有的胎宝宝的头部已经开始下降，进入母体盆腔，有的胎儿已经长出了一头的胎发，指甲也长到指尖。胎儿的体重已经接近2千克，在妈妈子宫中显得很拥挤，活动余地变小很多。

胎宝宝对于外界的声音，尤其是母亲的声音会有心跳速度变化的反应，对光照也有了明显的反应，胎儿的意识开始萌芽。

## ·本周准爸爸须知

思想压力大、情绪烦躁不安，生理上的不适感，行动举止的不便……准爸爸需要充分体谅和关心照顾孕妈妈的这种特殊情况，从精神上、体力上、物质生活上多支持和关爱她，一起为分娩和宝宝的降生做好物质上、心理上、环境上的全面准备。

已经日渐成熟的胎宝宝，可以每天跟孕妈妈、准爸爸一起做游戏，活跃身心。

可以轻轻地从不同的方向推一推母腹中的胎儿，注意动作一定要轻柔。然后，感觉一下胎儿的反应。通常，只要反复推几次后，胎儿就会有所响应。习惯后，轻轻地推动胎宝宝，胎儿就会做出反应，或转身，或踢腿舞臂膀。这样的互动与交流活动，做起来充满乐趣，每天临睡前做，让全家人一块享受天伦之乐！

准爸爸在给孕妈妈涂抹防止、减轻妊娠纹的妊娠霜时，不仅可以和胎儿玩玩推一推的游戏，还可以和妻子、胎儿一起对话，增加彼此互动的机会。

## ·预产期前要补充维生素K

维生素K是能被人体利用来产生血浆中的凝血物质。维生素K还是影响骨骼和肾脏组织形成的必要物质，主要参与一些凝血因子的合成，有防止出血的作用，因此，维生素 K 有"止血功臣"的美称。它经过肠道吸收，在肝脏生产出凝血酶原及一些凝血因子而起到凝血作用。若孕妇（一般指患有肝病的孕妇）维生素 K 吸收不足，血液中凝血酶原减少，易引起凝血障碍，发生出血。孕妇妊娠期如果缺乏维生素 K，就会增加流产的概率。胎儿即使存活，孕妇也会由于其体内凝血酶低下，易发生生产时大出血。

因此，孕妇应注意摄食富含维生素 K 的食物，以预防产后新生儿因维生素 K 缺乏而引起的颅内、消化道出血等。故孕妇在预产期前一个月，尤其要注意每天多摄食富含维生素 K 的食物，如菜花、白菜、菠菜、莴笋、干酪、肝脏和谷类食物等，必要时可每天口服维生素 K。这样可以预防产后出血及增加母乳中维生素 K 的含量。

## · 妊娠晚期治疗水肿

孕妇由于下腔静脉受压，血液回流受阻，在妊娠后期常出现妊娠水肿。此时，可用冬瓜和西瓜来辅助治疗。

1. 冬瓜富含糖类、钙、磷、铁以及多种维生素等，其肉质细嫩，水分丰富，性寒味甘，有利尿消肿、消暑解闷、解毒化痰、生津止渴之功效。对妊娠水肿及各种原因引起的水肿、肝炎、肾炎、支气管炎食疗效果好。取鲜冬瓜 500 克，活鲤鱼 1 条，加水煮成冬瓜鲜鱼汤，可治妊娠水肿及小便短赤。

2. 西瓜瓤多汁甜，营养丰富，富含水分、果糖、维生素 C、钾盐、苹果酸、氨基酸、胡萝卜素等营养成分，具有清热解毒、利尿消肿的作用。《本草求真》论西瓜"能引心胞之热，下入小肠膀胱而出，令人心胸顿冷，烦渴冰消"。西瓜汁被人们称为"天生白虎汤"。

## · 孕 33 周孕妈妈的营养关注

这周孕妈妈可以吃一些营养丰富的食物了，如被营养学家称为"高营养价"的海洋食物。它们富含脂肪、蛋白质、维生素 A 和维生素 D，对胎儿眼睛、皮肤、牙齿和骨骼的发育非常有好处。

据研究，海鱼中含有大量的鱼油，而这种鱼油具有促进新陈代谢的特殊作用。海鱼还可以提供丰富的矿物质，如镁、铁、碘等元素，对促进胎儿成长有良好的作用。

## · 孕晚期最佳睡眠姿势

妊娠晚期孕妇每天中午最好有 2 小时的午睡时间，但不要睡得太久，以免影响晚上的睡眠。有研究表明，地球磁场对孕妇的睡眠有一定影响，孕妇采取头西脚东的睡眠方向比其他方向睡得更香、更甜，婴儿的致畸率相对较小。妊娠 20 周后，子宫日益增大，盆腔左侧有乙状结肠，使增大的子宫不同程度地右旋。增大的子宫压迫腹主动脉，使子宫动脉压力降低，影响子宫及胎儿的供血，还增加下腔动、静脉的压力，导致会阴静脉曲张和下肢水肿。左侧卧位时可减轻腹主动脉压力，可改善孕妇心、肺、肝、肾的血流量，保证胎盘的血流通畅，给胎儿供血。

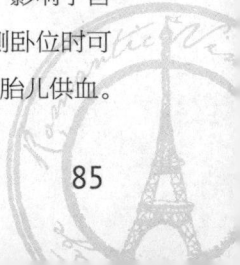

所以，孕晚期孕妈妈以左侧卧位的姿势睡眠为好。

### · 孕晚期为什么会有胃灼痛

到了孕晚期，孕妇没有了早孕反应，胃口好了，但是每餐后，总觉得胃部有烧灼感，有时烧灼感逐渐加重而成为烧灼痛，尤其在晚上，胃灼热很难受，甚至影响睡眠。这种胃灼热通常在妊娠晚期出现，分娩后消失。

孕晚期胃灼热的主要原因是内分泌发生变化，胃酸反流，刺激食管下段的痛觉感受器引起灼热感。此外，妊娠时巨大的子宫、胎儿对胃有较大的压力，胃排空速度减慢，胃液在胃内滞留时间较长，也容易使胃酸返流到食管下段。

为了缓解和预防胃灼热，在日常饮食中应避免过饱，少食用高脂肪食物等，不要吃口味重或油煎的食品，这些都会加重胃的负担。临睡前喝一杯热牛奶，是减轻胃灼痛的好办法。特别提醒的是，未经医生同意不要服用治疗消化不良的药物。

### · 孕期尿频怎么办

孕妇小便增加一般有两方面的原因：一是由于怀孕后母体的代谢产物增加，同时婴儿的代谢产物也要由母体排出，因而大大增加了孕妇肾脏的工作量，使尿量增加。二是由于妊娠的晚期，胎儿的头下降压迫膀胱，使膀胱的容量减少，引起小便次数增多，而且总有尿不完的感觉，这就是尿频。

有些孕妇到了孕晚期常出现尿频的现象，这与母体肾虚、膀胱有热相关。此时如果孕妇仅仅是小便多，但不伴有发热、腰痛、尿混浊等症状，均为正常现象，不需要特殊处理，等宝宝出生后症状自然会消失。为了解除小便多的现象，可以适当控制水分和盐分的摄入。如果是排尿时出现尿急、尿痛及尿色异常，虽然是泌尿系统的症状，但却不可大意，要尽早地请教医生，不要延误治疗时间。

## 第34周

本周妈妈发育检测标准

| 生理变化 | 一般胎儿头朝下入盆 |
| --- | --- |
| 生理反应 | 腿脚水肿，行动吃力 |

本周宝宝身体监测标准

| 身长 | 48 厘米 |
| --- | --- |
| 体重 | 2300 克 |

## · 本周准妈妈须知

本周起，孕妈妈可能会感觉到腹部压力增大，这是胎儿即将要出生的一种感觉。因为胎儿的头在产道内的位置更低，直到分娩，这种感觉才能逐渐缓解。注意躺卧时采取侧卧位，有助于降低骨盆和骨盆周围神经和血管的压力。初产者有 90% 以上在预产期前 2 ～ 6 周，胎头先下降到骨盆入口平面以下，母体上腹憋闷的症状随着得以缓解，食欲变好。

为预防妊娠高血压综合征，每个孕妈妈都应定期到医院去做产前检查，测量血压，检查小便。在平时，孕妈妈要密切注意是否出现水肿，有无头痛，体重是否增加。如果发现低压超过 90 毫米汞柱（12.0kpa），同时出现较重水肿，有剧烈头疼、眩晕、呕吐、视力模糊、胸闷等症状时，要及时到医院检查治疗。

由于胎儿的增大，孕妈妈腹腔膨大，肠道受压，很容易发生便秘而诱发痔疮。因此，应当多吃富含膳食纤维的绿叶、根茎类蔬菜。不要过多吃脂肪或淀粉类食品，以免胎儿肥胖而造成难产。如果出现阵发性规律性子宫收缩，大约 10 分钟一次，每次持续 30 秒，历时 1 小时左右缓解，无论是否临产，均应立即去医院就诊。本周胎动次数逐渐减少，但如果胎动次数减少到 12 小时未感觉到胎动，则提示胎儿在子宫内有缺氧的表现，需要立即入院做吸氧等处理。在孕晚期，通常孕妇的小腿、脚背及外阴等部位会出现静脉曲张，使孕妈妈感到发胀、酸痛、麻木和乏力，严重时血液积聚成球状，血管壁变薄，极易破裂。一旦破裂将会血流如注，对孕妈妈和胎宝宝都非常危险。

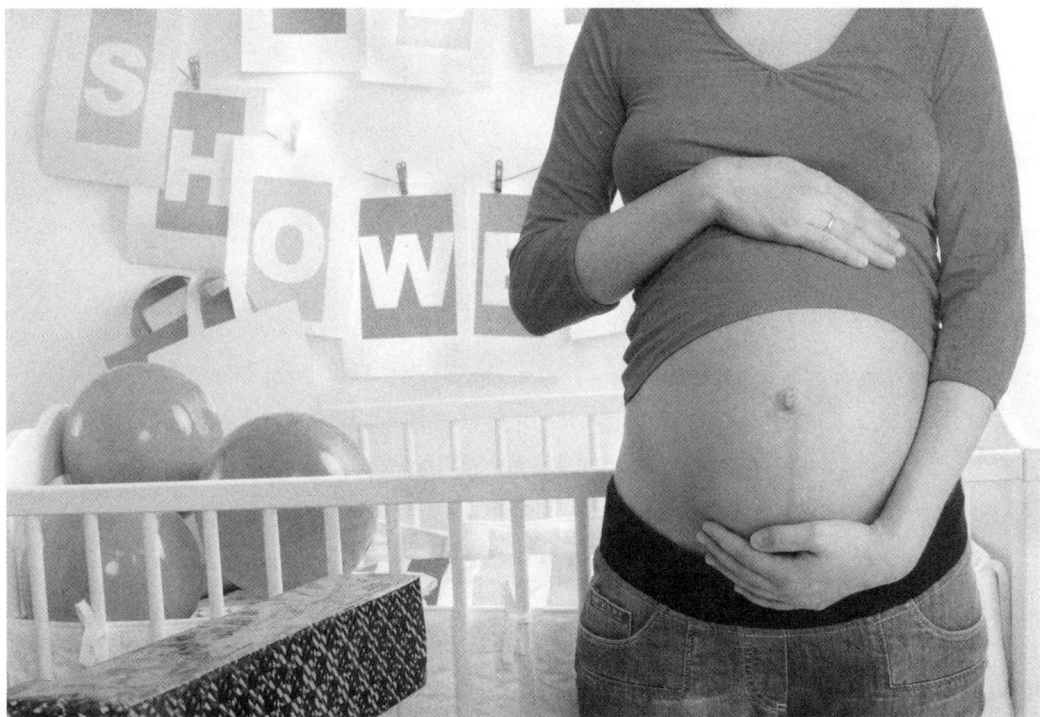

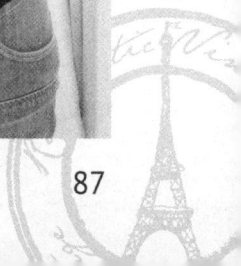

## ·胎儿发育状况

胎儿继续迅速生长发育。产检时，医生可能会说，胎儿不在骨盆里或胎头高浮，说明胎儿还没有降入产道，但这种情况很快会改变。在本周前后，胎儿的头和整个身体位置会在母腹中下降，胎头进入妈妈的骨盆中，称作"入盆"。头入盆和身体下降，是即将降生前的标志。

## ·本周准爸爸须知

临产时间越来越近，身为一家之主，下面这些事，是孕晚期应当策划好，准备到位，尽力做到的：临近生产，要经常向妻子和胎儿传达爱的信息。多为孕妻做腿部及腰部按摩，鼓励和增加妻子顺利生产的自信心，与胎儿谈话。怀孕后期易增加体重，因此要多陪妻子一起散步，做运动胎教。多想象和讨论即将出生的孩子的模样，与妻子一起准备生产和婴儿用品。因为随时会有早产危险的可能性，要把自己的行踪告诉妻子，以便随时都可以联系到自己。到医院所需要的时间、交通状况要事先计划好，最好能实地勘察，走一走，试一试。

## ·孕晚期心理保健

了解分娩原理及有关科学知识。克服分娩恐惧，最好的办法是让孕妇自己了解分娩的全过程以及可能出现的情况，对孕妇进行分娩前的有关训练，许多地方的医院或有关机构均举办了"孕妇学校"，在怀孕的早、中、晚期对孕妇及其丈夫进行教育，专门讲解有关孕产方面的医学知识，以及孕妇在分娩时的配合。这对有效地减轻心理压力、解除思想负担以及做好孕期保健，及时发现并诊治各类异常情况等均大有帮助。

做好分娩准备。分娩的准备包括孕晚期的健康检查、心理上的准备和物质上的准备。一切准备的目的都是希望母婴平安，所以，准备的过程也是对孕妇的安慰。如果孕妇了解到家人及医生为自己做了大量的工作，并且对意外情况也有所考虑，那么，她就不会有那么多顾虑了。

孕晚期以后，特别是临近预产期时，准爸爸应留在家中，使妻子心中有所依靠。

身体没有意外情况时，不宜提早入院。毫无疑问，临产时身在医院，是最保险的。可是，提早入院等待时间太长也不一定就好。首先，医疗设施的配备是有限的，如果每个孕妇都提前入院，医院不可能像家中那样舒适、安静和方便；其次，孕妇入院后较长时间不临产，会有一种紧迫感，尤其看到后入院者已经分娩，对她也是一种刺激。另外，产科病房内的每一件事都可能影响住院者的情绪，这种影响有时候并不十分有利。

所以，孕妇应稳定情绪，保持心绪的平和，安心等待分娩时刻的到来。不是医生建议提前住院的孕妇，不要提前入院等待。

## ·孕晚期应该做哪些检查

孕晚期每2周1次产前检查，最后1个月每周1次，如有产科合并症或并发症者，均需至少每周一次产前检查。孕晚期产前检查包括：

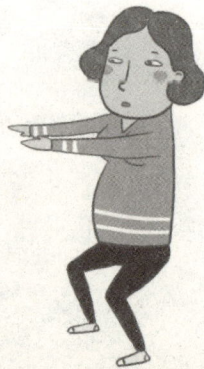

### ■ 常规检查

孕晚期常规的检查项目有：体重、血压、宫高、腹围、水肿检查、胎心多普勒听诊。体重，是每次孕期检查的必测项目，通过检查孕妈妈的体重可以间接检测到胎儿的成长。血压，也是每次孕期检查的必测项目，血压高是妊娠高血压疾病的症状之一，一般20周以后会发生，它将影响胎儿的发育成长。所以每一次检查都要量血压，看看是否在基础血压上有升高。孕妈妈的宫高、腹围与胎宝宝的大小关系非常密切。到孕晚期通过测量宫高和腹围，可以估计胎儿的体重。所以，做产前检查时每次都要测量宫高及腹围，以估计胎儿在宫内发育情况，同时根据宫高妊娠图曲线以了解胎儿宫内发育情况，是否生长受限或为巨大儿。怀孕后，尤其是孕20～24周以后，因为胎儿的增大和羊水的增多，宫体对下肢血管的压迫使下肢血液回流不畅造成脉压增高，下肢容易出现水肿。这不是一种病症。但是水肿也是妊娠高血压综合征的表现之一，所以要区分清楚是妊娠期的水肿还是妊娠高血压综合征所引起的水肿。

### ■ 化验检查

化验检查包括：尿常规和血常规（根据医生的建议）。进入产科检查后，每次检查都要进行尿检。检查尿液中是否有蛋白、糖及酮体，镜检红细胞和白细胞，尤其是蛋白的检测，可以提示有没有妊娠高血压综合征等疾病的出现。有问题可根据情况及时处理。如有血尿的情况下，就需进一步检查是不是肾结石、膀胱结石等。

### ■ 辅助检查

辅助检查包括：骨盆内诊、心电图、超声波（36周左右）。内诊也叫阴道检查，快到预产期的时候做，主要是对宫颈、阴道、外阴进行检查，从外而内，先是看外阴，然后检查阴道和宫颈。阴道内的检查，主要看是否有湿疣、静脉曲张、阴道畸形、阴道横隔、阴道纵隔、双阴道等与分娩相关的情况。孕晚期超声波检查主要看有没有脐带绕颈、胎儿的大小、胎盘位置及羊水量。

## · 住院待产的物品准备

孕妈妈要做的临产准备工作包括：新生儿房间要向阳、保暖、噪声小、通气好；婴儿床的选择应经济、实用、安全；婴儿香皂、婴儿浴液、婴儿润肤霜、松花粉（洗完屁股后扑用）、爽身粉（夏季备痱子粉）等；洗脸盆、洗澡用大盆、尿盆、洗涮尿布盆；洗澡专用毛巾，几条小方巾，供孩子吃奶、喝水时垫在下巴底下；可准备好录音机、录音带，录下孩子可爱的童音；还可准备专用影集，把孩子照片保存起来；产妇用的牙刷、牙膏、2条洗脸毛巾、2条小毛巾、水杯、软底拖鞋、内衣内裤2套、哺乳乳罩、卫生巾、梳子、少许食品等；婴儿用的衣服1套、小被褥1条、小毛巾3条、尿片2包等；办理入院手续时所需的证件、《孕产妇保健手册》及入院押金等。

## · 为宝宝准备哺喂所需物品

大奶瓶4～6只，小宝宝喝奶时用。

小奶瓶 2 只，其中一只喂糖水，另一只喂果汁。

奶嘴 2 ~ 4 个，选择时注意大小适中。

奶瓶消毒锅（器）1 个。想节约时间的妈妈可选蒸汽式的，选用铝锅消毒时勿加热过头。

奶瓶奶嘴刷 1 个。

奶瓶夹 1 个，奶瓶消毒后用奶瓶夹既卫生又安全。

保温奶瓶 1 个，便于夜间或外出时使用。

温奶器 1 个，选择免水式并能自动调温 37℃ 的为宜。

外出奶粉携带盒 1 个，选有四层结构的较适宜。

吸奶器或吸喂乳两用瓶 1 个，以备喂母乳时用。

果汁压榨器 1 个。

食物研磨器 1 个。

母乳冷冻机 1 ~ 2 个，适合喂母乳的上班族妈妈用。

食物箱 1 个，放置所有的哺喂用品，不仅卫生且使用时方便易找。

## ·为宝贝准备衣物

小和尚服 2 ~ 4 件，根据季节搭配薄厚。

带肚衣 2 ~ 4 件。

方包巾 2 ~ 4 块，包裹小宝贝时用，防止着凉。

毛巾被 2 条，春秋季节小宝贝睡觉时用来盖身体。

睡袋衣 1 件，冬天时给小宝贝用。

小帽子 1 个，根据出生季节选择厚薄。

围兜 4 ~ 6 个，小宝贝喝奶和喝水时用。

小宝贝衣 2 ~ 4 件，小宝贝 2 个月时可穿。

外出服 2 套。

内衣 2 ~ 4 件，根据季节搭配厚薄，小宝贝 2 个月大时用。

棉长裤 2 ~ 4 件，小宝贝 2 个月大时用。

斗篷外套 1 件。

棉鞋 2 ~ 4 双，冬天或外出时给小宝贝用。

软枕 1 个。

枕头套 1 个。

婴儿毛毯 1 ~ 2 条，触感要柔软，可用浴巾替代。

小棉被、小棉褥各 1 条，小宝贝冬天睡觉时用。

纸尿裤、棉布尿片多多益善。

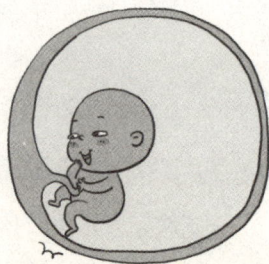

~专家小贴士~

足月儿：妊娠期满 37 ～ 42 孕周之间分娩的新生儿。

早产儿：妊娠满 28 周，但未满 37 周分娩的新生儿。

过期儿：妊娠满 42 周以后分娩的新生儿。

低体重出生儿：出生体重低于 2500 克的新生儿为低体重出生儿，包括早产儿和足月儿。

极小未成熟儿：指出生后，体重未满 1000 克的新生儿。

巨大儿：出生时，体重达 4500 克以上的新生儿为巨大儿。

# 第35周

本周妈妈发育检测标准

| 生理变化 | 宫底高 15 厘米，体重约增 11 ～ 13 千克 |
|---|---|
| 生理反应 | 腹坠腰酸痛，心情紧张 |

本周宝宝身体监测标准

| 身长 | 49 厘米 |
|---|---|
| 体重 | 2300 克 |

## ·本周准妈妈须知

怀孕第 9 个月末时，子宫底最高，中部在剑突下二指，两侧在肋缘下，从耻骨联合量起高约 28 ～ 32 厘米。你会发现自己的脚、脸、手肿得更加厉害，脚踝部更是肿得好高，每天傍晚更严重。但是，即使肿得再厉害，也不要限制水分的摄入量，因为母体和胎宝宝都需要大量的水分，而且，有可能摄入的水分多了，新陈代谢加速后，会有利于排泄体内水分，有利于消肿。

现在胎儿至少有 2300 克重了，并且随时有可能临产，胎儿内脏的发育已经成熟，全身开始长皮下脂肪，身体变成圆形，皱纹也逐渐减少了，皮肤呈现出有光泽的粉红色，长满全身的细毛开始逐渐消失，脸上和肚子上的细毛已经消失。

胎宝宝的头逐渐下降到盆腔以后，孕妈妈的胃部会感觉舒服一些，饭量也能有所增加。

饮食原则，仍然是保证优质蛋白质的供给，适度摄入糖类食物，避免食用热量过高的食物，防止自身和胎宝宝体重过快增加，给分娩带来困难。

孕妈妈的新陈代谢量会增加到最高峰，同时，胎宝宝体内营养的储存速度加快，对孕妈妈的营养摄入提出了新的要求。为孕妈妈配餐制订营养方案注意：增加蛋白质的摄入，尤其是增加豆类和豆制品的摄入；保证足够热量的供给；充足的必需脂肪酸摄取，注意足量的植物油；充足的水溶性维生素摄取，多吃富含维生素的食物；足量的铁补充，多吃一些动物肝脏；足够的钙质补充，多吃一些含钙量丰富的食物。

## ·胎儿发育状况

这时的胎儿可以看到完整的皮下脂肪，体态变得丰满可爱。脸、胸、腹、手、足部的胎毛逐渐稀疏，皮肤开始呈现出有光泽的粉红色，皮肤皱纹消失，指甲长到指尖处。内脏功能完全形成，肺部功能调整完成，能够适应子宫外的生活。

## ·孕晚期更要注意按时用餐

用餐不规律，不但对胎儿没有好处，对孕妇也同样没有好处。在怀孕期间，胎儿完全依赖孕妇获得热量。如果孕妇不吃饭，胎儿将得不到需要的营养，就会吸收孕妇自身所储存的营养，使孕妇的身体逐渐衰弱下去。如果孕妇不按时用餐，这一顿不吃，下一顿吃得多，那么多余的热量就会转化为脂肪贮存起来。所以孕妇要避免过饥或过饱，要按时用餐并少吃零食。

## ·富锌食物有助自然分娩

研究表明，产妇分娩方式与其妊娠晚期饮食中锌的含量有关。锌的摄入量越多，可能产力就越好。锌是人体必需的微量元素，对人体机能有着重要的作用。锌对分娩的主要影响是可增强子宫有关酶的活性，促出子宫收缩，把胎儿驱去子宫腔。富含锌的食物有肉类、海产品、豆类、坚果类等。特别是一些偏爱素食的孕妈妈，肉类摄入很少，就会明显减少锌的获得量及利用率，所以素食孕妈妈要用全谷类、豆类及花生等食物，来增加锌的吸收，以帮助自然分娩。

## ·脐带绕颈怎么办

脐带绕颈是胎儿较常见的情况，脐带内的血管长度比脐带长，血管卷曲呈螺旋状，而且脐带本身由胶质包绕，有一定的弹性。脐带有一定长度，一般绕颈一圈多不会发生意外，而绕颈多周，由于胎动牵拉，导致绕颈过紧，也可引起胎儿缺氧，甚至死亡。在临产时，随着宫缩加紧，下降的胎头将缠绕的脐带拉紧时，才会造成脐带过短的情况，以致不能顺利分娩。这时缠绕周数越多越危险。通过超声波检查可在产前看到胎儿是否有脐带绕颈。因此，这时更需要勤听胎心，注意胎动，以便及时采取措施。发现脐带绕颈后，不一定都需要进行剖宫产，只有胎头不下降或胎心有明显异常（胎儿窘迫）时，才考虑是否需要手术。

# 第36周

本周妈妈发育检测标准

| 生理变化 | 宫壁、腹壁变薄，羊水减少 |
|---|---|
| 生理反应 | 憋闷感减轻，尿频，宫口、阴道变软 |

本周宝宝身体监测标准

| 身长 | 50 厘米 |
|---|---|
| 体重 | 2800 克 |

## ·本周准妈妈须知

本周母体耻骨联合到子宫底的距离大约为 36 厘米，从脐部位置测量到子宫的距离超过 14 厘米。近期内，孕妈妈会觉得子宫的体积已达到肋骨下面，阴道的分泌物继续增多，产道会变得柔软而有弹性，更有利于分娩。有些孕妈妈此时乳房还会分泌少量乳汁。

本周孕妈妈身体已经相当沉重，腹部膨大到肚脐都变得向外膨出了，连起居坐卧这些日常活动都会显得十分吃力。

这一阶段孕妈妈的体能水平变化不定，大多数人会感觉到疲劳。这个月末，可能会有疲惫与体力充沛的状况交替出现。体力充沛时，做一些必须要做的事，为分娩和产后做准备。只是要注意不要劳累过度，要为以后生产保存一些体力。

## ·胎儿发育状况

36 周的胎宝宝身长约为 50 厘米，体重大概 2800 克；心脏、肝脏、肺脏、胃、肾等器官已经发育成熟；皮下脂肪发育良好，全身呈现淡红色的皮肤也没有了褶皱；体形圆圆胖胖的；手和脚的肌肉也很发达；胎儿四肢的手肘和膝盖处开始凹进去，在手腕和颈部四周形成褶皱。

胎儿的头部进入到孕妈妈的骨盆中，身体的位置稍稍下移。如果此时分娩，已经具备在体外独立生存的能力，而且哭声响亮，四肢活动有力，但吸吮力比较弱。

胎儿仍然通过脐带吸收营养和排泄，会使缓慢发育的肠胃系统在出生前不能发挥更大的作用。即使出生后，肠胃系统生理上仍不成熟，直到孩子长到三四岁时，才能完全发育成熟。36 孕周后严禁性生活，因为这期间非常易发生早产或感染；每周做一次产前检查，坚持接受复查，坚持测胎心、胎动。

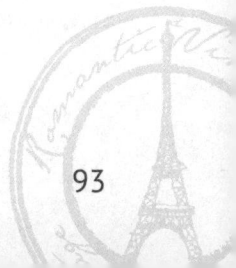

# 第37周

本周妈妈发育检测标准

| 生理变化 | 胎位下降，下腹坠胀 |
|---|---|
| 生理反应 | 尿意多，白带增多 |

本周宝宝身体监测标准

| 身长 | 51 厘米 |
|---|---|
| 体重 | 3000 克 |

## ·本周准妈妈须知

接近临产，胎儿的位置已经向下，胎头沿着骨盆轴方向下降到骨盆内，会感到腹部突出部分稍有缩回。由于子宫下降进入骨盆，对膀胱的压迫增加，尿频、便秘会变得明显，肚脐眼成了平平的一片，能感觉到腹部皮肤发紧、发胀。

因为子宫底比起前几周时间有所下降，对于心脏、胃、肺的压迫感减轻，会感到呼吸比较顺畅，胃口也逐渐变好，有较好的食欲。

应当稳定情绪，保持心绪的平和，安心等待分娩时刻的到来。除非医生建议提前住院，否则不必提前入院等待。

医生在产前检查时，会检查胎儿是否入盆、何时入盆，胎位是否正常，是否已经固定。如果胎位仍不正常，胎儿自动转为头位的机会很小，医生也不能纠正，则可能会建议采取剖宫产，以确保母子安全。

因为随时都有可破水、阵痛而临产，应当避免独自外出、远行或长时间在外，最好留在家中等待分娩。

适当的活动仍然是每天不可缺少的内容，但注意不要过度消耗体力和精力，影响到即将来临的分娩，营养、睡眠和休养体力三大要素都要保持充足。自己需要多留心，懂得临产前的生理征兆，积极做好预防急产等情况出现的充分物质准备，对可能出现的情况做到胸中有数。

## ·胎儿发育状况

实际胎龄为 35 周，胎宝宝的各个部位已经基本形成，胎儿头至臀长 35 厘米，身长为 50 ~ 52 厘米，肺和呼吸系统已经发育成熟，多数胎儿出生时能够自主呼吸。从现在开始直到出生，除了脂肪以外，胎宝宝的生长会慢很多。胎儿外表皮肤呈淡红色，皮下脂肪组织发育良好，无褶皱，胖而圆。

胎儿现在会自动转向光源，叫做"向光反应"，能使胎儿更多了解周围环境。以心脏、肝脏为首的循环呼吸、消化、泌尿等器官已全部形成，已经可以在母体外独立生活。

手脚肌肉发达，运动活泼，能高声啼哭，有强烈的吮吸反射，头盖骨变硬，指甲也长到超出手指尖，头发长 2 ~ 3 厘米。胎儿的心、肝、肺、胃、肾等内脏系统的发育完成。

## · 本周准爸爸须知

做好分娩的准备，包括妊娠后期的健康检查、心理上的准备和物质上的准备。一切准备的目的都为母婴平安，所以，准备的过程也是对孕妈妈的一种心理安慰。如果了解到家人和医生为自己做了大量的工作，并对意外情况也有所考虑，孕妈妈心里就会有数，自信很多。

特别是临近预产期时，准爸爸应随时做好准备，让妻子心中有所依托。

## · 孕晚期应多吃的食物

孕晚期蛋白质的膳食供给量比未孕时要增加 25 克，应多食用动物性食物和大豆类食物。此外还要供给充足的必需脂肪酸。孕晚期是胎儿大脑细胞增殖的高峰，神经髓鞘化迅速，需要充足的亚油酸转化为花生四烯酸，满足大脑发育所需。另外二十二碳六烯酸（DHA）为神经突触发育所必需，多吃海鱼有利于 DHA 的供给。

## · 孕晚期缺铁性贫血的食疗法

贫血的症状：缺铁性贫血为妊娠期间常见的营养缺乏病。一般表现为面色枯黄，口唇黏膜和眼结膜苍白，头晕，无力，腿软，食欲减退，心悸，气急，疲倦等血虚症状。产前贫血会加重体质虚弱，引起临产时子宫收缩无力、滞产及感染等，对出血的耐受力差。

缺铁性贫血大都是由于妊娠晚期孕妈妈和胎儿需要的营养剧增，饮食一时供给不上而引起的。孕前有寄生虫病、肝肾疾病者，也容易在妊娠后出现贫血。妊娠贫血的治疗方法有两种：一是药物治疗；二是食疗。若孕妈妈贫血不是太严重，建议采用食疗法。为此，孕妈妈对饮食调养须多加注意，尤其应增加铁、维生素 C、叶酸、维生素 $B_{12}$ 的摄入。

增加铁的摄入量：铁主要存在于畜禽的肝脏、瘦肉和海鲜类，所以增加动物性食品的摄入量，既可增加血红蛋白的供给，而且铁不受植物性食物中植酸和草酸的影响。

增加维生素 C 的摄入量：由于维生素 C 可促进体内铁的吸收，增加维生素 C 的摄入量也有助于预防和治疗贫血。孕妈妈应多吃新鲜蔬菜和水果。因为新鲜蔬菜和水果中的维生素 C 可与铁形成可溶性化合物，使铁在碱性条件下仍能呈溶解状态，有利于铁的吸收。

增加叶酸、维生素 $B_{12}$ 的摄入量：叶酸广泛存在于各种动植物性食品中，其中肝、肾、蛋类及酵母中含量尤为丰富。维生素 $B_{12}$ 主要存在于肉类、贝类、鱼类、蛋类及动物肝脏。因此，孕妈妈应多吃这类食物。

## ·孕晚期何时停止工作

怀孕晚期，孕妇活动开始明显笨拙了，有的孕妇会坚持工作到分娩前一天，而有的孕妈妈临产前很久就休假在家了。如何确定何时脱离工作，这要根据自己的具体情况加以把握。

如果孕妇从事办公室文秘工作，或机关办公室工作，工作强度小，工作环境相对稳定安全，孕妇可以一直工作到预产期前一天或临产前一天。如果孕妇在工厂企业的车间或操作间，工作性质具有一定强度和一些体力劳动，孕妇应该在预产期前两三周申请调换一个工作岗位或申请休假。如果孕妇从事服务性或商业性的招待、卫生、会计、收款等工作，如每天站立、行走在 4 小时以上，或坐着工作在 8 小时左右，孕妇也应该在预产期的前 2 周就申请休假。如果孕妇从事的工作活动量非常大，或经常需要外出进行业务活动，那么孕妇应该在预产期前 1 个月就要申请休假。

当然，对孕期没有异常情况的孕妇来说，什么时候脱离工作是因人而异的，只要把安全因素掌握好了就行。如果自己不好把握何时休假，可以咨询孕期检查的医生，把自己的工作环境、性质和劳动强度等信息告诉医生，请医生提出建议。

## ·早期破水及预防

早期破水就是还没到分娩的时候发生胎膜破裂，孕妈妈突然感觉到有较多的液体从阴道排出。早期破水通常与细菌性阴道感染、羊水过多、胎儿异常、子宫颈内口松弛、多胎妊娠有关。早期破水给胎儿带来的最主要的危险是脐带脱出、感染、早产、胎盘早期剥离。有一些孕妈妈在发生高位胎膜小破口的破裂后，胎膜的破裂处会自己愈合，孕妇不必过分担心。预防方法主要是定期到医院接受产前检查，预防阴道炎和其他妇科炎症的发生。保持膳食的平衡，保证充足的维生素 C 和维生素 D 的摄入；怀孕最后 1 个月不宜同房；如果是多胞胎，要多卧床休息，避免过度劳累和对腹部的冲撞。

## ·孕晚期乳头护理注意事项

产妇哺乳时常常会因为婴儿吸吮导致乳头皲裂或乳头凹陷而放弃哺乳，其实，妊娠晚期做好乳头的护理，可以使产后哺乳相对顺利。

每日用温开水清洗乳头和乳晕，以去除乳痂。

每次在清洗完乳房和乳头后，在乳头和乳晕表面涂上一层油脂，或经常用水或干毛巾擦洗乳头，增加皮肤的坚韧性，以便以后经得起婴儿的吸吮而不易破损和皲裂，减少乳腺感染和哺乳困难的情况发生。

如果孕妇的乳头为内陷型，则在妊娠晚期应该积极纠正，以利于分娩后婴儿正常吸乳。通常可以一手托起乳房，另一手手指拉住乳晕部，向外牵拉乳头，向上下左右转动，或捻动。若能坚持一段时间，乳头内陷可以得到纠正。但是牵拉乳头时动作要轻柔，以免反射性引起子宫收缩，导致早产。

# 第38周

本周妈妈发育检测标准

| 生理变化 | 宫底到耻骨联合 36 ~ 38 厘米，体重增加不多 |
|---|---|
| 生理反应 | 紧张、焦急，盼望宝宝降生 |

本周宝宝身体监测标准

| 身长 | 52 厘米 |
|---|---|
| 体重 | 3200 克 |

## · 本周准妈妈须知

本周孕妈妈耻骨联合到子宫底的距离为 36 ~ 38 厘米。此时，会感到上腹部的闷胀感有所缓解，食欲也逐渐恢复。从本周到怀孕 40 周之间，母体变化不会太大，生理反应也减轻了，心理上有些急躁，需要耐心而平静地等待分娩时刻的到来。胎儿已具备了在母体外存活的能力，出生后会吸吮但较弱，哭声有力，四肢动作活泼。这个时期的胎儿很安静，很少剧烈活动。胎儿的头围几乎与臀围相等，肺部表面活性剂开始增加，这种活化剂使肺泡张开，准备迎接出生后的独立呼吸。

随着预产日期的临近，孕妈妈会表现得焦虑。焦虑是一种以情绪异常为主的精神症状反应，表现为心理上怀疑自己的能力，夸大自己的失败；忧虑、紧张、失望不安；依赖性强，独立性差；睡眠障碍；注意力不集中。孕妈妈的焦虑在不良情绪的基础上发展起来，主要对产痛、难产、胎儿畸形等即将来临的事件有一种固执的担心和害怕。怀孕后期的焦虑症会使人坐立不安，使母体消化和睡眠受到影响，孕妈妈长期的焦虑甚至会引发某些疾病。

## · 胎儿发育状况

大约有 85% 的胎儿在预产期两周内，或稍早或稍晚出生，现在母体和胎儿已经进入临产时间。临近产期，除了仍要小心翼翼地做好自身保健和胎儿保健外，还要做好临产前的准备，包括思想上的准备和物质上的准备。

## · 本周准爸爸须知

到安排好家事的时候了，因为从现在起，孕妈妈随时可能突然发生临产征兆而住医院。物质准备要做得充足一些，有备无患、有益无害。不要因为突发情况，使自己和家人措手不及。

临产时，孕妈妈因为分娩前阵痛来临，有可能因为生理疼痛和心理上紧张，很难清楚地表达自己的状况，此时，作为准爸爸，需要及时给医生通报临产孕妇相关的内容。

## ·临产前的营养要求

孕妇应多吃新鲜的瓜果蔬菜,可提供孕妇对维生素 A、维生素 C 以及钙和铁的需求。另外,孕妇要多吃粗粮,少食精制的米、面,因为玉米、小米等粗粮含 B 族维生素和蛋白质比大米和面多;多吃谷类、花生等,因为这些食物中含有大量易于消化的蛋白质、B 族维生素和维生素 C、铁和钙质等;每天可加食 1～2 个鸡蛋,因为蛋类含有丰富的蛋白质、钙、磷和各种维生素;多晒太阳,促使机体合成维生素 D,以保证胎儿骨骼生长的需要;注意多补充微量元素,如锌、碘、铜等,在动物类食品、豆类、谷类、蔬菜中含有铁、锌、铜等,海味食品中含碘量高。

如果在此期间营养不良,孕妈妈往往会出现贫血、水肿、高血压等并发症。若发生水肿、高血压,应吃些红豆粥、冬瓜汤、鲤鱼汤等少盐、利尿的食物;若血红蛋白低,可多吃些蛋黄、猪肝、红豆、油菜、菠菜等含铁量高的食物;若出现腰酸、小腹坠胀、宫缩频繁时,可服桂圆鸡蛋羹(以桂圆肉 15 克放入碗内,打鸡蛋 1 个,加凉水适量,蒸成蛋羹,食前加红糖少许,每日服 1～2 次)。此外,还应多吃大豆、虾皮、海带、粗纤维蔬菜、水果等。

## ·消除分娩时肌肉紧张的方法

分娩对女性来说是生命的一个里程碑,也是最激动人心的时刻。但是,分娩是一种享受喜悦的痛苦过程。分娩时心理紧张及生理上的疼痛常常导致产妇出现肌肉紧张,并进一步加重分娩疼痛,延缓产程进展。

以下几种方式,可将原本疼痛时立即出现的"肌肉紧张",经过多次练习可以转化为"主动肌肉放松"。

注意:并非所有的孕妇都适合做伸展运动,凡是有自然流产史、多胞胎、胎位不正、前置胎盘或已有不规则出血的人,不适合做以下练习。

### ■ 呼吸放松
专心呼吸可转移对疼痛的注意力,并且可使氧气与二氧化碳浓度在体内保持平衡。

### ■ 腹式呼吸
腹式呼吸可以增强腹部肌肉,用于分娩第一程的阵痛发作时,具有缓和痛苦的作用。具体方法:仰卧,两腿轻松分开,膝盖稍微弯曲。双手拇指张开,其余四指并拢,放在下腹部。两手拇指约位于肚脐的正下方。深深地吸气,使下腹部膨胀鼓起。当腹部膨胀到最大限度时,再慢慢地吐气,使下腹部恢复原状。如此反复地膨胀、吐气。

### ■ 胸式呼吸
宫缩接近时,用胸式呼吸法往肺里吸满八成的气,当宫缩最剧烈时，屏气 3 ~ 4 秒，向肛门方向用劲。接下来，边用劲边将吸入的气呼出。

### ■ 短促的呼吸

这是分娩第二程终了之际，放松腹部，使胎儿头部缓缓露出所需要的呼吸法。

### ■ 音乐放松

音乐可以缓解焦虑，减少肾上腺素的释放，所有这一切都有助于加速分娩的进程。产妇在产程中利用音乐吸引注意力将会取得非常好的效果。如果听到的音乐是平时进行放松训练时一直使用的曲子，那么无论何时听到它，身心都会获得放松。

### ■ 伸展训练

通过在产前锻炼骨盆四周及骨盆底的肌肉力量，有助于增加骨盆四周、骨盆底的关节韧带的弹性，更利于胎儿通过产道。对孕妇产后康复和体形恢复也非常有益。

## · 孕晚期会出现的情况

妊娠晚期，孕妇接近分娩，因而会出现一些有别于妊娠早、中期的情况，应有所准备，并恰当处理。

阴道少许血性黏液，称为"见红"：这是由于随着分娩的临近，子宫下段不断拉长，宫颈发生变化，子宫下段及宫颈内口附近的胎膜与子宫壁分离，毛细血管破裂出血的结果。此为分娩先兆，通常出血很少，表明分娩将在 24 ~ 72 小时内发生。孕妇应注意保持外阴部卫生，及时到医院检查处理，确认是否为分娩先兆。

阵发性腹痛：妊娠晚期，子宫敏感性增加，孕妇常常感觉腹部会有阵发性紧绷感，但通常无明显疼痛。随着产期的临近，子宫阵发性收缩的强度逐渐增强，孕妇开始有腹痛感，腹痛的频率也增加，当达到每 5 分钟一次，每次持续 30 秒时，表明孕妇正式临产。

尿频：妊娠晚期尤其是接近临产的那段时间，由于胎儿先露部下降，压迫膀胱，使孕妇出现尿意。所以，妊娠晚期出现尿频也是临产的先兆。

阴道突然有大量液体流出，似尿液，持续不断，时多时少，这可能是胎膜早破：胎膜破裂后，上行性感染的机会增加，脐带脱垂危险增大。孕妇这时候要平卧，抬高臀部，由他人用担架或救护车及时送往医院。为防止感染，局部应使用消毒会阴垫。

头痛、眼花、血压突然升高，甚至出现昏迷或抽搐：这是妊娠期高血压综合征的表现，可以危及孕妇及胎儿的生命安全，应及早就诊。

阴道出血，无腹痛：这可能是胎盘位置异常，如前置胎盘，伴有腹痛的出血可能是胎盘早期剥离引起的出血。这也是妊娠期严重危害孕产妇和胎儿的并发症，应立即就诊。

胎心率过快或过慢：每分钟 160 次以上或 120 次以下，不规则或胎心减弱，说明胎儿有危急情况，应立即入院处理。

胎动次数逐渐减少：通常胎动不可少于 10 次 /12 小时。如果胎动次数减少，或 12 小时未感觉到胎动或 1 小时胎动次数小于 4 次，这是胎儿宫内缺氧的表现，孕妇应立即入院处理。

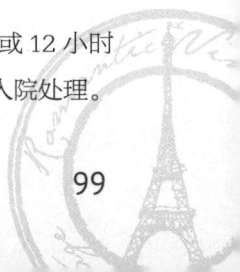

# 第39周

本周妈妈发育检测标准

| 生理变化 | 宫底高 16 ～ 20 厘米，体重增加 11.5 ～ 16 千克 |
| --- | --- |
| 生理反应 | 胎动减少，羊水量减少 |

本周宝宝身体监测标准

| 身长 | 52 ～ 53 厘米 |
| --- | --- |
| 体重 | 3200 ～ 3400 克 |

## ·本周准妈妈须知

到怀孕第 39 周，子宫底又回到第 32 周的高度，但子宫比 32 周时较宽，腹围也要大得多，胎儿头多半已入骨盆。在母体子宫内这最后几周，胎儿会继续从妈妈的血液里、脐带里，也从羊水里吸取独立生存需要的营养物质。

养胎、安胎进入了最后阶段，本周应当尽量减少外出活动，可以适当增加一些轻松的室内娱乐活动。最近，因为体态笨重，行动不便，情绪会有些低落，但是，适度的活动却不能完全停止，哪怕每天在家里来回踱一踱步，也是有益的运动。

因为孕期吃得太多、太好，而运动又太少，很容易造成摄入和消耗不均衡，导致超重。超重不仅会在孕期造成并发症发病率增高，不利于胎儿成长，还会增加分娩时的困难，产后难以恢复，因此要及时医治，调整饮食结构，进行合理营养调配。

## ·胎儿发育状况

本周，胎儿所有的器官已经发育成熟。临近预产期，胎动会减少很多，胎宝宝变得静悄悄的，但充满活力的胎心跳动会向妈妈传递自己平安的信息。胎儿皮肤的颜色开始从红色或粉红色变成白色或蓝红色，肤色的改变是由于皮下脂肪层厚度的增加。在发育早期，胎儿皮肤非常透明，体内的皮下脂肪非常少。胎儿的头颅骨还没有完全固化，头颅骨是由五大块分开的骨盘组成。骨盘出生时会被挤压到一起。胎儿颅骨间的骨缝也叫做囟门。通过触摸颅囟能够轻易地感觉到血管的律动。

胎宝宝的体重在本周会继续增加，脂肪的储备会让孩子在出生后进行体温调节。胎宝宝此时身体各器官都发育完成，肺是最后一个发育成熟的器官，通常是在胎宝宝出生后几小时内肺才建立起正常的呼吸方式的。

越接近足月，胎盘越成熟，回声越不均匀。如果胎盘位置检测过低，有可能是堵住宫颈口，影响正常的分娩。在母体子宫内这最后几周，胎宝宝继续从妈妈的血液里、脐带里，也从羊水里吸取生存最重要的物质——抗体。抗体能够提供免疫力，对抗许多疾病。

## · 增加产力的饮食宜忌

临产时，由于宫缩阵痛，有的孕妇不吃东西，甚至连水也不喝，这是不好的。临产相当于一次重体力劳动，孕妇必须有足够的热量供给，才能有良好的子宫收缩力。只有宫颈口开全，孕妇才有体力把孩子分娩出来。如果孕妇进食不佳，后果是极为严重的。为了孩子及孕妇的健康，临产时孕妇注意饮食是很必要的。

那么，临产时孕妇吃什么好呢？这是每位孕妇及其亲人非常关心的问题。此时，由于一阵阵的宫缩痛，会影响孕妇的胃口。所以孕妇应学会在宫缩间歇期进食的方法。根据孕妇自己的爱好，可选择蛋糕、面汤、稀饭、肉粥、藕粉、点心、牛奶、果汁、苹果、西瓜、橘子、香蕉、巧克力等多种食物。每次宫缩间歇期进食，少食多餐，补充机体所需要的水分，如饮

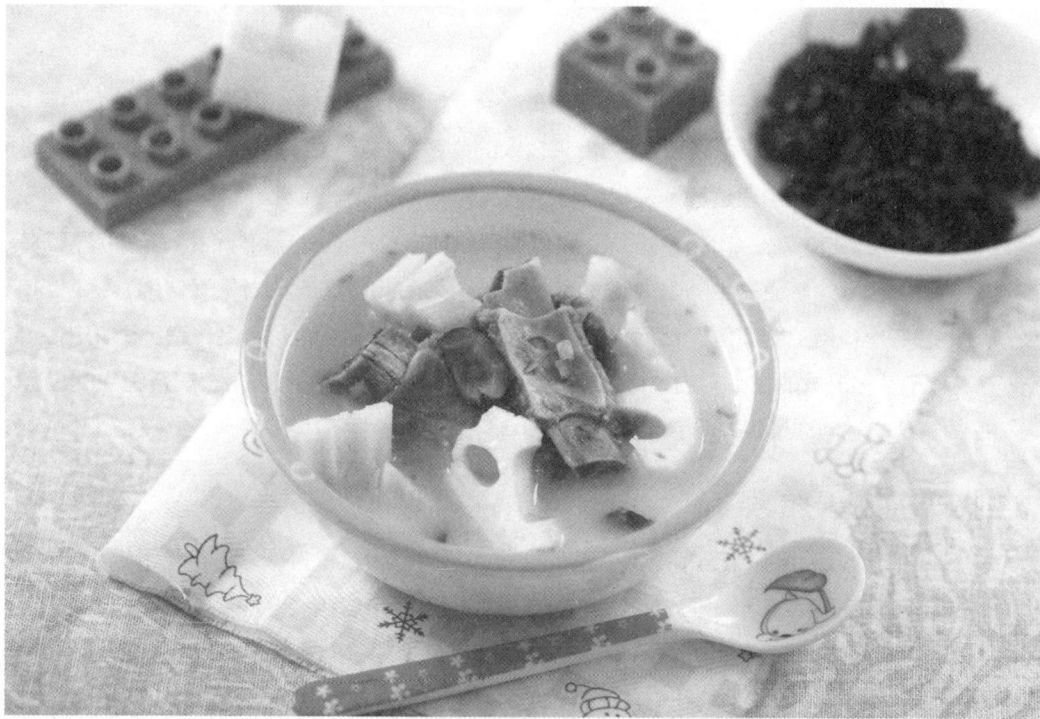

用果汁、糖水及白开水等。

有些孕妇认为"生孩子时应多吃鸡蛋长劲"，于是便一顿猛吃十个八个鸡蛋，这种做法常常适得其反。因为人体吸收营养并非是无限制的，当营养过多摄入时，超额部分的营养就会经肠道及泌尿道排出。由于加重了胃肠道的负担，还可以引起消化不良、腹胀、呕吐，甚至引起更为严重的后果。通常，孕妇每顿吃 1 ~ 2 个鸡蛋就足够了。

临产期间，由于宫缩的干扰及睡眠的不足，产妇胃肠道分泌消化液的能力降低，蠕动功能也减弱，吃进的食物从胃排到肠道的时间也由平时的 4 小时增加至 6 小时，极易存食。因此，

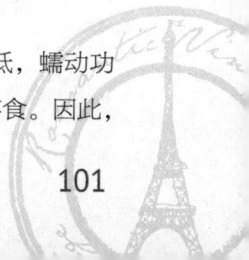

最好不吃难以消化的油炸或肥肉类等油性大的食物。

### ·临产前的饮食原则

初产妇从有规律性宫缩开始到宫口开全，大约需要 12 小时。如果是准备自然分娩的初产妇，可准备易消化吸收、少渣、味鲜可口的食物，如面条鸡蛋汤、面条排骨汤、牛奶、酸奶、巧克力等食物，让孕妇吃饱吃好，为分娩准备足够的能量。若产妇吃不好睡不好，紧张焦虑，容易导致疲劳，最终可能引起宫缩乏力、难产、产后出血等危险情况。

### ·姜饭、姜茶为生产打气

孕妇在临盆前 1 ~ 2 周，可吃一碗姜饭或姜茶，使生产时更有力气；由于孕妇产后阳气虚，容易在生产时受风，所以，产前或坐月子期间，食姜饭、饮姜茶都有助祛风，减少孕妇患感冒的机会。

### ·孕妈妈临产情绪胎教

对于分娩，不少孕妇感到恐惧，烦躁不安，甚至惊慌。这种情绪既消耗分娩体力，造成宫缩无力、产程延长，也会对胎儿的情绪带来较大的刺激。其实，生育几乎是每位女性的本能，是一种十分正常的自然生理过程，是每位母亲终生难忘的时刻。胎儿在母亲肚子里由一个微小的细胞发育成 3000 克左右的成熟胎儿，最后要勇敢地穿过产道投奔到外面精彩的世界里来。在分娩过程中，母体产道产生的阻力和子宫收缩与帮助胎儿前进的动力相互作用，给产妇带来不适，这是十分自然的现象。然而，母亲的承受能力、勇敢心理，也会传递给即将出生的孩子，是孩子性格形成的最早期的教育之一。产妇此时应尽量做到心情放松，配合医生的指导，为孩子的顺利出生创造条件。

### ·临产前聊天胎教

胎龄 36 周时，胎宝宝也到了瓜熟蒂落的时候，不想再待在"宫"里了，孕妈妈和准爸爸也盼着与宝宝早日见面。孕妈妈应该和胎宝宝沟通一下，可以对胎宝宝说："宝宝，你就要离开妈妈的身体到这世界上来了，妈妈和爸爸很想早日见到你，你一定要和妈妈配合好，勇敢地走出来。"准爸爸贴近妈妈的肚皮说："宝宝，爸爸妈妈非常欢迎你，时刻等待你降生，你看爸爸给你准备了床、衣服和被子，还有你的玩具，出来吧，全家都欢迎你。"

# 第40周

本周妈妈发育检测标准

| 生理变化 | 宫底到耻骨联合 36 ~ 40 厘米，羊水变浑浊 |
|---|---|

| 生理反应 | 不再关注自身外形，准备迎接宝宝 |
|---|---|

本周宝宝身体监测标准

| 身长 | 52 ～ 53 厘米 |
|---|---|
| 体重 | 3200 ～ 3400 克 |

## · 本周准妈妈须知

预产期前后 2 周左右，随时都可能临产，所以，应该把需要的东西准备好，一旦临产征兆出现后，能做到"来之能走"，免得手忙脚乱。最好到自己一直做产前检查的医院分娩，不要临时变动，否则，别的医院不了解情况，遇到意外不利于处理。

## · 胎儿发育状况

第 40 周时，胎儿内脏和神经系统功能已经健全，手脚肌肉发达，富有活力，脑细胞的发育基本定型。胎儿的感觉器官和神经系统可对母体内外的各种刺激做出反应，能敏锐地感知母亲的思考，并感知母亲的心情、情绪以及对自己的态度。40 周的胎儿称为足月胎儿或成熟儿，胎儿已发育成熟，能很好地脱离母体独立生活。

## · 本周准爸爸须知

临近分娩，孕妈妈难免会有些急不可待，作为准爸爸的丈夫，何尝不盼望早一些见到自己的宝宝！这时候，更要显示出为人夫、初为人父的大度胸襟来，要掩藏起自己同样盼望宝宝的心情，劝慰、安抚妻子，陪着她愉快地度过妊娠最后冲刺的这一段时光，携手走向迎接新生命的最后关头——分娩。

由于孕妈妈行动不便，要多方面细致、耐心地呵护和照料她，做到体贴入微。而且，耐心地坚持施行最后的胎教课内容的重任，主要靠准爸爸来完成。每一天，要陪同孕妈妈散步、活动，帮她按摩不适的腰、颈、腿部，陪同她一起温习分娩呼吸方法、做孕前体操，还要悉心观察、掌握尺度，不要让孕妈妈太疲倦。

此外，还要充分关注她的营养，让她保持充足体力来迎接临产。

要明白，在这个关键时刻，准爸爸的乐观态度和关爱精神，正是孕妈妈的坚强后盾。

## · 产前吃巧克力好

据产科专家研究，临产前正常子宫每分钟收缩 3 ～ 5 次，而正常产程需 12 ～ 16 小时，总共约需消耗热量 2.6 万焦耳。这相当于跑完 1 万米所需要的热量。这些被消耗的热量必须在产程中加以补充，这样分娩才能顺利进行。因此，孕妇在临产前要多补充些热量，以保证有足够的体力促使子宫口尽快开大，顺利分娩。

那么，谁能当此"助产力士"呢？营养学家首选巧克力。因为巧克力含有超过300种已知的化学物质。

上百年来，科学家对这些物质逐一进行分析与实验，并不断在此过程中发现和证明巧克力中的各种成分对人体的药理作用。据测定，每100克巧克力中含有糖类50克，蛋白质15克，还有矿物质、维生素等。

巧克力符合孕妇生理需要的三个特点：一是营养丰富，含有大量的优质糖类，而且能在很短时间内被人体消化吸收和利用。据分析，巧克力被吸收利用的速度是鸡蛋的5倍，并可产生大量的热量，供人体消耗。二是富含产妇十分需要的微量元素和维生素等。这些物质不但可以加速产道创伤的恢复，还可促进母乳的分泌和增加母乳的营养成分。三是体积小，产热多，而且香甜可口，吃起来也很方便。因此，产前让产妇适当多吃些巧克力，能在分娩过程中产生更多热量。巧克力对产妇与婴儿都是十分有益的。

芬兰科学家还发现，与不吃巧克力的妈妈生出的孩子相比，那些定期吃巧克力的妈妈生出的孩子，对新环境产生的恐惧感较少。他们推测，这种影响源于巧克力中与积极行为有关的化学成分，而这些化学成分是通过子宫传递给胎儿的。

由此可见，为了顺利生下宝宝，产妇可以在产前吃些巧克力。

## ·产前均衡营养，储备热量

进入孕期最后的加油阶段，孕妈妈的胃部不适会有所下降，食欲也有所增加，因此营养的摄取是足够的，只要调整情绪，正确膳食就没有问题。

这个时候应该限制脂肪的摄入，以免胎宝宝过大，影响顺利分娩。为了储备分娩时消耗的热量，孕妈妈应该多吃富含蛋白质、糖类等热量高的食物，最好选择一日多餐，保证食物的消化吸收及全面的营养。孕妈妈尽量避免在外就餐，要保证食物的干净卫生，因为若不小心食物中毒或腹泻都会对宝宝造成不良的影响。

此时胎宝宝的发育已基本成熟，服用钙剂和鱼肝油的孕妈妈应该停止了，多吃些蔬菜水果，保证产前充足的营养。

## ·妊娠末期孕妈妈做保健操

在此期间做动静操的目的是锻炼身体和腹肌的力量，以使孕妇在分娩时有力量把胎儿从产道推出。体操共有3节。第1节是腹式呼吸操：平卧位，双手轻轻放在肚子上，肚子鼓起吸气3秒，屏气1秒，再呼气3秒，肚子还原。第2节是胸式呼吸操：平卧位，双手轻轻放在肚子上，吸气3秒，胸廓外扩，然后屏气1秒钟，用3秒把气呼出，胸廓复原。第3节是腹肌锻炼操：平卧位，双腿分开，膝向上弯曲，双手抱膝，稍用力4秒，腿放下，停10秒再进行。以上3节操，上、下午各做4次。

## ·孕妇临产前体力准备

分娩前，孕妇每天都会感到几次不规则的子宫收缩，经过卧床休息，宫缩就会很快消失。这段时间，孕妇需要保持正常的生活和睡眠，吃些营养丰富、容易消化的食物，如牛奶、鸡蛋等，为分娩准备充足的体力。

### ■ 睡眠休息
分娩时体力消耗较大，因此分娩前必须保证充足的睡眠时间，午睡对分娩也很有利。

### ■ 生活安排
接近预产期的孕妇应尽量不外出和旅行，但也不要整天卧床休息，做一些力所能及的轻微运动也有利于助产。

## ·临产前应忌的不利因素

临产时应尽量避免以下几个不利因素：忌怕：有的孕妇由于缺乏分娩的生理常识，对分娩有恐惧感。其实，这种顾虑是不必要的。在现代医疗技术条件下，分娩的安全性大大提高，成功率也接近100%。忌急：部分孕妇在分娩上是"急性子"，未到预产期就焦急地盼望早日分娩。其实，预产期有一个活动期限，提前10天或者是错后10天都是正常的。忌粗：少数孕妇粗心大意，到了妊娠末期仍不以为然，还长途旅行，由于舟车劳顿，导致在途中意外分娩，威胁母子生命。忌累：临产前，孕妇的活动量应相应减少，工作强度也应减弱。临产前如果精神或者身体处于疲惫状态，将影响顺利分娩。正确的做法是产前1周休息，保持体力。忌忧：孕妇由于生活或者工作上的困难，或意外不幸等，临产前精神不振、忧愁、苦闷，特别是有些孕妇的公婆盼子心切，向孕妇施加无形的压力，给孕妇造成沉重的心理负担，这也是造成分娩困难的重要诱因之一。

## ·产前的注意事项

孕40周时，胎儿随时都有要出来的可能。这时候，由于胎儿下降，孕妇自我感觉轻松些，这时候是等待分娩的关键时期。

注意安全，避免腹部受伤及压迫；孕妇要尽可能每天洗澡，清洁身体，准备随时可能出现的分娩。洗澡时要用淋浴和擦浴，特别注意外阴卫生。孕妇要保持睡眠充足，休息充分，以积蓄体力，以备分娩时用力；孕妇要注意预产期，以免分娩时措手不及，还可以知道怀孕是否过期，如果过期将对胎儿不利，必须请医生帮助娩出胎儿。

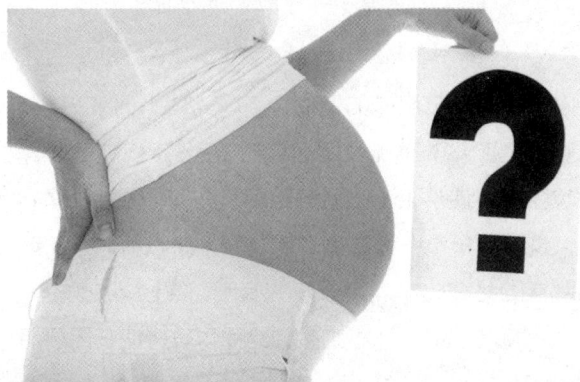

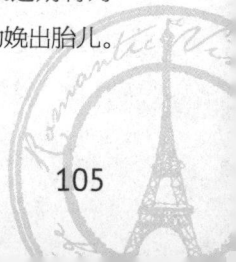

# 孕产期
# 不可不知的宜忌

## 孕妈妈饮食宜忌

### 孕妈妈可适当多吃黑木耳

黑木耳营养丰富，具有滋补、益气、养血、健胃、止血、润燥、强智等功效，是滋补大脑和强身的佳品。黑木耳炖红枣具有止血、养血的功效，是孕前女性、孕妇及产妇的补养品。

### 孕妈妈可适当多吃花生

花生被世界公认为是一种植物性高营养食品，被称为"长生果"、"植物肉"、"绿色牛乳"。中医学认为，花生具有醒脾开胃、理气补血、润肺利水和健脑抗衰等功效。吃花生不要去掉红色仁皮，红皮是利血物质。并且花生含有维生素 E 和一定的锌，能强化记忆，抗老化，滋润皮肤，所以它对孕妇保持完美容颜有好处。但是孕妇最好不要将花生仁炸食，这样会增加胆固醇。孕妇最好多炖食，营养不会被破坏，又不上火，且易消化。

### 孕妈妈可适当多吃黑芝麻

黑芝麻含有丰富的钙、磷、铁。中医学认为，芝麻有填精、益髓、补血、补肝、益肾、润肠、通乳、养发的功能，孕前、孕中适当多吃黑芝麻对自身和胎儿都有益。

### 孕妈妈应多吃鱼

妇女在孕前、孕期每周都吃鱼的话，未来婴儿患上湿疹的概率会下降43%。丹麦研究者发现，经常吃鱼的孕妇出现早产和生出体重较轻婴儿的可能性要远远低于那些平时不吃鱼或很少吃鱼的孕妇。调查还发现，每周吃一次鱼，就可使从来不吃鱼的孕妇早产的可能性从7.1%降至1.9%。研究人员推断，鱼对孕妇有益，是因为鱼类含有丰富的氨基酸、卵磷脂、钾、钙、锌等，这些都是胎儿发育尤其是神经系统发育的必要物质。调查研究表明，孕妇多吃鱼有利于胎儿发育，特别是脑部神经系统。并且，鱼中富含 ω－3 脂肪酸，这种物质有延长怀孕期、防止早产的功效，也能有效增加婴儿出生时的体重。所以说，孕妇吃鱼好处多多。

# 💜 孕妈妈要多吃豆类食品

豆类是重要的健脑食品，如果孕妇能多吃些豆类食品，将对胎儿的成形及胎儿健脑十分有益。

孕妇应经常喝豆浆，或与牛奶交替食用。豆腐也是豆制品的一种，其蛋白质含量占35.3%，脂肪含量占19%，100克豆腐中含钙120毫克，因此，豆腐是非常好的健脑食品，孕妇可以适当多吃，但高龄产妇尽量少吃。

# 💜 孕妈妈要多吃嫩玉米

在所有主食中，玉米的营养价值和保健作用是最高的。玉米中的维生素含量非常高，是稻米、小麦的5～10倍。对孕妇来说，多吃嫩玉米好处很多，因为嫩玉米粒中丰富的维生素E有助于安胎，可用来防治习惯性流产、胎儿发育不良等。另外，嫩玉米中所含的维生素 $B_1$ 能增进孕妇食欲，促进胎儿发育，提高神经系统的功能。嫩玉米中还含有丰富的粗纤维，能加速致癌物质和其他毒物的排出，妊娠便秘者食用，可起到缓解病情的作用。

# 💜 孕妈妈要多喝牛奶

妇女怀孕之后，由于激素与代谢的改变，身体发生了一系列的生理变化，常伴有恶心、呕吐、消化不良及食欲减退，后期则因子宫增大影响肠的蠕动而引发便秘。机体各器官如心、肺、肝、肾等负荷增大，造血器官因母体血容量加大和红细胞增加而加大活动。此时孕妇对营养的需求比未孕时大大增加，除了自身需要的营养外，还要源源不断地供给腹内胎儿生长发育所需的一切营养。

在营养的全面性方面，孕妇比未孕时的要求亦较高，为了保证胎儿各脏器特别是大脑的发育，孕妇需要"全面性营养素"。也就是说，除蛋白质、脂肪、糖类三大营养素之外，还需要补充铁、钙、磷、锌、硒等营养物质。

在整个孕期中，母体约需要贮存钙50克，其中供给胎儿30克。母亲通过脐带向婴儿传输钙质，以促进婴儿骨骼发育。如果母体钙摄入不足，胎儿需要的钙就会从母体的骨骼及牙齿中夺取，以满足自己生长的需要，这样易使母体血钙降低，发生小腿抽筋或手足抽搐。

由于许多因素会影响钙的吸收，因此营养专家认为：孕妇补钙的最好方法是喝牛奶。牛奶中的钙最容易被孕妇吸收，而且磷、钾、镁等多种矿物质和氨基酸的比例也十分合理。每100克牛奶中含有约120毫克钙。孕妇每天喝200～400克牛奶，就能保证钙等矿物质的摄入。

此外，怀孕母亲每天多喝一杯牛奶，孩子出生时的体重平均会增加41克。但是孕妇从牛奶中补钙一定要讲科学，最好选择超高温灭菌和无菌包装技术生产的牛奶。

## ♥ 孕妈妈适当补充含铁的食物

铁是血红蛋白、肌红蛋白、细胞色素酶类以及多种氧化酶的组成成分。它与血液中氧的运输和细胞内生物氧化过程有着密切的关系。因此，铁是造血原料之一。

怀孕期间，孕妇除了维持自身组织变化的需要外，还要为胎儿生长供应铁质。胎儿除了摄取日益增长所需要的铁质之外，还需要在肝脏中贮存一部分铁质。同时，母体还要为分娩失血及哺乳准备铁质。

轻度缺铁性贫血是妊娠期较常见的一种并发症。轻度贫血对于妊娠及分娩的影响不大，而重度贫血可以引起早产、低体重儿或者死产。整个妊娠期胎儿及母体红细胞生成需要铁大约 800 毫克。为了预防妊娠贫血，孕期必须吃足量的含铁食品。

富含铁的食物有猪肝、瘦肉、鸡蛋等，这些都含有丰富的血红蛋白铁和肌红蛋白铁。有些食物，如菠菜、蛋黄，铁含量很丰富，却不易吸收。容易吸收的含铁食物有肝脏、豆类食品、燕麦、大麦、牛肉、鸡肉、泡菜、甜菜、土豆、樱桃、葡萄干、南瓜、沙丁鱼及虾等。一些富含维生素 C 的食物，如柑橘、草莓、青椒等与含铁质的食物一起食用，可促进铁质的吸收，而奶、咖啡、茶和抗酸剂等则会妨碍铁质的吸收。孕早期，孕妈妈每天至少应摄入 15 ~ 20 毫克铁；孕晚期，每天应摄入 20 ~ 30 毫克铁。可耐受的最高摄入量为 60 毫克。含铁质的口服制剂一般选择乳酸亚铁型补铁保健品，因为乳酸亚铁更有利于人体的吸收和利用。

### ~专家小贴士~

据估计，整个妊娠期孕妈妈需要 1000 毫克铁，其中 350 毫克用于满足胎儿和胎盘的需要，450 毫克用于增加血容量的需要，其余 200 毫克会储存起来，以便作为分娩时血容量减少的铁储备。妊娠期孕妈妈对铁的吸收率能增加 2 ~ 3 倍，月经停止能减少一些铁的丢失。建议孕妈妈从孕中期开始，在医生指导下，每天补充 30 毫克铁剂。

## ♥ 孕妈妈可以适量摄入"脑黄金"

脑黄金"是不饱和脂肪酸二十二碳六烯酸的时髦用语，它的英文缩写是 DHA，属于长链多不饱和脂肪酸中的一种，是人体大脑中枢神经和视网膜发育不可缺少的营养物质。

人的大脑有 140 多亿个神经元，而 DHA 是人脑细胞的主要组成成分，人脑细胞脂质中 10% 是 DHA，DHA 还是构成脑磷脂、脑细胞膜的基础，对脑细胞的分裂、增殖、神经传导、突触的生长和发育起着极为重要的作用，是人类大脑形成和智商开发的必需物质。它对视觉、大脑活动、脂肪代谢、胎儿生长发育及免疫功能和预防老年性痴呆都有极大影响。DHA 缺乏时可引发一系列症状，包括生长发育受限、皮肤异常鳞屑、不育、智力障碍等。

胎儿期是人体积聚 DHA 等大脑营养最迅速的时期，也是大脑和视力发育最快的时期。孕妇摄入 DHA 等营养可以通过脐带供胎儿吸收，满足胎儿发育需要。母乳是婴幼儿的最佳食物。哺乳期妈妈摄入足量的 DHA 可以维持其乳汁中 DHA 处于较高水平。若胎儿及婴幼儿从母体和母乳中获得的 DHA 等营养不足，大脑发育过程有可能被延缓或受阻，智力发育将停留在较低的水平，而且有可能造成婴幼儿视力发育不良。因此，孕妇及时摄入足量的"脑黄金"是十分必要的。

## 💗 孕妈妈应多吃粗粮

人体中含有氢、碳、氮、氧、磷、钙等 11 种常量元素，还有铁、锰、钴、铜、锌、碘、钒、氟等 14 种微量元素（只占体重的 0.01%）。这些元素虽然在体内的比重极小，却是人体中必不可少的。人体必需的微量元素，对孕妇、乳母和胎儿来说更重要，因为微量元素缺乏时会引起更严重的后果。而在粗粮中，则较多含有这些物质。

粗粮是相对我们平时吃的精米白面等细粮而言的，主要包括谷类中的玉米、紫米、高粱、燕麦、荞麦、麦麸以及豆类中的黄豆、青豆、赤小豆、绿豆等。由于加工简单，粗粮中保存了许多细粮中没有的营养。比如，含糖类比细粮要低，含膳食纤维较多，并且富含 B 族维生素，同时，很多粗粮还具有药用价值。

## 💗 孕妈妈可多吃鳝鱼

鳝鱼肉质细嫩，味道鲜美，营养丰富，每百克鳝鱼肉中含蛋白质 18.8 克，脂肪 0.9 克，钙质 38 毫克，磷 150 毫克，铁 1.6 毫克；此外还含有硫胺素（维生素 $B_1$）、核黄素（维生素 $B_2$）、烟酸（维生素 $B_5$）、抗坏血酸（维生素 C）等多种维生素，是一种高蛋白质、低脂肪的优良食品。

吃鳝鱼的时候，最好能同食一些藕。因为藕含有维生素 $B_{12}$、维生素 C 和酪氨酸等优质氨基酸，还含有大量膳食纤维，是碱性食品，而鳝鱼则属酸性食品，两者合吃，保持酸碱平衡，对滋养身体有较高的功效。

## 💗 孕妈妈可多吃番茄，保健又养颜

番茄富含的维生素 A 原，在人体内转化为维生素 A，能促进骨骼生长。番茄还含有丰富的维生素 C 和番茄红素，有抑制细菌的作用。番茄内的苹果酸和柠檬酸等有机酸，还有增加胃液酸度，帮助消化，调整胃肠功能的作用。番茄中含有果酸，能降低胆固醇的含量，对高脂血症很有益处。据营养学家研究测定：每人每天食用 50 ~ 100 克鲜番茄，即可满足人体对几种维生素和矿物质的需要。

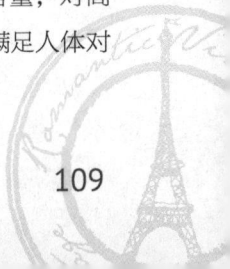

生食番茄最好在饭后，以免空腹刺激胃肠，避免与胃酸结合成不易消化的物质引起胃脘不适。可是如果要摄取番茄红素，烹煮加工过的番茄会比生番茄好，因为番茄经过加热煮熟的过程或与含有脂质的食物一起食用，可提高番茄红素的人体吸收利用率，抗氧化效果更好。

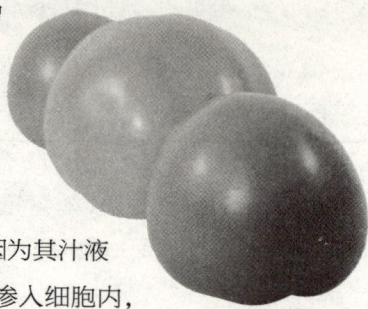

番茄不仅好吃，而且有较高的美容价值和医疗价值。因为其汁液内的糖、维生素、矿物质等成分，可通过皮肤将水分直接渗入细胞内，起到增加细胞内水分和营养细胞的作用，使细胞娇嫩，增强皮肤的弹性，舒展皱纹。常吃番茄，可补血益神，使皮肤柔嫩生辉，脸色红润。最奇妙的是，孕妇常吃番茄，可减少甚至消除因激素变化引起的面部妊娠斑。

需要注意的是，未成熟的番茄最好不吃。因为青色的番茄含有大量的有毒番茄碱，孕妇食用后，会出现恶心、呕吐、全身乏力等中毒症状，对胎儿的发育有害。

## ♥ 孕妈妈可多喝酸奶

酸奶是在消毒牛奶内加入一定量的乳酸菌后经发酵制作而成的。牛奶经由发酵处理后，牛奶中的蛋白质发生凝固，乳糖被分解成半乳糖和葡萄糖，这些变化均有益于其在人体肠道内的消化吸收。此外，酸奶中还存在一些抗生素，对人肠道内有害致病菌具有一定的抑制作用，可以起到防病作用。再者，酸奶中的乳酸菌在人肠道内可合成多种人体所必需的氨基酸。因此，酸奶是孕妇较理想的营养品，可以放心饮用。

## ♥ 绿豆是孕妈妈理想的食品

绿豆中赖氨酸的含量高于其他食品。赖氨酸是人体必需的氨基酸，是合成蛋白质的重要原料，可以提高蛋白质的利用率，从而增进食欲和消化功能，也可促进发育、提高智力，故被称为"营养氨基酸"。

此外，绿豆还富含淀粉、脂肪、蛋白质、多种维生素及锌、钙等矿物质。中医认为，绿豆味甘性寒，有清热解毒、消暑止渴、利水消肿之功效，是孕妇补锌及防治妊娠水肿的食疗佳品。因此，孕妇不妨多吃绿豆做的食品。

## ♥ 孕妈妈不宜饥饱不一

有的孕妇担心吃得过多胎儿会过大过重，不利于分娩，或者是忧虑自身发胖增重，影响产后体形，于是会有意识地节食。如果营养物质摄入受到人为限制，会使孕妇抵抗力下降，易患多种妊娠并发症和合并症，还会使体力下降，不利于日后分娩。还有的孕妈妈由于妊娠反应的干扰，不愿吃饭，可能孕妇本人并不觉得饥饿，但实际上因身体得不到营养的及时供应，对胎儿生长发育很不利。

　　同样，有的孕妇暴饮暴食，吃得过饱会造成肠胃功能紊乱。一次吃得过多，人体大量的血液就会集中到胃里，造成胎儿供血不足，影响胎儿生长发育。也有的孕妇长期饮食过量，这样不但会加重孕妇的胃肠负担，还会造成胎儿发育过大，导致分娩时难产。

　　所以，孕妈妈对饮食要有节制，注重饮食种类的调剂和营养素摄入的均衡，会更加有益于自身和胎儿。

## ♥ 孕妈妈进食不宜狼吞虎咽

　　孕妇进食是为了充分吸收营养，保证自身和胎儿的营养需要。孕妇进食切忌狼吞虎咽。人体会将食物的大分子结构变成小分子结构，从而有利于消化吸收。这种变化过程是靠消化液中的各种消化酶来完成的。人在进食时，慢慢咀嚼食物可以使消化液的分泌增多，这对人体摄取食物营养非常有利。咀嚼食物引起的胃液分泌比食物刺激胃肠而分泌的胃液数量更大，持续时间更长。可见，咀嚼食物对消化液的分泌起着重要作用。吃得过快、食物嚼得不精细，进入胃肠道后，食物与消化液接触的面积会大大缩小，会影响食物与消化液的混合，有相当一部分食物中的营养成分不能被人体吸收。此外，有时食物咀嚼不够，还会加大胃的消化负担或损伤消化道黏膜，使消化液分泌减少，易患肠胃疾病。

## ♥ 孕妈妈应少吃刺激性食物

　　有些女性喜欢食用带点辣味的食品，适当食用可以起到促进食欲及血液循环的作用，但孕妇不宜过量食用这些刺激性食物。

　　首先，辛辣物质会随着母亲的血液循环进入胎儿体内，给胎儿造成不良影响。

　　其次，辛辣食物容易消耗肠道水分，使胃肠腺体分泌减少，造成肠道干燥，可能引起消化功能紊乱，如胃部不适、消化不良、便秘。

　　再者，肠道发生便秘后，孕妇必然用力屏气解便，使腹压增加，易发生痔疮。

　　由于怀孕后胎儿的长大，本身就可以影响孕妇的消化功能和排便，如果孕妇始终保持着进食辛辣食物的习惯，一方面会加重孕妇的消化不良、便秘或痔疮的症状；另一方面也会影响孕妇对胎儿营养的供给，甚至增加分娩的困难。因此妇女在计划怀孕前3~6个月就应停止吃辛辣食物，怀孕早期更不可多食。

## ♥ 孕妈妈不宜过多吃菠菜

　　人们一直认为菠菜中含有丰富的铁质，具有补血功能，所以常被当做孕期预防贫血的佳蔬。其实，菠菜中含铁量并不高，而且含有大量草酸，草酸会影响人体对钙、锌的吸收。孕妇过多食用菠菜会使体内钙、锌的含量减少，影响胎儿的生长发育。

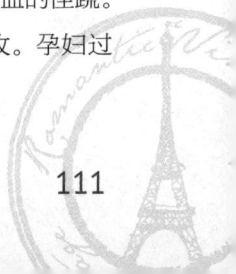

钙、锌是人体不可缺少的矿物质元素，孕妇缺钙不仅会影响自身健康，还会对胎儿发育造成不良后果；孕妇缺锌会出现食欲下降，对各种营养素的摄入减少，所以孕妇尤其孕早期不宜过量食用菠菜。

## 💜 孕妈妈不宜喝茶和咖啡

咖啡及茶是人们常喝的饮料，而且饮用时容易养成习惯。喝茶在中国有着悠久的传统习惯，并且已经形成了独特的传统文化，许多人在日常生活中离不开茶。近几年来，随着中国的对外开放，西方的生活方式逐渐进入中国，咖啡作为一种时尚的饮料逐渐流行起来，特别是在年轻一族中，习惯喝咖啡者可能并不少于喝茶者。咖啡和茶中都含有咖啡因，咖啡因是中枢神经兴奋剂，排泄较快，对成人毒性不大。目前在临床上尚未见到饮用咖啡或含咖啡因的饮料与人类畸形有直接相关联系的报道。但在药物对胎儿致畸的动物试验中发现，咖啡因能引起小动物畸形，此结果应引起我们的重视。如果准备妊娠或已发现受孕，最好适当减少茶或咖啡的饮用量，并应避免饮用浓茶或浓咖啡，最好用清水或新鲜果汁代替这些饮料。

## 💜 孕妈妈不宜多吃油炸食品

油炸食品色香味美，香脆可口，颇令人喜爱。但是，孕妇不宜过多食用。油炸食品经高温处理后，食物中的维生素和其他多种营养素均受到很大程度的破坏，营养价值明显下降，加之脂肪含量较多，食后很难消化吸收。妇女在怀孕早期一般都有早孕反应，食用油炸食品不但影响食欲，而且会使反应加重。怀孕中期以后，增大的子宫压迫肠道，使肠蠕动减弱，食用油炸食品很容易导致便秘。特别是怀孕以后，由于体内激素水平的变化，孕妇消化功能较前下降，油炸食品更不应多吃。一旦食后胃部有饱胀感，会导致下顿饮食量减少，患便秘者更不应食用。再者，食品专家研究发现，食油经反复加热、煮沸、炸制食品后，会产生有致癌作用的物质，经常食用，会对人体产生危害。

## 💜 孕妈妈不宜过多吃肉

肉类能补充一部分人体需要的营养素，但吃肉过多，会影响其他营养素的吸收，引起营养不良。吃肉过多，还会使孕妇和胎儿体重过大，造成难产。此外，人体呈微碱性状态是最适宜的，如果偏食肉类，则使人体趋向酸性，容易致使大脑迟钝，影响宝宝智力发育。

## 💜 孕妈妈不宜过多吃巧克力和山楂

过多食用巧克力会使孕妇产生饱腹感，从而影响食欲，致使必需的营养素缺乏。

通常孕妇较喜欢吃酸东西，而山楂酸酸甜甜，还有消食的好处，便成了首选果品。但山楂对子宫有兴奋作用，会造成宫缩，可能还会流产，为以防万一还是少吃为妙。如果想吃酸就选择杨梅、樱桃、橘子、葡萄、苹果等新鲜水果吧。

## ♥ 孕妈妈不宜多吃方便面

众所周知，人体的正常生命活动需要六大营养素，即蛋白质、脂肪、糖类、矿物质、维生素和水。只要缺乏其中一种营养素，时间长了，人就会患病。而方便面的主要成分是糖类和脂肪，汤料只含有少量味精、盐分等调味品，即使是各种名目的鸡汁、牛肉汁、虾汁等方便面，其中肉汁成分的含量也非常少，远远满足不了孕妇每天所需要的营养量。

吃方便面过多易造成孕妇营养不良，进而引起胎儿体重不足，所以孕妇应尽可能避开这种食物或禁止食用。

## ♥ 孕妈妈不宜吃蜂王浆

蜂王浆是工蜂分泌出的一种白色或淡黄色略带甜味并有些酸涩的黏稠状液体，是专供蜂王享用的食物。据检测，每 100 克蜂王浆中含有水分 66 克、蛋白质 12 克、脂肪 6 克以及其他 20 多种氨基酸、多种维生素、乙酰胆碱、油脂、矿物质等共 70 多种成分。蜂王浆和蜂蜜配制成的液体称为蜂乳，蜂乳中若再掺入人参等滋补品，则可制成人参蜂王浆等口服液。这类口服液通常被认为是较好的滋补品，但是，其中的激素类物质会刺激孕妇的子宫，引起宫缩，干扰胎儿的生长发育。所以，孕妇不宜服用蜂王浆。

## ♥ 孕妈妈不宜吃火锅

弓形虫进入孕妇体内的渠道很多，贪食火锅是容易忽略的感染渠道之一。人们吃火锅时，习惯把鲜嫩的肉片放到煮开的水中稍稍一烫即拿出来吃，短暂的加热并不能杀死寄生在肉片细胞内的弓形虫幼虫（寄生虫卵），可使人受到传染，也给母体造成危害。

因此，孕妈妈不宜吃火锅，偶尔食用时，一定要将肉片煮透。并且尽量不要吃火锅调料，因为调料味重太咸对胎儿不利。

## ♥ 孕妈妈不宜喝长时间煮的骨头汤

不少崇尚食补的孕妇有爱喝骨头汤的习惯，并觉得熬汤时间越长，味道越鲜美，营养就越丰富。事实上，这种观点是错误的。其实，无论多高的温度，也不能将骨头内的钙质溶化，因为动物骨骼中所含钙质不易分解，久煮反而会破坏骨头中的蛋白质，因此，熬骨头汤不宜时间过长。

营养专家推荐的方法是：炖汤之前，先将洗净的骨头砸开，然后放入冷水，冷水一次性加足，并慢慢加温，在水烧沸后可适量加醋，因为醋能使骨头里的磷、钙溶解到汤内；同时，不要过早放盐，因为盐能使肉里含的水分很快跑出来，会加快蛋白质的凝固，影响汤的鲜美。

此外，专家推荐的炖具为压力锅，因为用压力锅熬汤的时间不会太长，而汤中的维生素等营养成分损失不大，骨髓中所含的矿物质元素也易被人体吸收。

长时间炖出的浓汤，或以猪骨、鸡脚、连皮家禽、肥肉类煮成的汤，含有大量的饱和脂肪，且口感肥腻，这类汤对胃肠道有一定刺激，故孕妇不宜食用。

## 💜 孕妈妈晚餐三不宜

### ■ 不宜过迟
如果很晚才进餐，餐后不久就上床睡觉，这样不但会加重胃肠道的负担，还会导致难以入睡。

### ■ 不宜进食过多
晚餐暴食，会使胃机械性扩大，导致消化不良及胃痛等现象。

### ■ 不宜厚味
晚餐进食大量蛋、肉、鱼等，在饭后活动量减少及血液循环放慢的情况下，胰岛素能将血脂转化为脂肪，积存在皮下、心膜和血管壁上，会使人逐渐胖起来，容易导致心血管系统疾病。

因此，孕妇不应过晚就餐，晚餐也以清淡、稀软为好。

## 💜 孕妈妈不宜过量食用海带

海带含有丰富的蛋白质、糖类、矿物质和膳食纤维，特别是含碘量很高，对人体健康大有益处，但孕妇过量食用会事与愿违，对胎儿产生危害。

首先，海带中含有较多的碘，吸收进入血液后，可以通过胎盘进入胎儿体内，孕妇每日摄入海带量超过20克以上，即可对胎儿产生不良影响。过多的碘可引起胎儿甲状腺发育障碍，婴儿出生后可能出现甲状腺功能低下。

其次，由于现代工业高速发展，造成环境包括海水的污染，而海带不只对碘"情有独钟"，它对砷、铅、汞也"一视同仁"，所以海带中吸附着这些毒性极强的金属元素，特别是砷含量较高，长期大量食用，会引起蓄积中毒，并通过胎盘对胎儿产生影响，造成畸形、死胎等。

再次，海带有软坚、散结、化淤的功能，食用后对早期妊娠有造成出血、流产之弊。

因此，怀孕的妈妈不宜过量食用海带。

## 💜 孕妈妈不宜长期摄入高蛋白食物

医学研究认为，蛋白质供应不足，易使孕妇体力衰弱，胎儿生长缓慢，产后恢复健康迟缓，乳汁分泌稀少。故孕妇每日蛋白质的需要量应达90～100克。但是，孕期过量的高蛋白质饮食会影响孕妇的食欲，增加胃肠道及肾脏的负担，并影响其他营养物质的摄入，使饮食营养失去平衡。研究证实，过多地摄入蛋白质，人体内可产生大量的硫化氢、组胺等有害物质，容易引起腹胀、食欲减退、头晕、疲倦等现象。同时，蛋白质摄入过量，不仅可造成血液中的氮质增高，而且也易导致胆固醇增高，加重肾脏肾小球滤过的压力。有人认为，蛋白质过多地积存于人体结缔组织内，可引起组织和器官的变性，较易使人罹患癌症。因此，孕妇不宜长期食用高蛋白质食物。

## ♥ 孕妈妈要少吃盐和糖类

怀孕期间易引起水肿，血压升高，所以要尽量少吃盐。特别是在妊娠期发现患有妊娠高血压综合征，更应减少盐的摄入量。

糖类含量过高的食品食用过多将导致体重剧增、脂肪蓄积、组织弹性减弱，还会因肥胖易患妊娠中毒症、糖尿病等病症，并且因胎儿过大而造成分娩时难产。所以孕妈妈应减少糖类的摄入。

## ♥ 孕妈妈不宜多吃鸡蛋

鸡蛋的营养价值丰富，许多身体虚弱、大病初愈者和孕产妇都喜欢多吃以补充营养和增强体质。事实上，吃过多的鸡蛋往往会出现副作用，孕妈妈可能会感觉腹部胀闷、头目眩晕、四肢无力，更有甚者会导致昏迷。医学称这些症状为"蛋白质中毒综合征"。

孕妈妈在孕期的肠胃功能会有所减退，若此期间食用大量鸡蛋，就会加重消化系统的负担，如果体内蛋白质含量过高，在肠道内会造成异常分解，从而产生大量的有毒物质氨，一旦氨溶于血液中，此时未完全消化的蛋白质也会在肠道中腐败，分解出有毒的化学物质，从而导致蛋白质中毒综合征。因此，孕妈妈不宜多吃鸡蛋。

## ♥ 孕妈妈不可大量服用鱼肝油

鱼肝油的主要成分是维生素 A 和维生素 D。孕期适量补充鱼肝油，有利于母体健康和胎儿发育，同时也有益于孕妇对钙的吸收。但如果片面地认为服用鱼肝油越多越好，则会对孕妇和胎儿造成危害。维生素 A 服用量过大，将会引起胎儿骨骼畸形、腭裂以及眼、脑畸形等的发生；而维生素 D 服用量过大，将会引起孕妇皮肤瘙痒、脱发以及胎儿主动脉发育不全、肺和肾动脉狭窄等缺陷。因此，孕期不宜长期大量服用鱼肝油。

## 📷 孕妈妈生活宜忌

## ♥ 孕妈妈要保证适量的有氧运动

孕妇在运动前要做好合理的计划，首先要与妇产科医师讨论。孕妇如果有健康问题，运动会对孕妇或胎儿造成伤害。如果经医生许可，孕妇可以先由较轻松的运动着手，不至于引起疼痛、呼吸困难或过度疲倦，然后慢慢地增加运动量。如果感觉不舒服、呼吸困难或非常疲倦，请减少运动量。如果怀孕前就有运动习惯，怀孕时保持运动会比较容易，但要适当减少运动量。如果以前没有运动习惯，则怀孕时要很缓慢地开始运动，不要操之过急。

对于孕妇来说，最舒服的运动就是不会增加身体额外负担的运动。怀孕时，可以持续游泳与骑健身车，走路与低冲击力的有氧运动也是可以接受的。孕妇可以和妇产科医生讨论，以决定何种运动对母体与胎儿最好。

## 💛 孕妈妈游泳好处多

孕妇参加劳动或体育活动，或多或少会引起子宫收缩，子宫收缩时，子宫血流量会相应减少，因此对胎儿的供血也相应减少。对身体素质健康的孕妇而言，参加体育活动虽然可致子宫血流量减少，但通常并不会影响胎儿，因为胎儿具备相当强的耐受力。相反，孕妇运动后可有效地促进盆腔血液循环，增进机体新陈代谢，这些对孕妇和胎儿都是有益的。游泳时的呼吸运动和肌肉用力等情况颇似分娩，因此，游泳锻炼对孕妇最大的好处是有益于缩短分娩时间和降低难产发生率。当然，孕妇游泳一般不宜超过 1 小时，游 300 ～ 400 米即可。游泳前要做好充分的热身运动，避免跳水和仰泳。游泳时应有救护设备，同时保证在救生人员监护下进行。

## 💛 孕妈妈的衣服要勤洗

孕妇的衣着要宽大、轻松、舒适、简单。夏天人体出汗较多，而孕妇本身就比其他人代谢更旺盛，而排汗不畅很容易引起皮疹、皮肤感染等症状。因此一定要选择利于排汗的衣物，这样相对凉快，而且出汗后也容易被衣服吸收。衣料的选择应讲究透气性和吸湿性，如宽松、棉质的衣物。衣服要勤换勤洗，保持卫生。

## 💛 孕妈妈睡午觉很重要

孕妈妈的睡眠时间应比平常多一些，大概多一个小时。增加的这一个小时的睡眠时间最好加在午睡上。因为睡午觉可以使孕妇神经放松，消除劳累，恢复活力。但不要刚吃饱就进入睡眠。午睡时间的长短可因人而异，因时而异。午睡时，虽然时间较短，但也要脱下鞋子，把双脚架在一个坐垫上，抬高双腿，然后全身放松，这样孕妈妈才可以得到最好的休息。

## 💛 孕妈妈宜用木梳梳头

头部，素有"诸阳之汇"的美誉，因为人体最重要的十二经脉与几十个穴位都汇聚于头部。人的大脑要保持清醒，才能思维敏捷。

经常用梳子梳头有利于调节大脑的功能，消除各种疲劳，有清心、明目、醒脑、提神的作用。这一理论对准妈妈同样适用，但准妈妈最好选用木梳，而不要使用塑料梳。因为塑料梳与头发摩擦容易产生静电而扯断头发。用木梳梳头时应从头顶的穴位处开始，用力要轻柔，不可过猛，还可以边梳边按摩头皮，边数数给胎宝宝听，让意念通过思维传递给胎宝宝，这对胎宝宝的成长以及日后的生长发育都有好处。

## 💜 孕早期不宜过性生活

过性生活时通常会使子宫痉挛长达 1 分钟之久，容易使胎膜早破或使阴道内病原体上行至子宫内而形成感染。孕早期胎盘还没有完全形成，处于不稳定状态，具有把胎儿维护在子宫里的孕激素的分泌还不充分，是最容易发生流产的时期。因此孕早期不提倡有性生活。

## 💜 孕早期不能做 CT 检查

CT 是利用电子计算机技术和横断层投照方式，将 X 射线穿透人体每个轴层的组织，它具有很高的密度分辨力，要比普通 X 线强 100 倍。所以，做一次 CT 检查受到的 X 线照射量比 X 射线检查大得多，对人体的危害也大得多。

孕妇怀孕前 3 个月内接触放射线可能引起胎儿脑积水、小头畸形或造血系统缺陷、颅骨缺损等严重恶果。因此，孕妇做 CT 检查会产生严重的不良后果。所以，如果不是病情需要，孕妇最好不要做 CT 检查。如果必须要做，应该在孕妇腹部放置防 X 射线的装置。

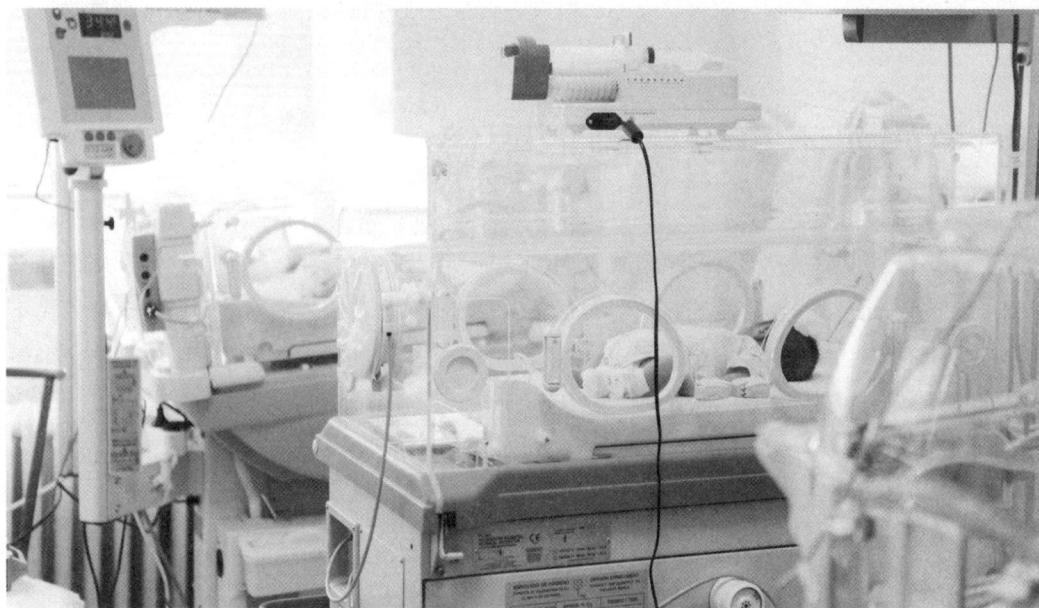

## 💜 孕妈妈不宜服用的中成药

中医药学在孕期用药上有着丰富的经验积累，其用药原则是孕期服用中草药必须对症，

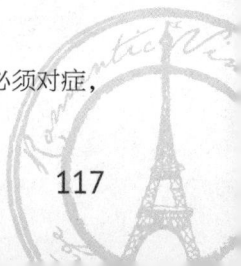

孕期补养用药，亦应平和适中。具体而言，妊娠期间，凡峻下、滑利、祛淤、破血、耗气、散气等作用的中药，都应禁用或慎用，因为这些药物可导致胎儿畸形、流产、早产。慎用药还包括通经祛淤、破气破血及辛热滑利的药物，例如桃仁、红花、大黄、枳实、干姜、肉桂、半夏等。同时，孕期不应滥用补养药，因为怀孕后，阴血下聚以养胎，使孕妇机体处于"阴血偏虚，阳气偏亢"的状态，所以民间也有"产前宜凉"的说法。中医安胎是通过调理孕妇的脏腑、气血及冲任诸脉，使孕妇全身功能得到改善，胎儿也就自然得以安养，只要运用恰当，对胎儿不会造成损伤，也不会强行保存应该被淘汰的异常胚胎。

## 🖤 孕妈妈勿用搪瓷杯喝热饮

杯子也有大学问！家庭常用的搪瓷器皿可能会给孕妇带来意想不到的危害。

搪瓷器皿表面的瓷是由硅酸钠与金属盐组成的，其中铅含量较高，还含有铋、镉和锑等有毒金属元素。铅可对人体中枢神经系统造成损害，从而导致行为改变，还能引起小细胞性贫血。慢性铅中毒还能干扰免疫系统功能，导致慢性中毒甚至死亡。镉能抑制并破坏体内许多酶系统的活性，并有致癌危险。此外，搪瓷所含的锡、铋、锑等均属有毒金属，对人体健康十分有害。市售的搪瓷器皿经 4% 的醋酸浸泡，即可渗出一定量的铅、镉等有害元素，经过高温和一定时间煮沸，也可溶出一定量的铅和镉。

由于胎儿正处在发育阶段，孕妇若接触铅等有害物质很容易造成畸胎，甚至死胎。因此，孕妇不应使用搪瓷器皿喝热饮料、酸性饮料或进食其他酸性食物，以防各种有毒金属对母体和胎儿造成危害。

## 🖤 孕妈妈不可以戴隐形眼镜

妊娠期间，由于孕妇角膜的含水量比常人高，角膜透气性差，此时如果戴隐形眼镜，容易因为缺氧导致角膜水肿而对眼睛造成危害。同时，孕妇的角膜曲度也会随着怀孕周期及个人体质的改变而改变，使近视的度数增加或减少。如果勉强戴原先的隐形眼镜，容易因为不适而造成眼球新生血管明显增长，甚至导致角膜上皮剥落。此时，一旦隐形眼镜不洁，则更易滋生细菌，造成角膜发炎、溃疡，甚至失明。

## 🖤 孕妈妈不宜洗桑拿浴

桑拿浴的温度较高，会使子宫的温度上升，但一般不会影响胎儿的正常发育。但由于大量排汗，体内循环的速度加快，心脏负担加重，脑部容易出现供血不足，使孕妇容易发生昏厥现象。

## 🖤 孕妈妈洗澡忌时间过长

洗澡时浴室内由于通风不良，空气混浊，湿度大，使空气中的氧气含量降低，再加上热水的刺激，使人体内的血管扩张，这样，血液流入躯干、四肢较多，而进入大脑和胎盘的血液就相对减少，脑的供氧量也必然减少，且人的脑细胞对缺氧的耐力很低，会造成孕妇昏厥。如果孕妇洗澡时间过长，还会造成胎儿缺氧。如果缺氧时间很短，一般不会对胎儿大脑有什么不良后果，如果时间过长，就会影响胎儿神经系统的生长发育。因此，一般孕妇洗澡时间不宜超过15分钟，或以孕妇本身不出现头昏、胸闷为宜。

## 💙 孕妈妈不宜长时间使用电扇与空调

孕妇的新陈代谢十分旺盛，皮肤散发的热量也有所增加，在炎热的夏季出汗很多，因此常常借助电风扇或空调纳凉，这是必要的。但如果孕妇用电风扇久吹不停，或空调温度设定过低、时间过长，就会出现头晕头痛、疲乏无力、饮食下降等不适反应。孕妇出汗多时，更不要马上吹电风扇或直吹空调，因为这时全身皮肤毛孔扩张，汗腺大开，邪风极易乘虚而入，轻者伤风感冒，重者高热不退，给孕妇和胎儿的健康造成危害。

## 💙 孕妈妈不宜拔牙

大量临床资料表明，在妊娠最初的2个月内拔牙可能引起流产；妊娠8个月左右拔牙可能引起早产。因此，妊娠期除非遇到必须拔牙的情况，一般不宜拔牙。

妇女在妊娠期间身体产生了一系列生理变化，个别牙或全口牙的牙龈容易充血、水肿，牙龈会明显增生。妊娠期对各种刺激的敏感性增加，即使轻微的不良刺激也有可能导致流产或早产。有习惯性流产、早产的孕妇更要严禁拔牙。

如必须拔牙，也应在3～7个月时进行。在拔牙前应充分休息、睡眠，做好口腔护理，并精神放松。在拔牙前一天和拔牙当天可肌肉注射黄体酮10毫克，拔牙麻醉剂中不可加入肾上腺素；麻醉要完全，避免子宫受刺激而产生子宫收缩诱发流产与早产。孕妇若有习惯性流产及习惯早产史应禁忌拔牙。

## 💙 孕妈妈居室不宜摆放的花草

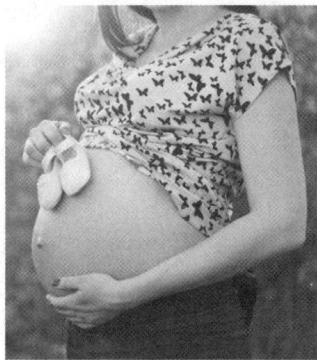

花草可以装点居室，净化室内空气，但并非所有的花草都适合在室内摆放，尤其孕妇的居室，置放花草则要更加讲究。夜来香、丁香等花草，吸收室内氧气，呼出二氧化碳，因此会使室内氧气减少，对孕妇及胎儿的健康不利。茉莉花、水仙、木兰等花卉，有着浓烈的香味，会使孕妇食欲减退和嗅觉失敏，甚至可引起头痛、恶心和呕吐等不良反应。万年青、仙人掌、五彩球、洋绣球、报春花等植物，人接触后会发生皮肤瘙痒、皮疹等皮肤过敏反应。因此，孕妇居室内以不放置花草为宜。

# 临产与生产
# 必知的细节

## 顺利迎接新生命

### 孕妈妈体力准备

到了妊娠后期，活动量应该适当减少，工作强度亦应适当减低，特别是要注意休息好，睡眠充足，只有这样才能养精蓄锐，使分娩时精力充沛。一般从接近预产期的前半个月，就不宜再远行了，尤其是不宜乘车、船、飞机远行。因为旅途中各种条件都受到限制，一旦分娩出现难产很有可能危及母子安全。

同时，因为分娩时要消耗很大的体力，所以产妇临产前一定要吃饱、吃好。为了保证孕妇有足够的体力完成分娩，家属应想办法让她多吃些营养丰富又易于消化的食物，例如吃一点粥类或汤羹，切忌什么东西都不吃就进产房。有些妇女怀孕早期担心流产，怀孕晚期害怕早产，因而整个孕期都不敢活动。有些孕妇则是因为懒惰而不愿意多活动。实际上，孕期活动量过少的产妇，更容易出现分娩困难。所以，孕妇在临产前不宜过于懒惰，不宜长时间卧床休息，而是应该每日坚持适量的散步等活动。

### 何时去医院

有以下情况应及时去医院：规则阵痛：绝大多数的孕妇都可以用阵痛的间隔作为入院的判断基准。当出现每10分钟一次的阵痛，或者1个小时出现6次以上的阵痛时，孕妇必须先估计好自己从家里到医院所需的时间，然后打电话联络入院事宜。从阵痛开始到生产所需的时间，产妇大约是半天或半天以上；经产妇则是初产妇的一半时间或更短。破水：发生破水时，记得抬高腰部，躺下休息，头低臀高位，不要站立走下楼，保持安静，并且尽早送医院。紧急的处理方式是先垫上干净的纱布或脱脂棉。破水后如果乱动的话，可能会造成脐带脱垂，胎儿发生脐带脱垂时，会引发缺血或缺氧的危险，尤其是胎位不正时更不能站立，应叫救护车送至医院。突然大量出血：赶紧叫救护车，到最近的医院急诊。若出血处理得太慢的话，就可能危及母体与胎儿的生命和健康。剧烈腹痛：剧烈腹痛伴子宫突然停止收缩，胎儿也静止不动，立即联系医院入院待产。

## ♥ 去医院生产应带些什么

接近预产期时应定好分娩医院，最好预约好住院日期，安排好陪同去医院的人和去医院的路线。提前 4 ~ 5 周准备住院用品，包括带好洗漱用品、几本杂志或画报、防滑拖鞋、长睡袍、两个乳罩、携带方便的收录机和照相机。并带上电话本和电话卡，以及孩子的衣服和小毯子。去医院时还应准备些小食品。

## ♥ 产妇心理状态与分娩快慢有关吗

分娩是生理过程，但对产妇主观意识而言，毕竟要经历的不仅是一次巨大的生理改变，更为重要的是经历一次严峻的精神、心理和体能的考验。多数产妇，特别是初产妇，较为普遍地存在着怕产痛、怕难产、怕畸形的"三怕"心理，由此与产程相伴随的是焦虑、不安和恐惧的不良心理。这些不良因素将会引起大脑皮层功能紊乱，进而导致子宫收缩不协调，使子宫颈口不易扩张，或扩张延迟，产程延长，甚至引发难产。另外，精神过分紧张，往往不利于宫缩间歇期的放松休息，也不利于饮食，由此使体能消耗过大，能量物质摄入不足，这样也会使产程延缓，引发难产。研究分析表明，有不良精神心理因素影响的产妇往往产程较长，难产率较高，而且剖宫产率也较高。

## ♥ 临产的产妇能吃东西吗

在分娩过程中，产妇的胃肠消化及吸收功能均减弱，产妇食欲不好。随着产程的进展，宫缩越来越强，宫缩强烈时，常常引起恶心呕吐，以致产妇摄入热量及水分不够，影响产程进展。如果出现上述情况，产妇不要再吃东西，以免引起误吸，且加重恶心呕吐的程度。医生可通过静脉输液来补充热量和水分，所以产妇不必担心。反之，如果在产程中，产妇没有上述表现，在第一产程，宫缩间歇期，可以鼓励产妇少量多次进食，吃一些易消化的食物，并注意摄入足够的水分，以保证充沛的精力和体力，为第二产程做准备。

## ♥ 临产产妇大小便应注意什么

产程进展过程中，如果产妇宫缩时有大便感，应征得医生同意后，在有人陪同的情况下去解大便，时间不可过长，以免发生宫颈水肿。如果在宫口未开全时，产妇有频频排便感，应通过医生检查寻找原因，检查是肛门刺激所致，还是胎位不正所致。但是无论哪一种原因引起，在宫口尚未开全时，都不要过早屏气，也不要下地蹲，以免引起宫颈水肿，影响宫颈的扩张和产程进展。如果宫口已开全，产妇就要在医生的指导下，于宫缩期间屏气如解大便样向下用力，此时，产妇千万不能自行下床解大便，以免发生危险。

临产后，产妇应注意排尿，一般每 2 ~ 4 小时就要排尿一次，以避免胀大的膀胱影响子宫收缩和胎儿先露部下降。如果产妇出现排尿困难时，应及时告诉医生，医生要检查有无头盆不称的情况，必要时医生可以给予导尿管导尿，但产妇不要因排尿困难而蹲的时间太长。

## ♥ 羊水早破怎么办

临近预产期时，孕妇要随时随地注意身体的变化，一旦发现异常现象，如发现破水等状况，必须马上住院待产。胎膜在位于子宫颈口处破裂，羊水流出，这是胎儿娩出的前兆，多发生在宫颈口扩张较大时。但是，也有一些孕妇还没出现明显的子宫收缩，也没有排尿，突然阴道排出水样液体，处理后又有液体排出时，应确定是否发生了胎膜早破。发生胎醒膜早破后，多数情况下规律性子宫收缩随即开始。但也有持续一段时间后才出现规律宫缩者，没有经验的孕妇往往容易忽视。由于胎膜早破，羊水流出，子宫内部和外界已通过阴道相通，细菌很容易进入体内，导致宫内感染。孕妇会有发热，羊水变混浊产生异味，并可使胎儿由于宫内感染出现败血症。因此一旦发生早破水，就应视为将要分娩，孕妇须马上住院待产（有20%～25%的孕妇分娩前会出现胎膜早破的情况）。

## ♥ 发生早产怎么办

妊娠不足 37 周胎儿即娩出为早产。约有 10% 的胎儿提前 4 周以上出生。早产儿因为肺和其他脏器未完全成熟，出生后危险性较大。大多数早产原因不明，以下因素可以引起早产：子宫畸形、多胎妊娠、胎膜早破、宫颈功能不全、羊水过多、胎盘异常（胎盘早剥或前置胎盘）、胎儿异常、胎死宫内和母体疾病（如高血压或一些母体感染）。

有早产征象时，在无禁忌证如感染、出血的情况下，抑制宫缩非常重要。医生会要求孕妇卧床，尽量左侧卧位，用抑制宫缩的药。卧床是防止早产的有效办法，尤其在未用药前，这是唯一能做的事情。抑制宫缩的药有硫酸镁，可以通过静脉给药。β–肾上腺能激动剂类药可以口服或静脉用药，避免早产。

## ♥ 如何确认临产即将开始

宫缩次数增多，胎动减少，腰部、大腿根部充满沉重感，胃部变得很轻松，尿频，分泌物增多，耻骨部和腰部疼痛。只要出现上述症状的 2～3 项或以上，就表示临产即将开始，通常 7 天之内，就会分娩，要开始做心理准备了。为了让自己可随时入院生产，应确实做到以卜各事项：随时和丈夫保持联络；保持自身的清洁（入院后便无法洗浴了）；睡眠充足，饮食充分。

生产的前兆：

1.阵痛：腹胀逐渐演变成强烈的疼痛，当这种疼痛出现规律性时，就表示阵痛开始。阵痛刚开始的间隔时间是 30 分钟，不过，也有的孕妇是 15 分钟。阵痛之前会先有假阵痛，它与阵痛不同，没有规律性，有些孕妇误以为假阵痛是阵痛，便急急忙忙跑去医院。切记，只有周期性的疼痛，才是阵痛，才是生产的前兆。

2. 见红：分泌物增加，阴道流出带有血丝的黏液，犹如刚开始的经血，这就是生产的预兆之一——见红。胎头下降后，子宫口会稍微打开，该开口部分的胎膜和子宫壁发生剥离，遂引起出血。如果尚未阵痛就先破水，或者出血量比经血量还多时，一定要立刻前往医院。

## ～专家小贴士～

临产后当子宫收缩时，子宫壁血管被压紧，使胎盘及胎儿的循环受到阻碍而发生暂时性的胎儿缺氧现象；而中枢神经系统的缺氧，可以刺激迷走神经而使心跳变慢；待宫缩停止约 30 秒后，胎心率又恢复原状。

# 🤍 如果胎儿过了预产期怎么办

有人会担心超过了预产期以后，胎儿会越来越大，大到造成难产，其实，孕妈妈不必为此担忧。根据统计，恰好在预产期当天出生的婴儿只占全体新生儿的 5% 左右，而在预产期前后 14 天出生的婴儿，大约占 85%。过了预产期，胎儿的发育自然减缓，这是因为胎盘功能逐渐减退，但胎盘功能良好者，胎儿还可继续生长。而且现在医学发达，可以利用无应力测试、音响刺激测试及胎盘功能测试等检查，来测知胎盘功能是否正常，以及用超声波声检查胎儿是否安全。如果检查结果没有任何异常的话，只需安心等待自然阵痛发生。过了预产期 2 周以上仍未生产时，医学上称为"过期妊娠"。若是胎盘发生老化现象的话，就可能使胎儿无法得到充分的营养和氧气，引起胎儿宫内窘迫，甚至胎死宫内，因此，当胎盘功能老化时，就必须利用人工的方法引起阵痛，尽快让孩子生下来。有些孕妇一听到引产，就会产生抗拒心理，认为这并不是正确的。其实有些过期妊娠对孕妇自身和胎儿来说都增加了危险。所以，应认真听取医生的说明，一旦理解同意后，就该全力配合医生处理。

# 🤍 分娩过程中需注意什么

分娩过程是临产至胎儿娩出，这个过程每个母亲都不一样，同一个母亲每次分娩过程也不一样。分娩过程分为 3 个产程：第一产程为从规律宫缩（10 分钟两次宫缩）至宫口开全。从临产至宫口开大 3 厘米，多数情况为数小时，也许更长。宫口开大 3 厘米后，宫缩渐强，约 3 分钟一次，可持续 45 ～ 60 秒，胎头下降加速，宫口扩张加速，至宫口开全（10 厘米）。第二产程为宫口开全至胎儿娩出，有的产妇此阶段宫缩减

弱，需要静脉滴注催产素，此阶段不超过 2 小时。宫口开全后会有便意，此时进产房准备分娩，随着阵阵宫缩开始屏气用力，胎儿渐渐下降，宫缩时阴道口能见胎头时，做阻滞麻醉，

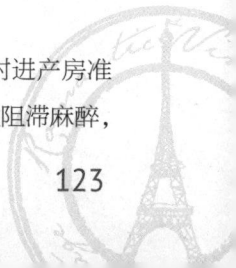

松弛会阴并镇痛，促进分娩。如果胎头下降困难或受阻，医生会根据情况助产或剖宫产结束分娩。第三产程是胎儿娩出后至胎盘娩出，一般只需数分钟，不能超过 30 分钟，胎儿娩出后，医生会给予促进宫缩的药物（如催产素），促进子宫收缩，出血过多或胎盘滞留（30 分钟胎盘未从宫壁剥离），需要手取胎盘。子宫收缩在整个分娩过程中非常重要，宫缩异常会导致产程停滞，产后出血。第三产程后用手不断按摩子宫，有利于促进宫缩，减少出血。

## ♥ 如何减轻分娩过程中的疼痛

分娩的时候，子宫的肌肉会周期性收缩及松弛缓。这种子宫规律收缩引起的阵痛，医学上称为"宫缩"。实际上，肌肉做生理性收缩时，并不会产生那么剧烈的疼痛，如果长时间持续收缩而无法充分放松的话，就会因为缺血而引起疼痛。

1. 第一产程（至子宫口开 10 厘米为止），以轻松的姿势缓和紧张。子宫一收缩，子宫内部压力就会上升，子宫颈和子宫口随之打开。压迫子宫颈部的神经，疼痛因而产生。此时，如果身体紧张、腹部用力的话，只会使得子宫颈附近的神经更紧张，承受压力更大，疼痛当然有增无减。这个阶段宜用最轻松的姿势，蹲位或躺下休息，以缓解身心的紧张。如果觉得越来越痛、越来越紧张的话，可做生产的辅助动作（腹式深呼吸、按摩、压迫等），以减轻痛苦。

2. 第二产程（至胎儿出生为止），跟着子宫收缩一起用力。此时，阵痛越来越强烈，间隔缩短为 2 ~ 3 分钟，每次持续 40 ~ 60 秒。胎儿一面做回旋运动，一面降下，不久就会破水。子宫收缩使胎儿受到压迫，胎儿又压迫到骨盆底部、外阴部和会阴等处，结果造成子宫颈和盆腔等处发生严重的局部疼痛。随着子宫的收缩，做腹部用力的动作，不但可缩短分娩时间，还可以减轻疼痛。不妨试试生产的辅助动作（用力、放松和深呼吸）。现在也有用药物或做硬脊膜外麻醉（无痛分娩）来减轻痛苦。

# 自然分娩和剖宫产

## ♥ 什么叫自然分娩

自然分娩是指在产力作用下胎儿头部以最小径线通过母亲产道，自然娩出胎儿的过程。

自然分娩是一种生理性的过程，如同一个物体自然通过通道一样，不加外力的干涉，对母亲来讲不是一次手术，没有剖宫产手术所具有的一切危险性。不使用助产器械，对母亲产道不会造成损伤。

胎儿自然地通过产道，可以将胎儿呼吸道内的羊水在产程中逐渐地挤出，出生后不容易产生湿肺、窒息及吸入性肺炎。

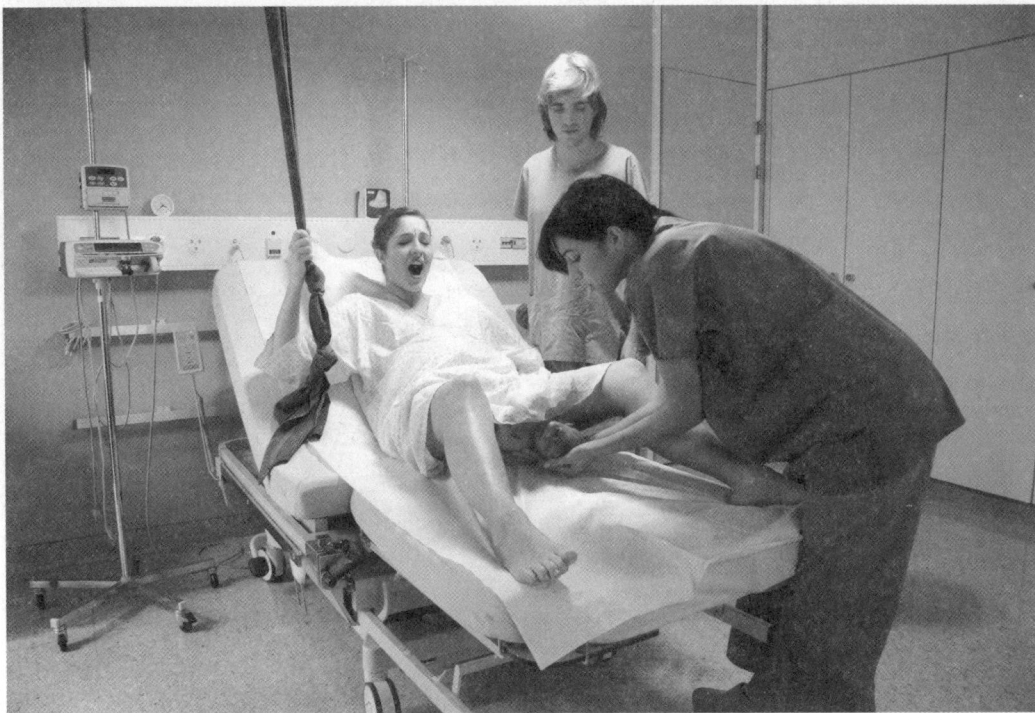

# ♥ 什么是产力

子宫收缩力、腹肌及膈肌收缩力和提肛肌收缩力。

### ■ 子宫收缩力

子宫收缩力是产力中重要的一部分。正常的宫缩是有节律性，有收缩有舒张，有一定间歇，并持续一定时间以维持其效力，在产程中逐渐变频，变强，宫缩力在整个子宫收缩时是对称的自两宫角开始向下扩散。子宫底和宫体力量强，子宫下段被动扩张，子宫的肌肉逐渐变短，推动胎儿向下逼出阴道外。

### ■ 腹肌及膈肌收缩力

腹肌是腹直肌的收缩，是在第二产程中产妇屏气向下加腹压时，吸气后膈肌向下、腹肌收缩，两者合力推动子宫，增加腹压配合宫缩能有力地排出胎儿。

### ■ 提肛肌收缩力

提肛肌的收缩主要是在骨盆中当胎头发生转动时，提肛肌收缩，推动胎头旋转到正枕前方，在耻骨联合下方时协助胎头仰伸，胎儿娩出后也促使胎盘娩出。

# ♥ 无痛分娩法分为哪几种

"分娩必痛"，有人曾比喻产痛与快乐是分娩的双生子，母亲在享受小宝宝诞生幸福的同时，又必须承受难以忍受的产痛。为了让母亲们享受安全、幸福的分娩服务，产科工作者一直在

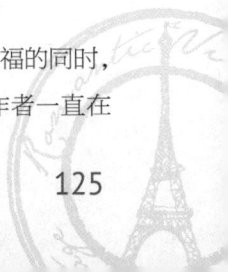

不断地探讨分娩镇痛的问题。但迄今为止，还没有一种绝对简单、安全、满意的方法和药物。目前所说的无痛分娩可归纳为两大类。

非药物性分娩镇痛法：这要求孕妇在产前接受心理疏导，以消除对分娩的恐惧，临产后由自己或家属按摩下腹部，或双手握拳压迫腰背部，配合深呼吸。该方法适合于宫颈口开大 3 厘米前（即潜伏期）时，继续开大后无效。为了缓解疼痛，可由医务人员再用他法缩短产程，减轻产妇的痛苦（产程中还可使用针灸等方法镇痛）。

药物分娩镇痛：近年来，在分娩镇痛的各种方法中，麻醉性镇痛药及全身用药已逐渐减少，较为流行的是连续硬膜外镇痛及患者自控硬膜外镇痛，也就是由麻醉医师从产妇背部（脊柱）穿刺置入导管，推入药物，以此缓解疼痛。穿刺对产妇有一定的损伤，当前颇为流行的笑气吸入麻醉可由产妇自己控制，当疼痛开始发作时，将面罩扣在口鼻部，在宫缩前 20 ~ 30 秒经面罩深呼吸几次，然后摘除面罩。这种方法镇痛效果可靠，起效迅速，作用消失快，对胎儿影响甚微，不影响宫缩和产程，无须麻醉医师实施，产妇乐于接受。

# ♥ 产程是怎么划分的

分娩的过程通常分为 3 个时期，第一产程称为开口期，第二产程称为娩出期，第三产程称为胎盘娩出期。胎儿诞生，第二产程结束，之后，待胎盘娩出，全部产程就结束了。

## ■ 第一产程

分娩第一产程时，每隔 10 分钟规律阵痛 1 次，到子宫口完全打开为止。生产时间最久，特别是对初产妇而言，子宫口很难张开。所以平均要花 10 ~ 12 小时。如果母亲、胎儿以及产道都没有异常，就不用担心。阵痛刚开始的时候还很轻微，所以这个时候要睡眠充足、正常饮食，以保存体力。休息时，平躺脚稍稍屈起会比较舒服。分娩前，子宫口慢慢地张开约一指而已，但是经过子宫的反复收缩，胎儿的头下降，子宫口就更为张大了，一直开到胎儿的头能通过为止。这个时候，轻微的阵痛也会变强，每隔 2 ~ 3 分钟就会有一次持续40 ~ 60 秒的阵痛。子宫口完全张开时（直径约 10 厘米），包括胎儿的羊膜，就会往子宫口突出膨胀成一个球状，加上羊膜内羊水的压力，羊膜就会自然破裂，羊水便流出，这就是破水。

分娩第一产程子宫颈的变化如下：

正常情况下，坚韧的肌肉环保护着子宫颈，子宫颈处于紧闭状态。分娩期间，附着于子宫颈的肌肉收缩，将其拉向子宫，子宫颈口逐渐变大，以备胎儿的头部从那里通过。在整个分娩过程中，助产医生会密切关注孕妇及胎儿的各种情况，并做出相应的处理。

子宫颈因激素的改变由坚韧变得柔软。

子宫收缩，子宫颈变薄。

子宫颈越来越薄，原有形状发生改变，随着宫缩越发强烈，子宫颈口张开了。

子宫颈张开至 7 厘米左右的时候，胎儿的头部往外"出"的条件越来越成熟。

子宫颈基本开全了。

### ■ 第二产程

当发生破水的现象时，胎儿就慢慢地通过子宫口，向阴道口移动。此时阵痛会愈来愈强，每隔 3 分钟就会有 60 秒左右的阵痛。阵痛（子宫收缩）和吸气呼气，会帮助胎儿下降至产道。产道因破水而变得柔软，所以适当的呼吸，就可使胎儿渐渐地下降至阴道内。如果呼吸变得窒碍难行，是因为生产过程太长、疲劳所致。适当的呼吸——要领是从鼻孔深深吸入空气后，暂时停止呼吸，然后像解大便一样，往阴道用力，如此不停地持续着呼吸，不要发出声音。胎儿的头会配合着阵痛，时而看见时而隐入，这样的状态称为排临。当阵痛停止时，胎儿的头就隐入阴道内看不见，阵痛时就露出来。当胎儿的头一直持续着露在外时，就称为拨露，到了这个时候，表示孩子就快诞生了。这时，停止前面所用的呼吸法，张开嘴巴，改用短而急促的浅呼吸（短促呼吸）。这个时候，如果用深而有力的呼吸，胎儿的头会急速地冲出阴部，可能会使阴道口裂伤。当胎儿的头通过时，阴道口和会阴部已伸至最大极限，但是对第一胎生产的孕妇，还是很容易造成裂伤，所以有的需事先将会阴切开，以使孕妇更易于将胎儿产出。

分娩第二产程是整个分娩过程的高峰，强烈的阵痛之后一个新的生命诞生了。当孕育了10 个月的胎宝宝被抱到产妇面前时，宝宝和妈妈终于会面了。

胎头下降到阴道口的时候，骨盆底受其挤压，产妇外阴部位膨起。同时，宫缩促使胎头向前移动。

胎儿头顶露出。头部娩出过程中，产妇阴道会有刺痛感和麻木感，这是正常的。

头部娩出。此时医生会及时处理胎儿可能出现的情况，如将套住胎儿颈部的脐带移开；将胎儿头部转向，使其与两肩保持同一条线；清洁胎儿两眼、鼻腔、口腔等。

胎儿的身体娩出母体。

### ■ 第三产程

产下胎儿之后到胎盘出来为止的这段时间，称为分娩第三产程。一般在 10 ~ 20 分钟左右，不应超过 30 分钟。胎儿出来之后，因子宫的收缩，而使附在子宫壁上的胎盘剥离。这时会出血，在胎盘排出的前后，通常会流出 100 ~ 300 毫升的血，但几乎不会痛。胎盘娩出后，整个生产过程就完全结束了。之后，再检查子宫及产道有无任何异常，缝合会阴部。后产期的出血即使很少，但过了一会儿也会有出血的状况，所以分娩后还须待在分娩室观察 2 小时，同时多注意出血情况。

由于产后出血大多发生在产后的 2 个小时内，所以有人把这 2 小时称为"第四产程"。在这段时间里产妇仍需留在产房观察，如一切正常，2 小时后产妇被送到休息室，分娩过程真正结束。

## ♥ 自然分娩好

剖宫产的孩子聪明，这种说法是没有道理的。国内外专家一致认为还是自然分娩好。首先自然分娩不影响胎儿的身心健康，还能强化胎儿的先天素质。因为自然分娩，子宫要宫缩

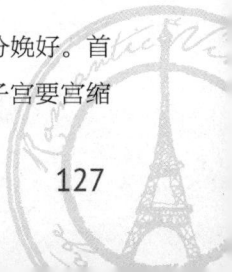

施压，好把胎儿推出产道，在子宫对胎儿施压时，胎儿体内会分泌出一些激素样化合物，这些分泌物对胎儿的脑细胞和神经节大有好处，能加速胎儿在骤然改变环境的情况下快速适应，特别是对温差变化、强光刺激以及由于原来的"寄生"变成一切靠自己独立维持生命，起到很重要的作用。

## ♥ 是否需要剖宫产

剖宫产彻头彻尾就是一种非常手段，在医生认为有必要的时候才会实施这个手术。需要做剖宫产的两种情况：无法自然生产时，骨盆狭窄，软产道异常、产道肿瘤而使产道变窄等；母子都暴露在危险中时，可能会因为前置胎盘、胎盘早剥、胎位异位（横位、不全臀位）、回旋异常等原因发生难产时，以及母体自然生产有困难时。如果前一胎因骨盆狭窄而施行剖宫产，此次怀孕骨盆狭窄并没有消失，所以还是要做剖宫产。或因母体疾病不适于阴道分娩时，也需剖宫产。每位孕妇通常可以做 1～3 次的剖宫产，不过，再次妊娠临产时，可能会引起切口部位的破裂。

## ♥ 剖宫产前需做什么准备

为了使剖宫产术能安全顺利地进行，医生考虑到手术中可能发生不良情况和意外，所以在手术前，一般要与孕妇及亲属进行谈话。谈话内容包括：为什么要手术、手术如何进行、手术有哪些风险、手术后的恢复过程是怎样，等等。良好的谈话可以使孕妇有充分的思想准备，可以较好地缓解其对手术的恐惧感。术前检查凝血功能状况，在手术当天的清晨，应该禁饮食，并听从护士安排进行术前准备，包括配血、皮肤准备、放置导尿管、听取胎心音等。在进入手术室后，要配合麻醉师完成麻醉。在手术过程中，应该注意准确回答麻醉师和手术医生的问题，有不适或异样感觉时要告诉医生。

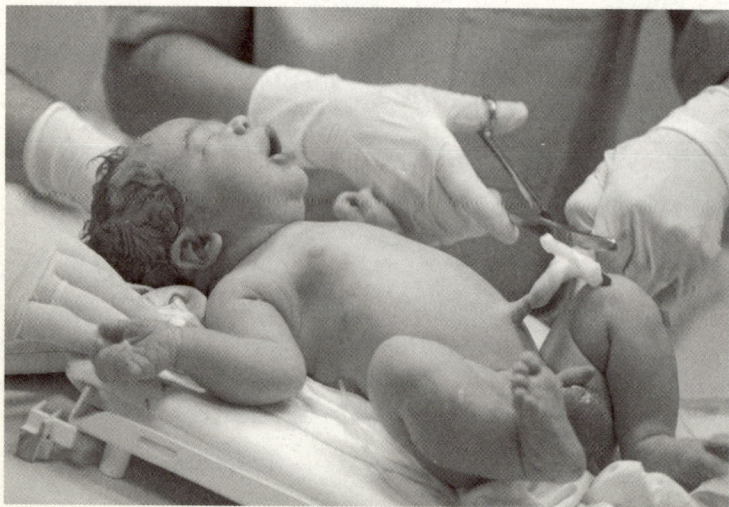

# 产后营养与恢复 🐦

## 📷 产后营养与饮食宜忌

### ♥ 产后新妈妈饮食原则

产后的新妈妈们完成了人生中的一个大"工程",身体因过度消耗而虚弱无力。所以,她们需要通过饮食来补充身体消耗的精力及体力。但对产后的新妈妈来说,饮食并不是无节制、无规律地吃,那样只会让身体变得臃肿不堪。新妈妈只有遵守产后饮食的原则,才能均衡补充流失的营养。

#### ■ 均衡膳食

在饮食中,新妈妈需要摄取最多的是五谷类食物,它们不仅富含营养素,还含有大量膳食纤维,可以预防便秘的发生;其次是新鲜的果蔬,它们是抗氧化营养素,可以使细胞少受伤害;而奶类、鱼类、豆类、肉类都是适量食用即可,食用过多会导致肥胖,不利于产后恢复苗条身段,但也要保证一定的摄入量;饮食中尽量少添加油、盐、糖等调味料,它们会增加肠胃的负担,给身体的恢复造成一定障碍。

#### ■ 多喝白开水

白开水是最有益于身心的饮品。多喝水可以加强排毒,体内废物的排出可以帮助新妈妈快速恢复身体。而茶类、咖啡等饮品不但不能起到良好的排毒效果,久而久之还会加重肠胃的负担。

### ♥ 哺育期不宜节食

当新妈妈们完成了分娩,令她们高兴的事情除了能看见自己的宝宝外,还有一件事就是终于可以把自己身上的脂肪减下去了,而她们采取的办法通常是节食。节食减肥本身就是一种非常不健康的做法,对于新妈妈来说,更是错上加错。

首先,新妈妈在分娩结束后要进行母乳喂养,不应该减肥。新妈妈在妊娠期体重会有所增加,但增加的多是水分和脂肪。授乳时,这些水分和脂肪可以促进乳汁的形成,同时,还需要从新妈妈身体原来的脂肪中动用一些营养,补助哺乳所需的营养。为了保证哺乳需要,新妈妈还要多吃钙质丰富的食物,多补充热量。如果新妈妈在这个时候减肥,将会影响到乳汁的分泌量,间接给小宝宝的健康带来隐患。

其次,节食减肥很不可取。新妈妈在产后正是身体虚弱的时候,节食只会让情况更加糟糕。新妈妈应该摄取足量的营养食物,只有这样才能使身体源源不断地提供乳汁。

总之，新妈妈想改变自己臃肿的身材，可以等哺乳期过了再进行。

## 💜 顺产新妈妈饮食新法则

产后新妈妈需要通过饮食来补充能量，但是也要遵守一定的法则。

### ■ 桂圆红枣适时吃

这本是一句很有道理的话，但要用在合适的时候。新妈妈在分娩过程中肯定会流失大量的血液，而桂圆和红枣可以起到补血的作用。但新妈妈也要注意，食用补血食物一定要在恶露干净之后。能补血的食物都有活血的作用，如果在恶露未完时食用，反而会增加出血量。

### ■ 鸡肉油腻应少吃

产后新妈妈的身体一般都很虚弱，有些人极力推荐炖老母鸡，说它能补虚。鸡肉确实能补充身体中流失过多的营养，可烹饪时的油腻不是新妈妈能够适应的。此时，新妈妈应该食用一些松软、少油腻、易消化的食物。

### ■ 喝汤早下奶

为了能给宝宝提供充足的乳汁，有些新妈妈在分娩结束后就立即喝汤，希望可以提早下奶的时间。为了早下奶，应该提早让婴儿吮吸妈妈的乳头，吮吸的动作能够促进乳汁的分泌。如果乳腺还没有开通，就开始喝下奶汤，只会使乳汁堵塞在乳腺管内，严重时还会使乳房出现肿块。

## 💜 剖宫产新妈妈饮食法则

由于分娩的方式不同，剖宫产的新妈妈比顺产的新妈妈要消耗更多的精力和体力。剖腹对身体来说就是一大伤害，若新妈妈恢复不利，还会造成肠粘连等疾病。因此，她们在营养方面的需求也比顺产的新妈妈要高。

在分娩过后，新妈妈首先要做的事情就是恢复身体，6小时内不要进食任何东西。6小时后可以适当食用一些清淡稀软易消化的食物。由于分娩时会在腹部开刀，所以肠道的蠕动情况会受到影响，只有促使肛门早日排气，机体才能更快恢复。排气汤、开塞露、杜密克都能帮助排气，新妈妈也可以冲食藕粉。新妈妈排气过后，说明术后恢复良好，可以开始正常饮食了。选择食物时要以高蛋白、高膳食纤维、低脂肪为主，食物一定要好消化、有营养，油腻、辛辣的食物尽量不吃，那样会加重肠胃的负担。食盐可以正常摄入，但有高血压、心脏病的新妈妈要限制用盐量。

剖宫新妈妈的饮食一定要营养均衡，不要有忌口，只有全面地补充营养才能尽早地恢复身体。还可以采用少食多餐的方法，保证充足的营养摄入量。

## 💜 对新妈妈有益的食物

新妈妈产后可以多吃以下对身体恢复有益的食物。

### ■ 芝麻

芝麻虽然小，但它含有丰富的维生素 E、优质的蛋白质、大量的脂肪，还有钙、铁等矿物质元素。这些营养可以补充新妈妈身体内流失的钙质，健壮骨骼，提高膳食质量。最好选择黑芝麻，因为黑芝麻中营养含量更为丰富。

### ■ 红糖

红糖中含有非常丰富的常量元素和微量元素，其中的钙含量是白糖的 7.8 倍，还有很高的铁含量，能够补充新妈妈产后贫血的症状。此外，饮用红糖水还可以促进恶露的排出，加快新妈妈康复的速度，但是饮用时间不宜超过 10 天，过多摄入反而会造成恶露大量排出。所以新妈妈产后食用红糖 ·定要适量，最好控制在 6 ~ 8 天为佳。

### ■ 汤类

猪蹄汤、鲫鱼汤、鸡汤都是催奶的营养汤品，其中含有的蛋白质、矿物质可以促进妈妈乳汁的分泌，给宝宝提供充足的奶水。此外还可以增强妈妈的食欲。因为女性产后其体内汗液及尿液的排出量会增多，所以多喝汤品也是有益的。

### ■ 鸡蛋

鸡蛋是众所周知的营养圣品。它含有丰富的蛋白质、卵磷脂，其中的脂肪也很容易消化吸收，很适合新妈妈食用。但要注意，每日的食用量不要超过 3 个，进食太多的鸡蛋会加重肠胃的负担，而且身体也不能够完全吸收过多的营养。白水煮蛋可以大量保存鸡蛋中的营养成分，煎荷包蛋则会破坏其中的营养成分。

### ■ 小米

小米中含有较多的维生素 $B_1$ 和维生素 $B_2$，可以帮助新妈妈恢复体力，增进食欲。小米中膳食纤维的含量也很高，可以刺激肠蠕动。新妈妈适宜食用稀软易消化的食物，小米粥就是个不错的选择，在熬煮时可以将大米、花生豆与小米混合同煮，营养会更加全面。

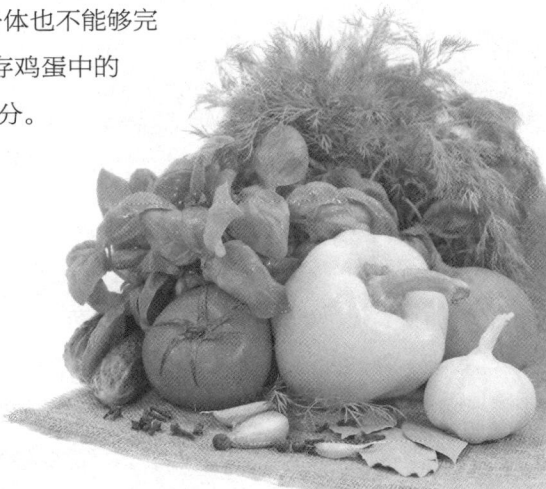

## ♥ 对新妈妈有益的蔬菜

新妈妈在身体恢复期间，饮食一定要合理，不能太过油腻，因为高营养、高脂肪、高热量的食物并不一定能很好地为新妈妈补充能量，适当的时候还应该进食一些新鲜蔬菜，只有这样，才能给新妈妈的身体提供全方位的营养。

1. 莴笋：莴笋有利尿、清热活血、疏通乳腺的作用，最适合在产褥期食用。新妈妈食用它能够有效排出尿液，顺利度过月子期多汗多尿的阶段。莴笋的清热活血作用可以促进恶露的排出。此外还能加快分泌乳汁，给宝宝提供充足的母乳。

2. 黄花菜：黄花菜味道鲜美，最适合做汤。它可以消肿止痛、补血解热，对于月子期间常出现的小腹坠痛、面色苍白有很好的疗效。此外，黄花菜中含有丰富的维生素 C 和膳食纤维，它能增强肠胃蠕动，防止新妈妈便秘。

3. 黄豆芽：黄豆芽中含有丰富的蛋白质，蛋白质可以给组织细胞提供热量，帮助新妈妈修复伤口。黄豆芽中含有丰富的水分，有利尿作用。

4. 藕：鲜藕中含有大量的营养元素，包括维生素、矿物质，是清除体内毒素的得力助手。它能活血化淤，清除体内积存的淤血，还能益胃健脾，促进肠胃蠕动，增进食欲。

## 💙 新妈妈应有针对性地进食

饮食是调理身体的一种方法，通过补充大量的营养物质，身体机能会有所增强。对于新妈妈来说，通过进食来补充因分娩流失的能量是再好不过的了。但食物有那么多种，到底哪一种好呢？据科学研究，有针对性地进食，可以更加确切地为身体补充所需要的能量，以便新妈妈更早地恢复健康。

### ■ 分娩刚结束期

经过了十月怀孕，新妈妈的子宫等生殖器官都变形了，与子宫临近的其他器官也会受到牵连，所以新妈妈通常在孕期会并发痔疮、尿潴留等疾病。因此，新妈妈在分娩结束后最初的日常饮食中要吃些松软、易消化的食物，比如小米粥、鸡蛋羹、小馄饨、热汤面等食物。它们不会形成硬便，也就不会给肛门造成压力，能减轻病患的痛苦。还可以吃些利尿的食物，比如冬瓜、豆芽、莴笋，帮助新妈妈及时排尿，减少因憋尿而造成的伤害。

### ■ 产褥期

这时新妈妈应挑选蛋白质含量高的食物进食，蛋白质进入体内后，可以刺激妈妈乳汁的分泌，增加泌乳量。这些食物有鱼类、瘦肉类、动物肝脏、鸡蛋等。除此之外，新鲜蔬菜的功能也不可小觑，它们能增强肠胃的蠕动，对于剖宫产的新妈妈更是有益无害。最后，还要在饮食中适量添加豆类食物，它含有丰富的植物雌激素，可以调节女性内分泌。

当新妈妈的身体已经恢复一些时，可以食用含有维生素及矿物质的食物，它们可以帮助新妈妈补充身体内缺失的血液和钙质。

## 💙 刀口发炎的原因

新妈妈在分娩过后需要大量地补充营养物质，水果、蔬菜、肉类等一样都不能少。当然，海鲜也包含在内，但是剖宫产分娩的妈妈们总是不敢吃，怕海鲜的发性会阻碍伤口愈合，引起刀口发炎。这是认识上的一个误区，吃海鲜其实不会导致刀口发炎。

导致刀口发炎的罪魁祸首是细菌的侵入。当伤口还没有完全愈合时，细菌一旦进入到皮肤中，就会导致伤口出现红肿发热的现象，如果这时不进行控制，细菌就会开始繁殖，最终使得伤口化脓，严重阻碍伤口愈合。

另外，因产妇产前高蛋白高热量饮食，使得腹部脂肪堆积，腹部皮下脂肪层较厚。因脂肪层没有血管，所以切口难愈合，仍有渗出液，导致发炎。除此之外，阴道做过侧切手术的新妈妈们，也要注意保持好伤口的清洁。阴道的潮湿环境再加上不断排出的恶露，极易导致伤口感染细菌。

海鲜由于其本身存在的"发性"，会导致伤口难以愈合，但不会导致伤口发炎。如果新妈妈对海鲜过敏，建议在伤口愈合前不要进食海鲜类产品。如果不会过敏，且伤口已经开始愈合，则可以适当地吃海鲜。因为鱼、虾、蚝等产品可以促进乳汁分泌，对于尚在哺乳期的新妈妈来说是一种很好的催奶食物。

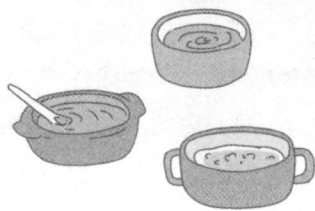

## 💙 喝催乳汤的注意事项

绝大多数乳汁分泌量较少的女性都会在产后饮用催乳汤。为了能尽快地分泌乳汁，她们往往在产后第一天就开始饮用了，而且量特别大。在这里要提醒新妈妈们，喝催乳汤也是有讲究的，开始饮用的时间、饮用的剂量都需要注意，只有遵循一定的原则，才能健康、有效地分泌出更多的乳汁。

### ▣ 饮用催乳汤的时间

对于开始饮用催乳汤的时间，新妈妈要注意观察自己的情况。在宝宝刚刚分娩出来后，妈妈会分泌初乳，它的营养价值是最高的，这时泌乳量还没有到达顶峰，可以让宝宝反复吮吸乳头，看乳汁的分泌量会不会有所增加，3天内如果没有变化，就要开始饮用催乳汤了。如果新妈妈通过婴儿的吮吸，泌乳量有所增加，可以适当推迟喝催乳汤的时间，喝汤量也可减少，以免乳房过度充盈乳汁淤积而不适。

### ▣ 饮用催乳汤的量

新妈妈饮用催乳汤的量要视自己的情况而定。如果新妈妈营养状况良好，身体比较健康，初乳的分泌量较正常，可以视情况减少饮用量，时间方面也可以往后拖延。因为过多过早地饮用催乳汤会导致乳汁分泌量大增，宝宝吃不完，就会使乳汁积聚在乳腺内，严重时会使乳房出现肿块。反之，则要求新妈妈早些饮用催乳汤，以免小宝宝的"饮食"出现问题。此外，催乳汤属于高热量食物，饮用过多会导致消化不良，所以要适可而止。

## 💙 有利产后补血的食物

由于分娩及产后恶露都会导致出血，因此，产后女性或多或少会出现贫血的状况。补血就成了新妈妈饮食的一大目的。很多食物都有很好的补血功效。

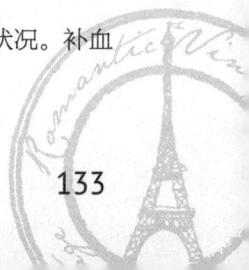

### ■ 桂圆

又称龙眼，含有丰富的铁元素和葡萄糖、蔗糖，新妈妈食用可以起到很好的补血功效。

### ■ 胡萝卜

胡萝卜中含有的胡萝卜素能够帮助血液生成，新妈妈可以用胡萝卜煮汤，代替水来饮用。

### ■ 南瓜

南瓜中含有钴元素和锌元素元素是构成血液中红细胞的重要成分，锌可以影响成熟红细胞的功能，因此，南瓜是补血的好材料。

### ■ 甘蔗

甘蔗中含有大量的铁元素，每千克甘蔗中铁的含量高达 9 毫克，因此，甘蔗常被人们称作"补血果"。

### ■ 红枣

红枣富含多种维生素和氨基酸，其中的某些成分能增强骨髓的造血功能，增加红细胞的数量，有效改善新妈妈贫血的状况。

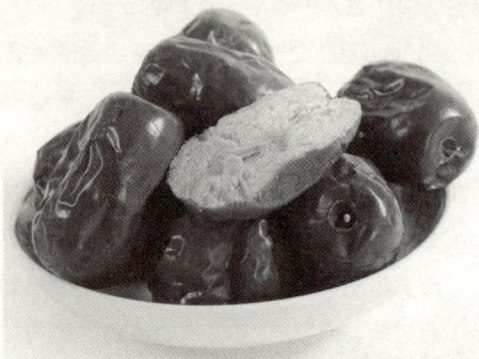

## ♥ 产后忌过多食用鸡蛋和油炸食品

鸡蛋是补充营养的佳品，它含有丰富的蛋白质、脂肪、维生素及矿物质等营养物质。鸡蛋虽好，但不可多吃。据调查显示，人的肠胃每天最多能吸收 3 个鸡蛋的营养。即使每天用鸡蛋当主食，营养还是不能被全部吸收。

新妈妈在分娩结束后，肠胃的功能会有所减退，应该多食用流质或半流质的食物。鸡蛋干噎难咽，会加大胃部蠕动的幅度。食用鸡蛋时，建议将鸡蛋做成蛋花汤，或是蒸一碗鲜嫩的鸡蛋羹。

油炸食物虽好吃，但在用油烹制的过程中，食物中的有益营养成分会遭到不同程度的破坏，且随油温的升高和煎炸时间延长，破坏程度更加明显。油炸后的食物含有大量油脂，过多食用不仅不会增加体内营养的摄取量，反而会增加肠胃的负担，因此不宜多吃。

## ♥ 新妈妈忌食辛辣、坚硬的食物品

新妈妈在分娩结束后，要进行长达 1 个月的恢复阶段。在这一期间内，新妈妈的身体有可能出现诸如便秘、小腹坠痛、痔疮等症状。因此，新妈妈要时刻注意自己身体的变化，尽量避免这些情况的发生。不良的饮食习惯会导致这些症状的发生或是加重这些症状的表现。

辛辣的食物多会引发内火，导致新妈妈出现上火、长口疮，还会导致便秘，排便时肛门有火辣之感，严重时会引发痔疮。如果新妈妈以前患过痔疮，则极有可能再度复发。生冷的食物到体内会带入寒气，有可能导致新妈妈出现淤血滞留，引起小腹坠痛等症状，严重时甚至还会延长恶露的时间。坚硬的食物会给新妈妈的牙齿造成损害。分娩过后因为钙质的流失，牙齿很容易出现松动的情况，这时不要咀嚼坚硬的食物。

## 💗 新妈妈食盐要适量

传统的观念认为，新妈妈在产褥期不应该吃盐，因为吃盐会导致宝宝患上尿布疹，这是一个极大的理解误区。宝宝患上尿布疹其实是由于宝宝的皮肤娇嫩，极易被细菌侵袭，再加上被尿布包裹的小屁屁总是潮湿的，容易滋生细菌。这与新妈妈是否吃盐没有任何关系。

如果人不吃盐或是少吃盐，体内钠元素的含量就会明显不足，可能会出现头晕、恶心、四肢无力的症状。建议新妈妈将每日摄盐量控制在 6 克以内。

## 💗 新妈妈忌过量食用味精

味精的主要成分是谷氨酸钠，在100℃以上的高温中烹调时，谷氨酸钠就会转化为有致癌可能的焦谷氨酸钠。如果新妈妈还在哺乳期，至少三个月内要控制味精的摄入量。因为味精中的谷氨酸钠会与体内的锌结合，转化为不能被机体吸收的谷氨酸，虽然它会与尿液共同排出体外，但也会间接导致体内锌元素的流失。谷氨酸钠会通过乳汁进入宝宝的体内，引起宝宝厌食、智力发育迟缓、出现异食癖等现象，严重时还会出现内脏疾病。所以，为了自己和小宝宝的健康，新妈妈每日味精食用量不超过 6 克为最佳。

# 📷 产后常见病症及应对措施

## 💗 关于产后恶露

在妊娠期，胎宝宝一点点长大，包裹着胎宝宝的胎盘就附着在子宫内壁上，分娩过后，胎盘也随着胎儿滑出体外，但在子宫内会留下创面，恶露就是从这个创面排出的血液，当然，除了血液外，还有坏死脱落的蜕膜、子宫内膜、黏液和细菌。

随着创面的痊愈，恶露的排出量也会慢慢减少，而且它的颜色还会随着伤口的痊愈转淡。在正常情况下，恶露的变化分为三个阶段。

1. 在产后 3～7 天内，恶露的排出量最多，而且呈鲜红色。

2. 在产后的 7～10 天，恶露排出的多为宫颈黏液，较稠，颜色转为粉红色。

3. 在 10 天后，恶露的颜色就会变成淡黄或是白色。

正常情况下恶露的完结时间是 4～6 周，但随着子宫恢复的情况不同，时间也会有所差别。

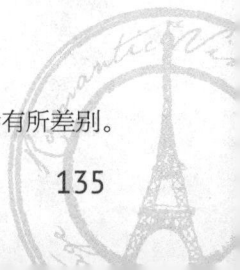

恶露的性质、数量、气味都是反映子宫恢复好坏的标志。

恶露如出现混浊不清，最好到医院检查是否出现了宫内感染。

恶露的量一般都在 250～500 毫升，如果量过多可以向医生咨询，以免耽误子宫的最佳恢复时间。

恶露不会带有异味，只伴有少许血腥味，如果恶露出现了异味，就要尽快诊治，查看是否子宫恢复不良。

## ♥ 处理恶露时的注意事项

在处理恶露前要先保持好手部的清洁，使用弱酸性的消毒纸巾，那样不会破坏私处的弱酸环境。在清理时要从阴道往肛门的方向擦拭，否则很容易把肛门的细菌带到阴道。卫生纸或是消毒纸巾都只使用一次，不可多次利用。卫生巾的使用时间最好控制在 6 小时内，时间过长很容易滋生细菌，对阴道的健康很不利。如果阴道侧切还没有恢复完全，在擦拭时要轻柔，以免太过用力引起伤口裂开。

恶露减少，身体趋向恢复时，产妇可适当起床活动，有助于气血运行和胞宫余浊的排出。

## ♥ 关于产后出血

### ■ 产后出血

是指在胎儿娩出母体后 24 小时内，阴道排出的血液量超过 500 毫升的情况。产后出血包

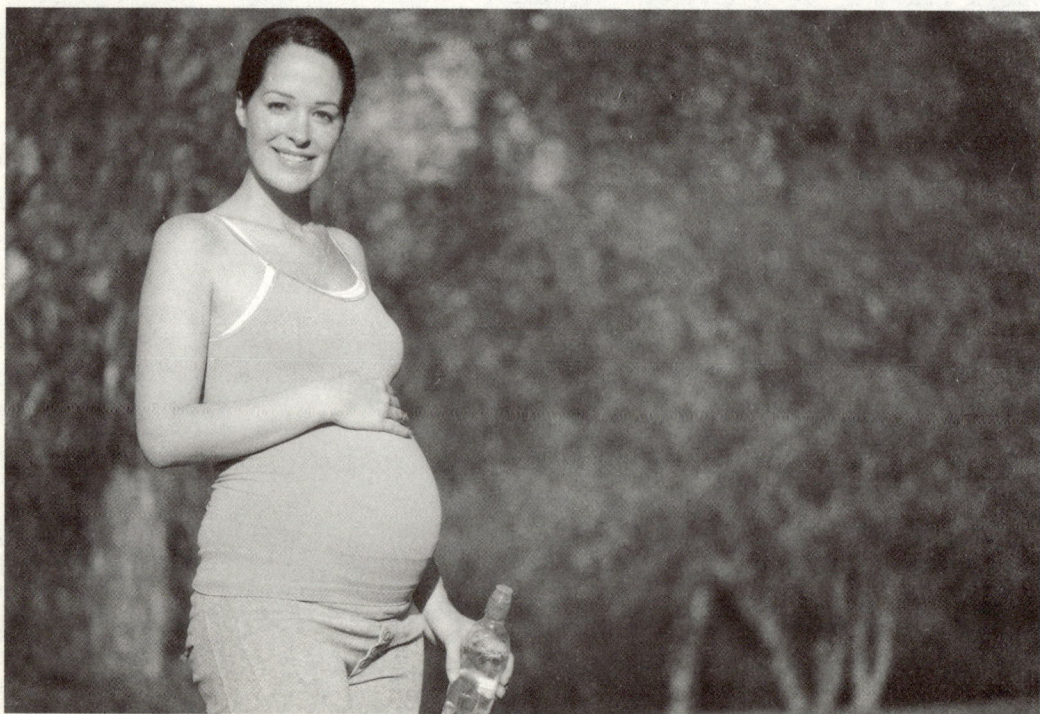

括三个时间段：胎儿娩出母体而胎盘没有滑出阶段；胎盘娩出至产后 2 小时阶段和产后 2 小时至 24 小时阶段。

产后出血通常聚集在前两个时间段里发生，因此，家人和护理人员要时刻注意新妈妈的出血情况。

### ■ 产后出血的原因

造成产后出血的原因有很多，包括子宫收缩乏力、宫颈裂伤、胎盘滑出不顺、凝血功能障碍等。但临床上最多见的还是子宫收缩乏力，由于子宫松弛，大量的血液积聚于子宫中，而阴道只出少量的血，新妈妈就容易出现失血过多的情况。而加强宫缩是治疗宫缩乏力最有效的方法，新妈妈也可通过注射缩宫素，以药力的方式帮助子宫成功收缩。

### ■ 产后出血的影响

产后出血是个不容忽视的问题。产后一旦发生出血，会给新妈妈产后的恢复造成极大的困难，如果是产后大出血，极易引发休克，严重的可能导致继发性垂体前叶功能减退后遗症，因此，在产后要密切注意新妈妈阴道流血量及子宫的收缩情况。

## 💜 晚期产后出血的原因

1. 新妈妈有凝血功能障碍，产后血液不易凝固，导致血流不断。

2. 产后胎盘或是胎膜在体内存留，由于未完全排出导致在产后开始出血。

3. 胎盘在子宫附着部位修复不利，伤口不能及时恢复，致使在产后 1 ~ 4 周开始出现出血状况。

4. 对于剖宫产的女性来说，子宫切口处恢复不利也会引发晚期产后出血。

## 💜 晚期产后出血的症状

1. 有些患者产后出血的时间会延后到产后的 1 ~ 2 周。症状多表现为患者出现低热，阴道突然间大量出血或是间断出血。

2. 短期内大量出血，可导致新妈妈休克。

3. 缓慢地出血。由于身体系统有可代偿性补充功能，脉搏、血压及身体状况不会发生很明显的变化，但是这种情况会极易被忽视而错失治疗的最佳机会，当新妈妈失血到一定程度时，同样会出现休克症状。

一旦新妈妈出现上述的症状，要提前告知医生，以免造成严重的后果。

## 💜 产后贫血

产后贫血是产后极易出现的一种病症，它是由于新妈妈在分娩过程中失血过多，或是新妈妈在妊娠期贫血调理不当导致的。新妈妈贫血不仅对自己的身体造成影响，也会间接影响

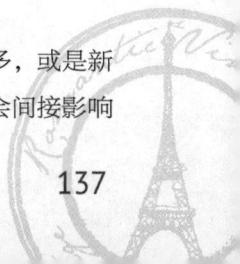

小宝宝的健康。

轻度贫血者面色会略显苍白，而病情较重者，则会表现为脸色发黄、水肿，周身乏力，时而出现头晕、心悸、呼吸短促等症状。女性血红蛋白的正常范围为 110 ~ 150 克 / 升，如果新妈妈的血色素在 90 ~ 110 克 / 升就属于轻度贫血。可以通过饮食的方法来调节。动物内脏、瘦肉、蛋奶等食物中含有大量的铁，可以帮助新妈妈增加体内流失的血液。

如果血红蛋白在 60 ~ 90 克 / 升则属于中度贫血，可以外加用药协助治疗，服用硫酸亚铁口服液增加治疗效果。

如果血红蛋白低于 60 克 / 升属于重度贫血，说明情况已属严重级别，要及时送往医院，必要时采取输血治疗，尽快恢复血红蛋白。此外，在平时的饮食中也要多食用对补血有益的食物。

## ♥ 会阴伤口

新妈妈在生产过程中会阴难免会受伤，在产后的一段时间内，阴道会排出大量的恶露，如果护理不当，极易导致生殖道感染。

外阴的清洁很重要，新妈妈要勤换卫生巾及内衣裤，大小便后用具有消毒功效的湿纸巾擦拭阴部，以免排泄物的细菌进入伤口。坚持每天用 0.1% 的苯扎溴铵溶液清洗外阴，直至会阴伤口痊愈为止。

如果新妈妈会阴伤口处出现肿胀、硬结时，可以在恶露量减少时，用 1 ： 5000 高锰酸钾溶液浸泡会阴，早晚各 1 次，每次 10 分钟，可以有效缓解会阴不适症状。

注意休息。产后休息时的姿势也是有讲究的，建议新妈妈向会阴伤口的相反面坐卧，这样，可以使恶露尽量不浸染伤口，还可以改善伤口的血液循环，加快伤口愈合的速度。不拆线者在 1 周内或拆线者在拆线后 1 周内避免下蹲姿势，防止伤口裂开。

合理调配饮食。饮食为血气生化之源，新妈妈应多食用富有营养、易消化、高蛋白、高能量和高膳食纤维素的食物，以增强营养和机体抵抗力，有利于伤口愈合。

## ♥ 产后会阴胀痛

有一部分女性在生产过后会出现会阴胀痛的情况，导致会阴胀痛主要有以下原因：做会阴侧切手术后，伤口未痊愈时受到了感染。由于胎儿分娩时间过长，娩出体外的部分对阴部长时间压迫，造成水肿。医生在做伤口缝合时，血管结扎不彻底，形成会阴肿胀。

### ■ 会阴脓肿

治疗时要尽快拆开缝线，切开脓肿的地方，将脓液释放掉，并用 1 ： 5000 的高锰酸钾溶液清洗，感染严重时可注射抗生素治疗。

### ■ 会阴水肿

治疗时可用 50% 浓度的硫酸镁湿敷外阴，可以帮助消除水肿，新妈妈每天 2 次，每次 15

分钟。会阴肿胀严重者可以用痔疮膏涂抹于患处，再配以 1 ∶ 5000 的高锰酸钾溶液坐浴治疗。

■ **会阴肿胀**

如果是由于血管结扎不彻底而造成的会阴肿胀，就要及时送往医院，切开水肿，取出血块，结扎出血点止血。

## ～专家小贴士～

如果被告知生产时有可能胎膜早破或是产后出血的女性，要提前入院观察，防止发炎感染。对于生产时间过长的孕妇，可以在分娩时进行阴道侧切手术，帮助孕妇顺利生产。产后也要注意卫生，勤换卫生巾和内衣裤，随着身体的恢复逐渐加大运动幅度，有助于身体早日恢复。

# 💜 产后腹痛

在分娩过后的头几天里，新妈妈的下腹都会有不同程度的阵痛，随着时间的推移，疼痛就会慢慢好转。产后出现腹痛是很正常的现象，新妈妈不必担心，那是所有人都会出现的症状。

女性在分娩过后，子宫会自然地恢复到原来大小，宫缩是子宫复旧的表现，它能帮助新妈妈排出体内积血和胎膜，是好的情况体现，不必因此忧心忡忡。

宫缩开始于产后的 1～2 天，疼痛持续 2～3 天就会自然消失。疼痛是由于子宫收缩时体内血管流通不畅、组织缺氧、神经纤维受到压迫引起的。当子宫收缩到原来大小时，血液流通顺畅，神经纤维受到的挤压消失，新妈妈就不会感到下腹阵痛了。

# 💜 子宫复旧不全

女性在妊娠期间，随着体内小生命的生长，子宫也会被撑得很大。子宫的弹性很好，它的容积可以增大，重量会增加。当分娩结束后，子宫就会逐渐恢复至未孕的状态，这个过程被称为子宫复旧。

中医称子宫复旧不全为"产后胞衣不下"、"产后恶露不绝"。前者是说分娩时胎盘剥离不全，滞留在新妈妈体内，此种情况极易致大出血，患者应慎重对待。恶露不绝是指分娩或流产后阴道不停排出血液。子宫复旧不全指的就是产后子宫收缩无力，导致胎盘滞留，或者产后恶露不绝的状况，亦称产后子宫复旧不良。

恶露是判断子宫复旧情况的一面镜子：正常情况下，恶露有血腥味，颜色会随着时间的推移慢慢转淡，之后排干净。如果新妈妈在生产 4 周后阴道仍有血液流出，且成色混浊浓稠，有异味，经常感觉小腹坠痛，就要警觉是否为子宫复旧不全。

产后宫底下降情况也可以反映出子宫的恢复状态：当胎盘从新妈妈体内滑出后，子宫的位置在小腹部，但由于盆底肌恢复力量，12 小时后子宫就会上升至肚脐高度，在之后的日子里，它还会慢慢缩小，产后 1 周子宫就能恢复到妊娠 12 周时的大小，产后 3 周回到骨盆腔内，产后 6 周就能够完全恢复到孕前状态了。

## 💙 盆腔淤血综合征

盆腔淤血综合征是一种较难治愈的病症，它多发生于 25 ~ 40 岁的妇女身上，而且她们大多是经过两次妊娠或是有过流产史的女性。

### ■ 盆腔淤血对女性的影响

1. 患者多反映下腹时常疼痛，尤其在经前期长久站立和性交后，疼痛更严重，影响女性正常的生活。

2. 患此病会导致性生活质量下降，性交时女性会感到疼痛，症状严重时难以忍受，而且次日腰痛等症状会更加明显。

3. 患者还会出现经前乳房肿痛、痛经、月经周期改变等情况，其中痛经是最普遍的，患者多是从经前就开始出现盆腔坠痛的症状，在月经的第一天情况最严重，从第二天开始好转，但是这一系列的病痛却没有妨碍怀孕，即使是在发病期间，仍可以继续孕育下一代，只是病人常常会感到极度的疲劳。

### ■ 盆腔淤血的诱因

对于盆腔淤血综合征的诱因，任何导致盆腔静脉流出不畅或受阻的因素，都可以导致盆腔静脉淤血的出现。

### ■ 盆腔淤血的防治

1. 对于症状不严重的患者，不必担心，只要多加预防，劳逸结合就可以了。

2. 对于症状严重的患者，也不要灰心，坚持每天膝胸卧位 20 分钟，再更改睡觉姿势，尽量采取侧俯卧位休息，盆腔疼痛的症状会明显得到缓解。

3. 可用中药调养，如使用具有活血化淤功效的红花、川芎、当归等药材。

4. 如果情况比较严重，患者可以考虑进行手术治疗。

## 💙 产褥感染

产褥感染是一种比较常见的"月子病"，它是由于新妈妈在分娩及产褥期生殖道受病原体感染而引起的炎症。

在临床上，产褥感染的主要症状是腹痛、发热、恶露异常。而患病前新妈妈大多感到疲倦、不思饮食、四肢无力、恶寒等。

感染并不严重的时候，症状通常表现为生产道伤口感染、发炎，分娩时造成的创伤部位出现红肿和热痛反应，症状只出现在局部，很少遍及全身。感染严重的时候致病菌就会深入体内，如果深入到子宫，新妈妈体温会升至38℃，时常感到下腹疼痛，恶露开始增多并出现异味，按压子宫时能感到疼痛。如果这时新妈妈还没有用药治疗，子宫旁的器官则会产生脓肿，情况严重时还会引起新妈妈出现头痛、恶心呕吐、腹肌紧张等症状。严重时，会导致准妈妈患上腹膜炎，这时除发热、呕吐、腹痛外，腹式呼吸还会减弱或消失，因此需要格外注意。

最严重的情况是病菌感染了血液，患者出现脓毒血症，这时肺、肾都会出现脓肿，最后导致败血症。

因此，产褥感染不容忽视。在平时的调理中新妈妈要时刻注意，其预防工作应从妊娠期就开始。

饮食：多加留意，多摄入一些有助于补血补铁的食物，此外还要均衡营养，加强身体的免疫力。

休养：在待产期间注意劳逸结合，把身体调养到最佳状态。

卫生：如果新妈妈患有妇科疾病，就更要注意自身的清洁，勤换内衣裤，洗浴时尽量采取淋浴。

## ♥ 产后发热

新妈妈在刚刚分娩的24小时后，由于生产时的疲劳，会发烧至38℃，但24小时过后，体温就会恢复原样，而且一直都应该是正常的。如果新妈妈出现持续发热，必须查清原因，以

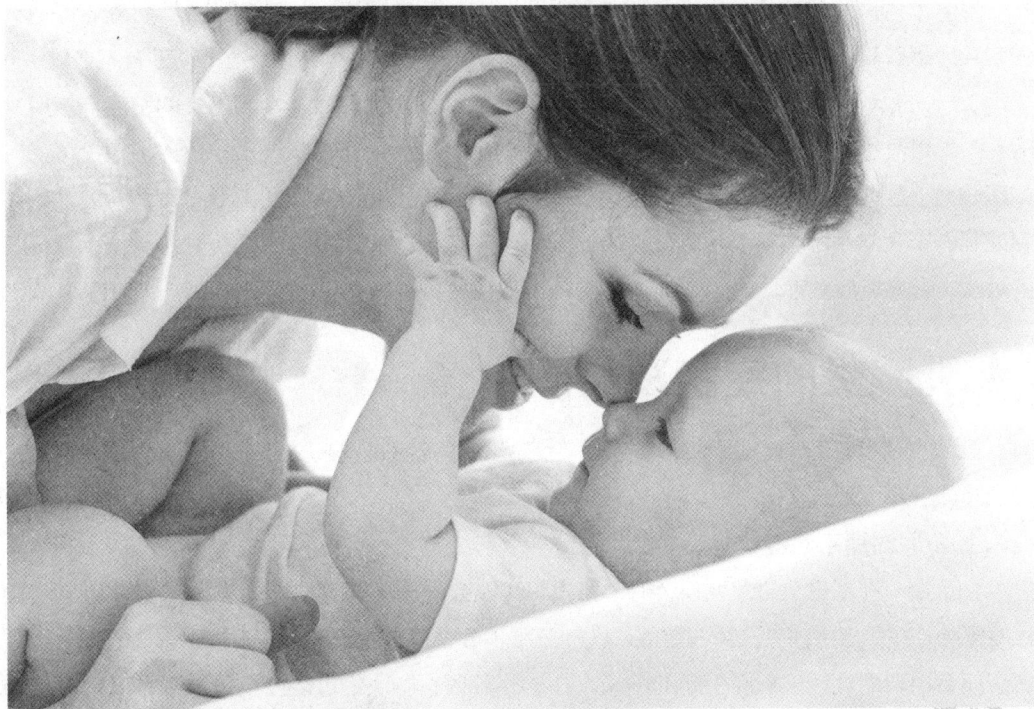

免耽误了最佳的治疗时机。导致产后发热的原因主要有以下几种：

### ■ 泌尿系统感染

当潜藏在外阴的细菌经过尿道进入泌尿系统时，人体就会出现发热症状，有时也会发冷，同时还伴有尿频、尿急及腰痛等情况的出现。

### ■ 上呼吸道感染

分娩过后，新妈妈的抵抗力都会下降，极易着凉感冒，感冒时发热是在所难免的，同时，还伴有咽痛、鼻塞、流涕、咳嗽等症状。

### ■ 乳腺炎

在产后 2 ~ 6 周，没有哺乳经验的新妈妈极易患上乳腺炎，由于新妈是经过两次妊娠或妈没能及时将乳汁排出，很容易导致乳汁淤积。患病时，新妈妈通常会感觉双乳胀痛，手触时引发疼痛，乳头有破裂情况出现，身体发热，高温不退，皮肤上还会有红点出现。

### ■ 急性肾盂肾炎

新妈妈身体持续发热，轻力捶打肾脏时会隐隐作痛。

## ♥ 急性乳腺炎的原因

急性乳腺炎是由于金黄色葡萄球菌或链球菌的入侵，致使细菌感染，而导致乳房发生急性炎症，并在短期内出现脓肿的一种病症。原因如下：

1. 由于产后 2 ~ 6 周的哺乳妇女对授乳没有任何经验，因此此病多出现于她们身上。这是由于病菌多是从乳头的破裂处侵入，导致感染的发生。

2. 乳汁的淤积也会诱发急性乳腺炎的发生。有些新妈妈没有让宝宝把乳汁吮吸干净，乳房内乳汁都淤积在乳腺小叶中，导致乳腺组织的活力降低，为细菌的繁殖提供了有利环境。

3. 一些我们日常生活中的小动作及微不足道的细节也会导致急性乳腺炎的发生。新妈妈的乳头如果发生破裂，双手不洁时不要触碰，以免细菌从淋巴管蔓延至结缔组织，引发炎症；在医院时，婴儿的鼻咽部也容易感染细菌，在妈妈进行授乳的时候细菌就有可能从乳头的破裂处延伸至乳腺小叶中，引起感染。因此新妈妈在授乳前要对自己的乳头进行清洁，以免细菌潜藏，带来炎症伤害。

## ♥ 乳腺炎的症状及防治

乳腺炎是指乳腺的急性化脓性感染，是产褥期常见病是引起产后发热的原因之一，最常见于哺乳妇女，尤其是初产妇。

### ■ 不同时期不同症状

初患期：在刚患上急性乳腺炎时，新妈妈体温会升高至 38℃左右，乳房会有胀满感，且伴有疼痛，在给宝宝授乳时情况更甚，乳汁分泌不畅，偶感周身不适，不思饮食，心烦气躁，乳房还会出现由乳汁淤积而引起的肿块。在这一阶段，肿块经过治疗就能消散，新妈妈可以不用担心。

化脓期：化脓期最明显的症状出自于乳房肿块的变化。在开始阶段，乳房的局部逐渐变硬，肿块开始增大，身体会出现高热、便干、四肢无力、同侧淋巴结肿大等状况，4～5日后脓肿开始形成，常伴有乳房跳痛，按肿块会有波动感，有可能向皮肤表面溃破，如果是乳房深部的脓肿，按之波动不明显，要尽快切开，引出其内脓流。有时一个乳房内可存在数个脓腔，它们的深浅、大小都不一致。

溃后期：溃后期指的就是脓肿的溃破阶段。在皮肤浅层的脓肿，常常可穿破皮肤排出脓液，形成溃烂。或者是乳汁从自创口溢出，形成乳漏。在皮肤深层的脓肿，可穿向脂肪，形成乳房后位脓肿，情况严重时可引发脓毒败血症。

■ **乳腺炎的防治**

新妈妈出现乳腺炎的症状时，如果是在初期，可以尝试下列方法进行缓解：

1. 患早期乳腺炎的患者要注意休息，可以不用断奶，但暂时不要用患侧乳房授乳，并及时清洁乳头乳晕。

2. 用吸奶器帮助乳汁排出，以防乳汁淤积。必要时可以切开引流，但在这个时候要终止哺乳，以防细菌侵入。

3. 可以用冰袋外敷，帮助减缓局部充血和水肿的状况。如果水肿明显，则可以用25%的硫酸镁溶液热敷。

4. 治疗急性乳腺炎以广谱抗生素为主，但也可选用青霉素、红霉素、先锋等抗生素进行消炎治疗，症状十分严重时可采取静脉滴注法。

5. 选用中药敷治。可以选用如意黄金散敷在乳房上的肿块处。

6. 脓肿形成后，应及时切开引流，以免病症深入。

7. 患者可以将仙人掌捣碎，外敷于局部硬结处，3～4天即可缓解病症。如果病情较严重时一定要及时就医。

# ♥ 产后便秘的原因

产后便秘是极其常见的一种疾病，原因有以下几点：

1. 女性在妊娠期间子宫会逐渐增大，进而压迫到周围的直肠及肛门。

2. 分娩时，会阴和盆骨都会受到伤害，通过神经反射，大便时不敢用力，引发便秘。

3. 分娩结束后，子宫处于松弛状态，对直肠的压力消失，肠壁平滑肌收缩力减弱，引起大便时无力，导致便秘。

4. 产后长时间卧床休息，体内消耗不大，肠胃蠕动速度减慢，饮食方面多摄入高营养、高蛋白食物，少有膳食纤维，产便不多，时间过长造成排便困难。

5. 产后新妈妈开始分泌乳汁，致使体内的营养物质和水分混合，从而减少了肠道内的水分，导致大便干燥。

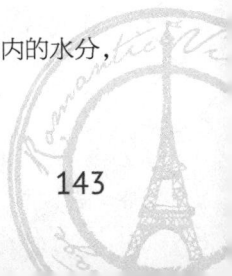

6. 有些新妈妈没有养成按时排便的习惯，导致肠内残渣长时间地滞留，肠道内的水分被吸干，最终导致排便困难。

7. 除了上述原因，新妈妈不常食用蔬果也是导致便秘的原因之一。

## ♥ 产后便秘的防治

每天早晨空腹，用温水冲服蜂蜜，蜂蜜有润肠通便的作用，可以缓解大便干燥。

由于大便干燥多是由体内缺水引起的，因此最好保证一天内摄取 3000 毫升的水分，保持体内各器官的湿润。

饮食要合理，注意荤素、粗细搭配。可采用食疗的方法缓解便秘。取核桃、芝麻、蜂蜜各 50 克，先将核桃、芝麻捣碎，煮熟后再加入蜂蜜冲食，早晚各服用一半，可以起到润肠通便、缓解大便干燥的作用。还可以适量泡服番泻叶，代茶饮用。便秘轻者取番泻叶 1.5 ～ 3 克 / 次，严重者取 5 ～ 10 克 / 次。

如果新妈妈便秘情况很严重，可在医生指导下服用泻药。大便时也不要过度用力，以免造成子宫脱落。

做一些缩肛运动，适当锻炼盆骨底部的肌肉，促进肛门血液循环，有助于排便时肛门用力。

自我按摩也可促进肠道的蠕动。用手掌围绕肚脐，进行打圈按摩，顺逆时针各 20 圈，再沿着刚才的路线进行小圈按摩，顺逆时针各 20 圈。

## ♥ 产后抑郁症的预防

产后抑郁症的危害很广泛，它不仅会给新妈妈带来情感上的伤害，还会传播扩散到周围人的身上。因此，为了家庭的和谐，应从多方面注意预防产后抑郁症。

首先，家人的支持，特别是丈夫的体贴和关心可以让新妈妈感到家庭的幸福和温暖，暂时忘记烦心事。

而新妈妈的自我调节对产后抑郁症的预防和缓解有关键作用。

### ■ 转移焦点
当面临着不愉快的事件时，暂时不要想它，做一些自己感兴趣的事，转移注意力。

### ■ 发出求助信号
当你感觉自己需要帮助，或是感到孤立无援的时候，可以告诉周围的人。

### ■ 适当放松
让自己充分享受一个自由自在、没有束缚的时间。

### ■ 角色调换
新妈妈想发火的时候，请站在他人的立场上想一想。

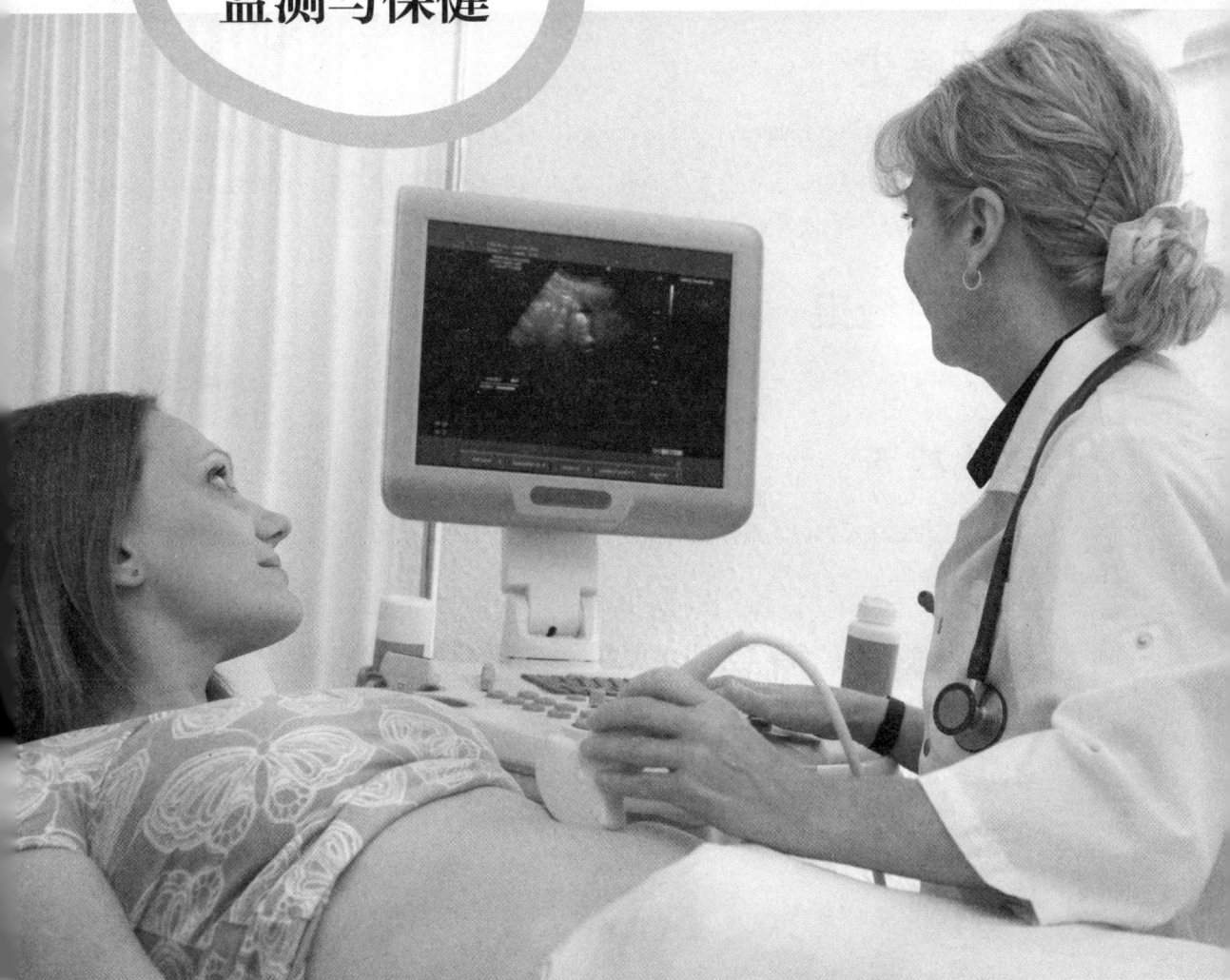

下篇

好孕40周健康
监测与保健

# 孕前检查
# "抗感染筛查"保证母子健康

## 未准妈妈的常规检查

### ♥ 询问病史

对于未准妈妈，医生会按常规对未准妈妈整个身体情况进行详细的询问。了解未准妈妈的结婚年龄、现年龄、健康状况、性生活情况、避孕方法及年限、孕产史、过去生殖器官及其他器官的病史、有无结核病特别是腹腔结核、有无内分泌疾病等。

### ♥ 了解月经史

了解未准妈妈的初潮年龄、周期、月经量、经血颜色、有无痛经，过去流产及分娩情况。

### ♥ 体格检查

体格检查应注意未准妈妈的发育状况和营养情况，尤其是第二性征发育情况。必要时进行甲状腺、肾上腺功能检查。

### ♥ 测量体温、身高、体重、血压和心率

对未准妈妈进行常规的体温、身高、体重、血压和心率测量，可发现一些基础性疾病，并可以进行相应治疗；同时也可对孕后准妈妈的身体变化和胎宝宝生长发育进行对比，以确保胎宝宝的健康。

### ♥ 血常规

最佳检测时间：孕前 2 ～ 3 个月。

通过静脉抽血，主要检测未准妈妈血液中铁、锌等微量元素的
含量，血小板数值等，目的是及早发现是否贫血、感染以及人体凝血或能等血液系统疾

病和状况。如果未准妈妈贫血，不仅有可能使子宫缺氧缺血，导致胎宝宝生长受限，给胎宝宝带来一系列影响，例如易感染、抵抗力下降、生长发育落后等，并且易发生早产、死胎和低出生体重儿，还会出现产后出血、产褥感染等并发症。未准妈妈生产时或多或少会出血，所以检查是否拥有正常的凝血功能十分重要。

## 💜 尿常规

最佳检测时间：孕前 2 ～ 3 个月。

通过查尿，主要对未准妈妈的泌尿系统的状况进行检查，有助于了解孕前肾脏状态和全身营养情况，确认有无泌尿系统感染、肾脏疾病和糖尿病。十个月的孕期对于准妈妈的肾脏系统是一个巨大的考验，身体的代谢增加，会使肾脏的负担加重。如果肾脏存在疾病，易发生胎死宫内，流产的风险增加；并且，在孕期或者分娩后可能会发生尿毒症等严重的疾病，后果会非常严重。

## 💜 肝肾功能

最佳检测时间：孕前 3 个月。

通过静脉抽血，对未准妈妈的肝肾功能进行检查，内容主要包括：总蛋白和白蛋白、胆红素、氨基转移酶、肾功能、血脂等，主要是了解孕前的身体状态和营养状态，有无肝肾脏疾病和损伤。如果未准妈妈是病毒性肝炎患者，怀孕后会造成胎宝宝早产，甚至新生儿死亡等后果；肝炎病毒还可直接传播给胎宝宝。

## 💜 胸部透视

最佳检测时间：孕前 6 个月。

通过透视，检查未准妈妈是否患有结核病等肺部疾病。患有结核的未准妈妈怀孕后，用药受到限制、治疗受到影响；而且，活动性的结核常会因为产后的劳累而加重病情，并可能传染给胎宝宝。

## 💜 妇科生殖系统检查

最佳检测时间：孕前 3 个月。

妇科检查首先是指妇科常规检查，医生通过目测和触摸，检查外阴有无肿物、炎症、性病等皮肤改变，检查子宫的大小、形态和位置是否正常，卵巢的大小和形态是否正常，盆腔有无触痛和压痛等。

其次是阴道分泌物涂片检查。检查有无阴道畸形、阴道炎症，对白带进行显微镜检查，

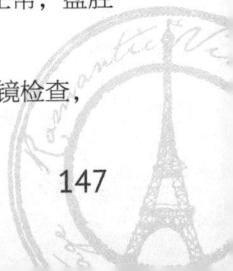

确定有无阴道滴虫感染和真菌感染，判定阴道清洁度。

然后是宫颈检查。该检查可确定有无宫颈炎症、宫颈糜烂和赘生物等。为了预防宫颈癌的发生，应进行宫颈刮片检查，也就是防癌涂片检查，通过这种方法几乎90%都能查出。如果宫颈刮片不正常，还应在医生指导下做进一步检查。

对未准妈妈的普通阴道分泌物进行检查，可以通过白带常规筛查滴虫、真菌、支原体、衣原体感染，以及淋病、梅毒、艾滋病等性传播性疾病。如未准妈妈患有性传播疾病，最好先彻底治疗，然后再怀孕，否则会引起流产、早产等危险。

## ♥ 内分泌全套检查

最佳检测时间：孕前3个月。

内分泌全套检查主要包括血清生长激素、血清催乳激素、血清促甲状腺激素、血清促肾上腺皮质激素、血清促性腺激素、促卵泡激素、促黄体生成激素、血清抗利尿激素、甲状腺和甲状旁腺、肾上腺、性腺、血雌二醇、血孕酮、血浆胰岛素等。

通过检查可以对未准妈妈月经不调等卵巢疾病进行诊断。例如患卵巢肿瘤的女性，即使肿瘤为良性，怀孕后也常常会因为子宫的增大影响了对肿瘤的观察，甚至导致流产、早产等危险。

## ♥ 染色体检查

最佳检测时间：孕前3个月。

通过静脉血检查遗传性疾病。如果染色体异常，会导致畸形儿或流产的发生，及早发现克氏综合征、唐氏综合征等遗传疾病、不育症。有遗传病家族史的育龄夫妇以及反复流产的未准妈妈必须做此项目。

## ♥ 超声（超声波）检查

最佳检测时间：怀孕前3个月。

超声波检查可以帮助了解未准妈妈子宫及卵巢发育的情况，如宫颈管长度、输卵管有无异常，以确定有无子宫疾病，如子宫肌瘤、子宫腺肌病、子宫内膜异位症、卵巢肿瘤等。如果出现类似状况，未准妈妈应该在孕前先彻底治疗。

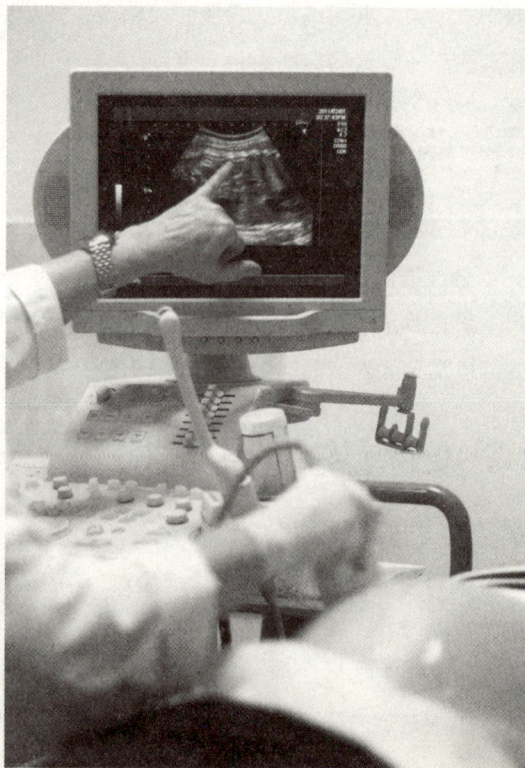

## 专家解读： 哪些重点检查结果提示异常

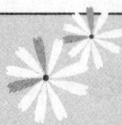

### ·贫血

#### ■ 血常规检查结果异常提示可能为贫血

血常规是未准妈妈最常规的一项检查。血常规检查的内容包括所有血液基本成分的检查，如：红细胞计数、白细胞计数、血小板计数及其分类，是临床上最基本的重要检验项目。

尽管血常规检查不是什么特殊性检查，也不是很复杂的过程，但是，由于血液不断地在全身循环，流经身体各个重要器官，渗透到各组织中，参与人体的新陈代谢，调节和维护人体各组织器官功能活动和内外环境的平衡，如果人体各部位稍有异常改变，都会由血液携带其各种信息传达出来。所以，检查血液中各种细胞成分的量和质的变化，可以协助判断机体各组织器官的病变情况。

血常规中的许多项具体指标都是一些常用的敏感指标，对机体内许多病理改变都有敏感反映，其中又以白细胞、红细胞、血红蛋白和血小板最具有诊断参考价值为例。

#### 红细胞计数

红细胞计数（RBC）高值时提示：可能患红细胞增多症。

红细胞计数（RBC）低值时提示：可能为贫血。

#### 血红蛋白测定

血红蛋白测定（Hb）高值时，可提示：可能为红细胞增多症、心输出量减少。血红蛋白测定（Hb）低值时，可提示：可能为低血色素性贫血或缺铁性贫血。

女性受月经和怀孕的影响，血红蛋白普遍比男性低，所以女性较易贫血。一般而言，血红蛋白在100克/升（100g/L）以下属贫血，若比正常值低10～20克/升（10～20g/L）并无大碍。

#### 白细胞计数

白细胞计数（WBC）高值时，可提示：可能为身体部位发炎、白血病、组织坏死等。白细胞计数（WBC）低值时，可提示：可能为病毒感染、再生障碍性贫血及自身免疫性疾病。白细胞是无色有核的血细胞，在血液中一般呈球形。白细胞可以分为中性粒细胞、嗜酸性粒细胞、嗜碱性粒细胞、淋巴细胞和单核细胞几种。白细胞计数，是指计数单位体积血液中所含的白细胞数目，是机体防御系统的重要组成部分。各类细胞在人体内的比例不同，在人体内的作用也各不相同。在对人体白细胞进行分析时，主要根据粒细胞（GRN）、单核细胞（MID）和淋巴细胞（LYM）的数值变化为主要依据。

#### 血小板计数

血小板计数（PLT）增多时，可提示：可能是急、慢性炎症反应。此类增多一般不超过

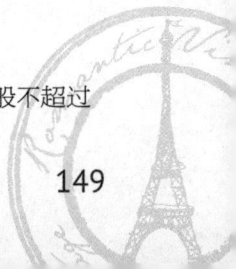

500×109／L；如果略高于正常值，且其他值正常及没有症状，一般不会有问题，只是血小板参与凝血，值较高会增加血栓形成的可能；当血小板计数 >400×109／L 时为血小板增多，原发性血小板增多常见于骨髓增生性疾病，如慢性粒细胞白血病、真性红细胞增多症、原发性血小板增多症等。血小板计数（PLT）减少时，可提示：如果为原发性减少，则属于免疫性的；如果为继发性减少，有许多疾病可引起。血小板是参与凝血机制的，它的数量减少或功能异常都可以在临床上有所表现，轻微的可见皮肤黏膜出血，如身上的出血点、紫癜、淤斑；严重的可见脏器出血，最为常见的是消化道出血。

### ■ 血常规、血红蛋白电泳、地中海贫血基因等检查结果异常 提示可能为地中海贫血

地中海贫血又称海洋性贫血，是一种遗传性疾病，是由常染色体异常而引起的贫血病。这种疾病也就是医学上讲的溶血性贫血。

#### 红细胞系

红细胞平均体积（MCV）低值时，可提示：可能为地中海贫血。

平均血红蛋白含量（MCH）低值时，可提示：可能为地中海贫血。

平均血红蛋白浓度（MCHC）低值时，可提示：可能为地中海贫血。

普通的血常规可以发现血液成分的异常情况。如果红细胞的平均体积、平均血红蛋白含量以及平均血红蛋白浓度低于正常，就需要做血红蛋白电泳观察血红蛋白的比例，如血红蛋白 A、血红蛋白 F、血红蛋白 A2 出现异常，可考虑为地中海贫血，也可通过基因筛查检测有无地中海贫血基因。

## ·脂肪肝或肝损伤

### ■ 肝功能检查结果异常提示可能为脂肪肝

总胆红素、直接胆红素和间接胆红素数值异常时，可提示：可能肝功能有问题。

肝功能检查是通过各种生化试验方法检测与肝脏功能代谢有关的各项指标、以反映肝功能基本状况。肝功能反映了肝脏的生理功能，肝功能检查在于探测肝脏有无疾病、肝脏损害程度以及查明肝病原因、判断预后和鉴别发生黄疸的病因等。

由于肝脏功能多样，所以肝功能检查内容很多：与肝功能有关蛋白质检查有血清总蛋白、白蛋白与球蛋白之比、血清浊度和絮状试验及甲胎蛋白检查等；与肝病有关的血清酶类有丙氨酸氨基转移酶、天冬氨酸基转移氨、碱性磷酸酶及乳酸脱氢酶等；与生物转化及排泄有关的试验有磺溴酞钠滞留试验等；与胆色素代谢有关的试验，如胆红素定量及尿三胆试验等。

一般常选择几种有代表性的指标了解肝功能，如蛋白质代谢功能试验、胆红素代谢功能试验、肝脏排泄试验以及各种血清酶检查。包括胆红素、白蛋白、球蛋白、氨基转移酶、血清氨、凝血时间等。

胆红素是红细胞中的血红蛋白所制造的色素，红细胞有固定的寿命，每日都会有所毁坏。

血蛋白分解成为正铁血红素和血红素，然后正铁血红素依酶的作用会变成胆红素；而血红素则会重新制成组织蛋白，通过此种作用制造的胆红素称为间接胆红素，间接胆红素又在肝脏依酶作用下变成直接胆红素（饱含胆红素）。

胆红素是肝功能检查的一项常用指标，一般用胆红素的指标来检验肝脏的排泄能力。如果直接胆红素不变，间接胆红素升高，再次复查结果相同，可断定有可能患溶血性疾病。

在排除溶血情况的基础上，如果检查结果中直接胆红素和间接胆红素都升高，可判断可能是由肝脏功能异常引起。再通过进一步检查明确是否有肝炎病毒感染，是否有脂肪肝、酒精肝、肝硬化等。

如果间接胆红素不变，直接胆红素升高，可能是由肝癌、胆石症引起。胆红素数值异常时，很可能有比较严重的问题，所以需要配合其他检查，以明确病情，依不同的情况可分别采取不同的治疗方法。

丙氨酸氨基转移酶（ALT）和门冬氨酸氨基转移酶（AST）高值时，可提示：可能是脂肪肝或肝细胞受损。

氨基转移酶主要分布在肝脏的肝细胞内，是最典型的肝功能指标，肝细胞坏死时 ALT 和 AST 就会升高。其升高的程度与肝细胞受损的程度相一致，氨基转移酶数值升高，表示肝脏细胞受损。如果乙肝五项检查为正常，脂肪肝的可能性比较大。

一般来说，轻度脂肪肝，氨基转移酶没明显变化；中、重度脂肪肝，表现为 ALT、AST 轻度或中度升高，一般肥胖性脂肪肝 ALT 高于 AST，酒精性脂肪肝反之；约 30% 严重脂肪肝患者可出现不同程度碱性磷酸酶（ALP）升高、γ-谷氨酰氨基转移酶升高等。

总蛋白、白蛋白低值，球蛋白（主要是 T-球蛋白）增高，A/G 比值变小或倒置时，可提示：可能肝脏合成功能受损害，是病情比较严重的表现。

### ■ 肝功能检查结果异常还提示可能有肝损害、心血管疾病

高密度脂蛋白胆固醇（HDL-C）低值时，可提示：可能有心脑血管疾病、肝损害等。

高密度脂蛋白胆固醇主要是由肝脏合成。通俗地说，高密度脂蛋白胆固醇是"好东西"，在标准范围内高密度脂蛋白胆固醇越高越好，它对人体起保护作用。血液中高密度脂蛋白胆固醇浓度升高，一般认为无临床意义，可见于原发性高密度脂蛋白血症；浓度降低常见于脑血管病、冠心病、高三酰甘油血症、肝功能损害，如急慢性肝炎、肝硬化、肝癌、糖尿病、吸烟、缺少运动等。

低密度脂蛋白胆固醇（LDL-C）高值时，可提示：易致冠心病等疾病。低密度脂蛋白胆固醇通俗地说是"坏东西"。如果血液中低密度脂蛋白胆固醇浓度升高，它将沉积于心脑等部位血管的动脉壁内，逐渐形成动脉粥样硬化性斑块，阻塞相应的血管，易引起冠心病等严重疾病。总体来说，低密度脂蛋白胆固醇偏低，往往是由于生活中饮食不合理、摄入脂肪过低造成的。有些人过度减肥造成低密度脂蛋白胆固醇偏低，会严重影响身体健康。

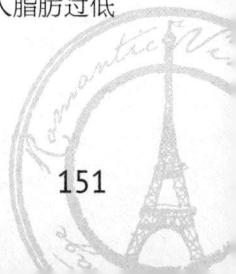

## · 营养不良

### ■ 肝功能检查结果异常还提示可能营养不良

总蛋白（TP）和白蛋白（Alb）低值时，可提示：往往存在营养不良。肝功能检查项目中还含有蛋白质一项。蛋白是由肝脏产生的，如果数值低，说明营养不足。虽然此时身体可能没有什么异样的感觉，但未准妈妈需要改变每日的食谱，及时补充富含蛋白质的食物，如鸡蛋、豆浆、牛奶等。如果白蛋白过低，则提示可能身体内潜伏着一些疾病，需要进行更详细的检查以排除其他疾病导致的白蛋白丢失过多或白蛋白生成过少等疾病。

## · 肾功能损害

### ■ 尿常规和肾功能检查结果异常提示可能肾炎或肾功能损害

尿常规也是未准妈妈孕前检查不可忽视的一项常规检查，不少肾脏病变早期就可以出现蛋白尿或者尿沉渣中出现有形成分。尿异常，也常是肾脏或尿路疾病的第一个指征。

尿常规检查主要项目有：尿的颜色、尿的透明度、尿的酸碱性（pH 值）、红细胞、白细胞、管型、尿的比重、尿的蛋白定性、尿糖定性以及尿沉渣计数等。

尿常规检查提供的主要数据一般包括：尿蛋白、尿糖、尿酮体、尿比重、酸碱度、尿胆红素、亚硝酸盐、红细胞（潜血）和白细胞等。

尿常规的检查对泌尿道感染、结石、胆道阻塞、急慢性肾炎、糖尿病、肾病变症状等疾病有筛检预报性作用。

尿色 正常尿呈草黄色，异常的尿色可因食物、药物、色素、血液等因素而变化。

透明度 正常新鲜尿液，除女性的尿可见稍混浊外，多数是清澈透明的。

酸碱度 正常尿为弱酸性，也可为中性或弱碱性。

细胞 在临床上尿中有重要意义的细胞为红细胞、白细胞及上皮细胞。正常人尿中可偶见红细胞；正常人尿中有少数白细胞存在；正常尿液中有时可发现少数脂肪变性的小圆形上皮细胞。

管型 正常的尿液中仅含有极微量的白蛋白，没有管型，或偶见少数透明管型。

蛋白质 一般认为正常人每日排出蛋白的质量为 40 ~ 80 毫克，最多 100 ~ 150 毫克，常规定性检测为阴性。

尿比重 尿液的比重一般在 1.015 ~ 1.025。

尿糖定性 正常人尿内可有微量葡萄糖，每日尿内含糖量为 0.1 ~ 0.3 克。

尿素和肌酐 是评价肾功能的主要指标。

尿蛋白（PRO）高值时，可提示：可能有肾小球肾炎或急性肾功能衰竭等。

尿红细胞（BLO）高值时，可提示：可能肾脏出血、肾充血或尿路出血等。

尿白细胞（LEU）高值时，可提示：可能肾盂肾炎、膀胱炎等。尿上皮细胞（EC）高值时，可提示：可能有肾小球肾炎、肾小管病变。

管型尿（LEU）出现时，可提示：可能肾小球、肾小管有损害。

尿素（Urea）和肌酐（Crea）高值时，可提示：可能有肾功能损害。

在正常情况下，血中尿素主要是经肾小球滤过而随尿排出的，当肾小球滤过功能减退时，血中的尿素浓度就会升高。所以测定血中尿素含量可粗略估计肾小球滤过功能；肌酐是肌肉代谢的产物，正常情况下随尿液排出体外。肌酐高是肾固有细胞受损，肾脏的代谢功能出现异常，不能正常滤过肌酐等毒素，使其在体内堆积，肌酐升高是肾功能下降的外在表现。

# 📷 未准妈妈的身体调治

## ♥ 做父母要选择最佳时间

对于一个新生命来说，受孕那一刻的母体健康与否直接关系到"性命"是否优质。因此，选择最佳受孕时机，无疑是优生的基本前提。最佳受孕时机包括最佳婚育年龄、最佳受孕季节、最佳受孕时间、最佳受孕外部环境。

### 【选择最佳年龄生育】

中国《婚姻法》规定："结婚年龄，男子不得早于22周岁，女子不得早于20周岁。"这就是说，男女分别低于这个规定的年龄结婚，是不符合科学，也不符合法律的，只有高于这个年龄才是适合结婚和生育的。

**有利于母亲和胎儿的发育** 一般来说，女子年满22周岁以后，身体发育才渐渐趋向完全成熟。比如说，女子一般要到23～25岁，骨骼才能完成全部钙化，如果女子发育还未完全成熟就结婚、生育，无疑加重了身体的负担，也必然影响自身的发育和胎儿的发育。如果男子早婚、早育会导致所产生精子数量少、质量低，并容易发生精子残缺、染色体异常等情况，更不利于胚胎的发育。因此，低龄结婚的夫妇所生育的孩子往往会因为基因不良和营养不足而出现体弱多病的现象。

**有利于自身的智力发育** 男女青年20～22岁以后，大脑发育才基本完成内部构造逐渐复杂化的过程。在这个年龄段以后结婚、生育，大脑皮质的抑制功能已经健全，可以控制过度的性冲动，保证身心健康，不仅有利于促进智力发育，更有利于受孕胎宝宝的健康。

**避免妇科病的发生** 根据临床统计，一些妇科病的发生与过早生育有着一定的关系。比如，子宫颈癌发生在早婚、早育和多产的妇女中比其发生在适龄结婚和生育数量少的妇女中要高出数倍。

**女性生育年龄最好不超过30岁，尤其不要超过35岁** 女性在出生前卵细胞就已存储在卵巢内。怀孕年龄越大，卵子的年龄就越大，卵子受环境污染的影响就较多，容易发生卵子染色体老化，从而导致畸胎率增高。同时，高龄准妈妈的产道弹性降低，在分娩时容易发生产程延长和手术助娩等情况，也在一定程度上影响了胎宝宝的健康。

因此，优生专家建议：男女最佳生育年龄应为男性 26 ~ 30 岁，女性 25 ~ 29 岁。

## 【选择最佳季节受孕】

对于受孕季节的选择要具体情况具体对待。中国幅员辽阔，东西南北气候差别很大，生活习惯也不同，所以在选择受孕季节时就要因地制宜，综合各方面因素考虑。比如，要考虑空气是否清新、瓜果蔬菜是否丰富、能否避开病毒感染的流行期、生活是否便利等。

对于中国中部和北部大部分地区而言，受孕的最佳季节为春夏之交的 6 ~ 8 月。因为时处夏季，经历了冬春的营养储备期，这时夫妇双方身体素质都较好，尽管由于天气炎热，胃口可能不佳，会导致营养吸收不足。但若此时怀孕，胚胎尚处于萌芽状态，对营养所需较少，不至于因妊娠反应而影响胎儿发育。

等到胚胎进一步生长发育，尤其是怀孕 3 个月时，各类瓜果蔬菜、鱼肉禽蛋大量上市，这就为准妈妈和胎宝宝汲取各种营养创造了有利的条件，更为胎宝宝在大脑形成期（受孕第 3 个月）的营养需求提供了保证。等到严寒的冬季和乍暖还寒的初春携带着流行性感冒、流脑等病毒的季节到来时，胎宝宝生长已超过 3 个月，

能平安度过致畸敏感期。接下来，当春暖花开的春天来临时，良好的气候条件和美丽的大自然又为胎教的实施提供了优良的外界环境。最后，等到婴儿呱呱落地时，正是气候宜人的春末夏初，各种瓜果蔬菜供应充足，准妈妈能获得全面、丰富的营养，保证了母乳的质量，从而保证了孩子降临人间后的第一餐。

此外，经历了夏、秋、春三个季节的孕期，准妈妈还能得到良好的日照，可在阳光中获得足够的维生素 D，从而促进妊娠期间钙的吸收和平衡，有利于胎宝宝骨骼的钙化。

当然，最佳的受孕季节也是相对的，尤其中国各地气候差别较大，不能生搬硬套，但一般应避开 11 ~ 12 月。因为此期受孕的准妈妈临产期处在炎热的夏天，不仅宝宝降生后要经过炎热的考验，准妈妈也容易发生产褥期中暑，增加患病的机会。

## 【选择最佳时间受孕】

最佳的受孕时间是指受孕前后较为短暂的日子，一般来说，优生专家建议选择以下情况受孕：

– 选择夫妇双方身体健康良好的情况下受孕。

– 选择夫妇双方情绪饱满、心情舒畅的情况下受孕。

– 选择合理安排好营养、为生育提供充分的物质基础的情况下受孕。

– 选择受孕前尤其是受孕当天未饮用烈性酒、减少吸烟或戒烟戒酒的情况下受孕。

– 选择在精神状态调节好、性情陶冶好的情况下受孕。

– 一般来说，从每月排卵前 3 天至排卵后 1 天，是最易受孕时期。

要注意的是，受孕尤其要避开以下几种情况：

– 身体极度疲劳，或过度体力劳动及脑力劳动后。

– 情绪激动之时，如争吵、暴怒、悲伤和恐惧时。

– 大病初愈或久卧病床时。

– 女方流产不满 6 个月时。

– 新婚期疲劳、饮酒过度、性生活过于频繁的情况下。

– 因病服用某些药物，尤其是安眠药时。

## 【 选择最佳受孕外部环境 】

中国古人非常讲究受孕环境与优生的关系，有"欲得贤智之子，需得天时地利"之说。受孕"天时、地利、人和"，是指夫妇双方只有选择在晴暖温和的时日里、安适温馨的地点旁、健康愉悦的心情下受孕，才对胎宝宝大有好处，才能使胎宝宝更健康、聪明、俊美。

# ♥ 未准妈妈要保证孕前营养充足合理

## 【 养成良好的饮食习惯，合理摄取营养 】

精子和卵子的产生需要原料，生精和生卵功能与营养水平密切相关。未准妈妈只有在孕前保证摄取丰富而合理的营养，拥有良好的营养水平，才能孕育一个健康的宝宝。

未准妈妈在孕前要养成良好的饮食习惯，所食用的食物种类要杂、要多，宜粗少细，要多吃原汁原味的无污染食物，要经常变化食物种类，不要偏食，要多多摄取不同食物中的各种营养成分，避免发生某些营养的缺乏；同时要注意少吃或不吃刺激性食物，孕前和孕期一般不要饮茶、饮咖啡、饮酒，或其他刺激性饮品；要尽量饮用白开水；要避免食用污染过的食物，重视饮食卫生，尽量选用新鲜天然食品，不要服用含食品添加剂、色素、防腐剂的食物，蔬菜应浸泡数十分钟，瓜果尽量去皮；还要注意不可暴饮暴食，以免影响健康；另外要特意多吃鱼虾、山药，以增加受孕概率。

营养不良的未准妈妈不仅容易在妊娠期间发生并发症，而且患其他孕期不良疾病的概率远高于营养水平良好的准妈妈。一些年轻女性为了保持良好的体形而故意节食减肥，这种体质不仅不利于怀孕，即使怀孕，对胎宝宝的发育也非常不利。

## 【 多补充有利于胚胎发育的营养素 】

未准妈妈在孕前就要开始多多摄入对胚胎发育有利的营养素，其中包括对胚胎大脑发育有利的营养素。

脑是中枢神经系统的主要器官，又是高度分化的智能器官，是智力的基础。脑的生长发育主要依赖细胞数量的增殖和体积的增大，而且脑细胞的增殖具有"一次完成"的特点。在脑发育期营养不良，脑组织结构可产生不可逆的永久性损害，导致智力低下，甚至终身残疾。未准妈妈如果孕前营养不良、蛋白质摄入不足，就可影响到怀孕后胎宝宝大脑神经母细胞的形成、细胞数量及神经细胞突触数量。

有人测定，严重营养不良的准妈妈所生婴儿的脑细胞数只有正常婴儿的 80%，且常有智力低下及神经系统功能缺陷。如果出生后营养不良继续存在，则脑细胞数较正常更少，影响

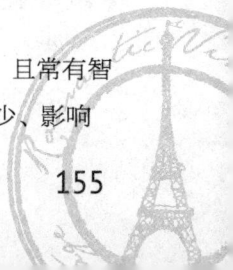

更严重。即使以后供给正常营养，脑的组织结构和功能仍不可能恢复到正常水平。因此，未准妈妈在孕前就要注意饮食中营养的搭配，多补充营养素。

研究表明，对大脑有益的营养素主要有蛋白质、维生素和微量元素。

保障蛋白质供给 未准妈妈平时要注意多吃些瘦肉、鸡蛋、鱼类、豆类，保障必要的蛋白质供给。

孕前补碘 未准妈妈孕前比怀孕期补充对胎宝宝脑发育的促进作用更显著。未准妈妈最好能检测一下尿碘水平，以判明身体是否缺碘。缺碘者可在医生指导下服用含碘酸钾的营养药，食用碘盐及经常吃一些富含碘的食物，如紫菜、海带、裙带菜、海参、蛤蜊、蛏子、干贝、海蜇等，可以改善体内碘缺乏状况。

注意补锌 锌是人体多种酶的组成成分或者激活剂，主要参与脱氧核糖核酸（ DNA ）和蛋白质的生物合成，对胎宝宝尤其对宝宝大脑的发育起着不可忽视的作用，严重缺锌可引起无脑畸形等。未准妈妈孕前应多摄入富含锌的食物，如牡蛎、蚌、贝类、海带、黄豆、扁豆、麦芽、黑芝麻、紫菜、南瓜子、瘦肉等。此外，富含卵磷脂、磷脂、牛磺酸以及多种维生素食物，如蛋黄、葵花子、大豆、沙丁鱼、甜杏仁、胡桃及新鲜蔬菜、水果等，未准妈妈也应注意摄取。

注意补铁 铁是制造红细胞的必需原料，缺铁会发生贫血，严重贫血不仅会影响受孕，还会影响胎宝宝发育，所以未准妈妈一定要注意补铁。含铁较多的食物有猪肝、黄豆、芝麻。

补充各种维生素 在孕前 3 个月，夫妻双方要开始正确补充维生素，主要是从蔬菜和五谷中摄取维生素，但是蔬菜和五谷中的维生素，在去皮、精磨和烹饪时常常受到破坏，所以还需要从水果中摄取。

叶酸是 B 族维生素的一种，对细胞的分裂、生长及核酸、氨基酸、蛋白质的合成起着重要作用，因此叶酸是胎儿生长发育中不可缺少的营养素。准妈妈在孕前和怀孕初始 1 ~ 2 个月内每天补充 0.4 毫克叶酸，可使胎宝宝发生唇裂和腭裂的危险性降低 25% ~ 50%，有可能避免 35.5% 的先天性心脏病患儿出生。所以，未准妈妈孕前及孕早期应注意多摄入富含叶酸的食物，如红苋菜、菠菜、生菜、芦笋、龙须菜、油菜、小白菜、花菜、甘蓝、豆类、酵母、全麦面包、动物肝、麦芽及香蕉、草莓、橙汁、橘子等。

## 【营养补充切勿矫枉过正】

强调营养并不意味着吃得越多越好，一味多食会造成体重过重，怀孕后胎宝宝生长过快，增加行动负担，给分娩带来困难。

# ♥ 贫血的未准妈妈要注意饮食调理

## 【未准妈妈贫血时受孕危害很大】

根据血液中红血球的数量，或红血球中血红蛋白的量可以判断是否有贫血的征兆。

红血球是由蛋白质和铁所制造，两者缺一不可。血红蛋白的主要功能在于输送氧至身体各部分，排出代谢产生的二氧化碳。若身体内红血球或血红蛋白不足时，氧无法输至身体，患者就会感到疲倦、头晕，站起时头晕眼花、气喘，一副无精打采的样子，表现出极不健康的状况。一般来说，贫血最常见的原因是缺铁。

未准妈妈如果贫血，怀孕后血液携带氧的能力低，严重时会出现心跳加快、血流速度加快，长此以往就会出现心肌营养障碍，导致充血性心力衰竭。如果得不到及时治疗，贫血的未准妈妈在怀孕后可能导致营养不良，会加重贫血，进而可能引起贫血性心脏病、心力衰竭、产后出血、产后感染等，同时给胎宝宝造成危险，会影响胎宝宝的生长发育，严重的还会造成胎宝宝宫内发育迟缓、早产或死胎的危险。患有贫血的准妈妈在贫血状态下会对失血耐受性明显降低，在分娩时容易出现失血性休克，带给准妈妈分娩时体力上的负担和阻碍，准妈妈会因为忍痛而很快会觉得疲劳，所以很难出现到对分娩有利有效的阵痛，从而拉长从阵痛到生产的时间，这些都不利于生产，并对胎宝宝的健康出生造成危害。

贫血对怀孕危害很大，所以未准妈妈在孕前就要及时调养，改善贫血症状。在饮食中应多摄取含铁丰富的食物，如动物肝脏、柿子、蔬菜等；若食补效果不明显时，可遵照医生的指示服用铁剂、叶酸和维生素 $B_{12}$ 等。

### 【地中海贫血未准妈妈怀孕后要监测胎宝宝病情】

地中海贫血基因携带者或轻型地中海贫血患者平时没有明显症状，但是如果夫妇双方都带有地中海贫血基因，即两人都是轻型地中海贫血，他们的子女就会有 25% 是重型地中海贫血，50% 的是轻型地中海贫血（基因携带者），另有 25% 的才是正常者；如果只有一方是轻型地中海贫血或基因携带者，他们的子女有 50% 是正常小孩，25% 是轻型地中海贫血（基因携带者），不会有重型地中海贫血小孩。

准父母如果有一方是地中海贫血基因携带者，且是轻型患者，怀孕后需要产前对胎宝宝进行基因分析以确定胎宝宝的患病程度。

对胎宝宝产前诊断宜在孕 24 周前进行。早孕绒毛采样检查宜在孕 8 ~ 11 周进行；羊水穿刺检查宜在孕 16 ~ 21 周进行；脐血管穿刺检查宜在孕 18 ~ 24 周进行。如果诊断胎宝宝是轻型患者，一般是可以接受的，因为轻型患者一般不需特殊治疗；如果是重型患者，要坚决引产。

地中海贫血的准妈妈通过饮食补血是没有用的。轻型地中海贫血无需特殊治疗，注意休息和营养，积极预防感染，避免使用具有氧化作用的药物；中、重型地中海贫血患者要适当补充叶酸和维生素 E，进行输血和去铁治疗，必要时进行手术。

## ♥ 未准妈妈一定要补钙

不要以为怀孕后开始补钙还来得及，事实上，补钙应从准备怀孕时就开始。女性从准备怀孕的时候起，如果发现自己缺钙，最好能每天摄取 600 毫克的钙量，并停止没必要的减肥。这是因为，女性身体脂肪量的突然增加或减少，都是破坏激素平衡的重要原因。例如，女性

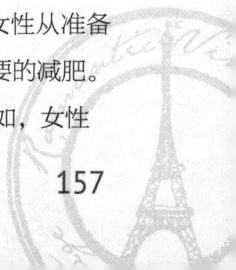

脂肪量如果降到了 18% 以下，身体雌激素的分泌量就会减少，可导致月经不调，骨密度降低。骨密度低下的女性，在孕期或哺乳期，易引起头发脱落、牙齿变脆，也是女性闭经后易患骨质疏松症的原因。

如果女性能从准备怀孕的时候就开始补钙是非常理想的，这时人体所需的钙为每天 800 毫克左右，除了从食物中摄取外，需要每天额外补充 200 ～ 300 毫克的钙剂。准妈妈补钙最迟不要超过怀孕 20 周，因为这个阶段是胎儿骨骼形成、发育最旺盛的时期。应在饮食中适当选择一些富含钙的食物。

# 备孕父母的优生检查

## ♥ 精液分析

最佳检测时间：孕前 3 ～ 6 个月。

通过检查，了解精液的受孕能力，正常精液的指标如下。

精液量：每次 2 ～ 6 毫升。超过 8 毫升称为精液量过多症，不足 1.5 毫升者则为精液量过少症。

精液 pH 值：7.2 ～ 8.0。

精液液化情况：30 分钟完全液化。超过 1 小时不液化者称为精液液化不良症。

精液中精子数量：2000 万 / 毫升以上。

精子活动力：50% 以上属于 a 级与 b 级（按照精液质量的优劣依次为 a、b、c、d 级）。

精子存活率：70% 以上是活的。

精子形态：正常形态精子不少于 50%。

分析男性生育能力不能单从精液的一项指标定论，应对精子数量、活力、活动率、液化时间、畸形率等多方面进行综合能力分析。

## ♥ 宫颈涂片检查

最佳检测时间：孕前 3 ～ 6 个月。

目前常用的宫颈刮片检查方法有传统的巴氏法和宫颈防癌涂片（TCT）。

检查前注意：

－检查要安排在非月经期进行。

－如果未准妈妈患有妇科急性炎症或感染（淋病、滴虫感染、衣原体感染等），要先治疗感染，待炎症消退后再行刮片检查，以免结果受到干扰。

－计划检查前 48 小时内不要冲洗阴道或使用置入阴道的栓剂，也不要有性生活。

## 💛 人类乳头瘤状病毒检查

最佳检测时间：孕前 3 ～ 6 个月。

如果未准妈妈在常规阴道检查时，可见宫颈表浅糜烂、有接触性出血，甚至常有白带增多、腥臭及阴道不规则出血等现象，最好同时进行人类乳头瘤状病毒（HPV）检查。

生殖道 HPV 感染是一种常见的性传播疾病，与多人有性关系或性关系不当的女性往往容易感染 HPV。由于 HPV 感染是宫颈癌的病因，因此必须重视这种感染，加强 HPV 病毒检查，可以预防宫颈癌的发生。

## 💛 "优生四项" 即抗感染筛查（TORCH）

最佳检测时间：孕前 3 ～ 6 个月。

TORCH 抗感染筛查是对未准妈妈风疹病毒（RV）、巨细胞病毒（CMV）、单纯疱疹病毒（HSV）、弓形虫（TOX）等进行筛查。TORCH 感染是导致流产、胎死宫内、畸形的主要原因之一。如果未准妈妈感染后怀孕，病原体可通过胎盘垂直传播，导致胚胎停止发育、流产、死胎、早产、先天畸形等，甚至影响出生后婴幼儿智力发育，造成终身后遗症等严重后果。

通过孕前抗感染筛查可以降低胎宝宝宫内感染率并给予优生指导，减少宝宝的出生缺陷发生率，所以称之为"优生四项"筛查。

## 💛 遗传性疾病筛查

最佳检测时间：孕前 3 ～ 6 个月。

遗传是指亲代与子代之间的相似，所以遗传与胎儿健康成长有着相当密切的关系，它是胎儿健康成长的基础。父母如患有遗传病，就有可能造成流产、死胎、胎儿畸形、智力障碍等不良后果。遗传性疾病的预防需从确定配偶前做起，通过婚前咨询、婚前检查来避免。如已确诊为遗传性疾病，则结婚后不应生育。

遗传病学研究表明，目前世界上已发现的遗传病有 4000 多种，可分为三大类，即染色体疾病、单基因遗传性疾病和多基因遗传性疾病。

下面这些夫妇需要筛查遗传性疾病：

－双亲中任何一方有染色体异常者。

－近亲中有先天愚型或其他染色体异常者。

－连续 3 次以上自然流产者。

－某些隐性遗传性疾病需做性别鉴定者（性别鉴定须经有关部门批准）。

－以前孕育的胎儿或双亲中有神经系统缺陷者。

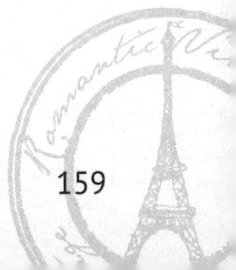

# 💜 确定不孕症的检查

最佳检测时间：未孕 2 年以上即可检查。

如以上检查未发现异常，准备受孕的妈妈还是一直不孕，可进行一系列特殊检查：基础体温测定、宫颈黏液检查、阴道脱落细胞检查、激素的测定、输卵管畅通试验、性交后试验、宫颈黏液与精液相合试验、内镜检查。

## Point
## 专家解读：哪些重点检查结果提示异常

### ·宫颈癌或子宫颈异常改变

#### ■ 宫颈涂片检查（TCT）可预防和发现炎症、感染或宫颈癌

宫颈涂片，是指从子宫颈部取少量的细胞样品，放在玻璃片上，然后在显微镜下研究是否异常。它是世界上普遍使用的一种宫颈癌筛查方法。宫颈癌是唯一可以早期发现的妇科疾病，而定期进行宫颈涂片检查就是发现早期宫颈癌的有效措施。一个简单的涂片检查就可预防至少 90% 以上的宫颈癌。

巴氏分类按宫颈病变程度分为 5 级：巴氏 I 级为正常细胞涂片；巴氏 II 级为炎症细胞；III 级代表可疑癌；IV 级代表高度可疑癌；V 级肯定为癌。TCT 检查将宫颈病变分为：正常范围；良性病变：由炎症引起的细胞改变；低度上皮内病变：可能为宫颈癌；高度上皮内病变：高度怀疑宫颈癌。如果未准妈妈刮片结果异常，需要进一步检查以确定病位及病变情况。

#### ■ 人类乳头瘤状病毒检查（HPV）可预防和发现子宫颈异常改变

HPV 感染生殖道是一个长期的过程，尖锐湿疣经过治疗后，如果机体免疫功能足够强大时，病毒经过 1 ~ 2 年就会自然消失。如果免疫功能比较弱时，病毒可潜伏在细胞内若干年，一旦机体免疫力降低，潜伏的病毒可恢复活动。HPV 感染过程通常分为潜伏感染期、亚临床感染期、临床症状期和 HPV 相关的肿瘤期。宫颈癌也有一系列的前驱病变，这些癌前病变均有可能发展为宫颈浸润癌。

阴道镜检查：不是手术，不需麻醉。取样检查与宫颈刮片最大的不同就是采取的是"生活的"而不是"脱落的"细胞。

宫颈管诊断性刮宫：医生会用细小的刮匙取子宫颈管内的细胞检验。妇女感染 HPV 后，有 30% ~ 50% 出现宫颈上皮细胞的轻度病变，但大部分会在清除病毒后 3 ~ 4 个月时间内转为正常，所以如果在这段时间内同时检查 HPV 和细胞学，会出现 HPV 阴性而细胞学为异常的现象。

宫颈锥形切除术：如果检查发现子宫颈异常改变，如宫颈上皮内瘤样病变（属于宫颈的癌前病变），需进行手术切除，医生会切除患者部分宫颈。如病变部分被切净则无需进一步治疗。

由于宫颈上皮内瘤样病变在准妈妈妊娠期会有不同程度进展，甚至可能转化为癌变，因此最好在孕前及时处理。

## · 弓形虫、风疹病毒、巨细胞病毒、单纯疱疹病毒感染

进行 TORCH 抗感染筛查，可检测是否有弓形虫、风疹病毒、巨细胞病毒、单纯疱疹病毒感染。

TORCH 是弓形虫、风疹病毒、巨细胞病毒、单纯疱疹病毒等病原体的总称，它们是未准妈妈孕前、孕期中引发感染的主要病原微生物。最方便的早期筛查和诊断方法是检测人体血清中的特异性 IgM、IgG 抗体，以判断受感染的情况。

– 仅 IgM 阳性，可提示：一般为近期感染或继发活动感染。

– 仅 IgG 阳性，可提示：一般为既往感染。

– IgM 和 IgG 抗体均阳性，可提示：重复或复发感染。未准妈妈感染风疹病毒后怀孕，病原体会通过胎盘引起胎宝宝感染，导致出生婴儿先天性风疹综合征，造成宝宝先天性白内障、心脏病、耳聋及永久性发育畸形。弓形虫病是一种人畜共患的传染病，弓形虫病原体主要寄生于猫、狗体内。未准妈妈感染弓形虫后怀孕，可导致流产、死胎、早产、胎儿宫内发育迟缓、脑部损伤、眼部损伤，表现为小头畸形、无脑畸形、智力低下、精神障碍、白内障、视神经炎、失明等症状，新生儿面部及脏器畸形，或增加妊娠并发症的发生。

未准妈妈感染巨细胞病毒后怀孕，胎宝宝的中枢神经系统和肝脏受损最为明显，如脑积水、脑软化、运动神经障碍、听力丧失、慢性肝炎等。

单纯疱疹是人类常见的疾病之一，由单纯疱疹病毒感染引起，它可使皮肤和黏膜局部水疱状病变。未准妈妈感染单纯疱疹病毒后怀孕，胎宝宝感染表现为皮肤疱疹、斜视、失明、耳聋、脑积水、颅内钙化等症状。

未准妈妈孕前 TORCH 筛查结果出现阳性者，应积极治疗，定期监测，及时发现不良后果，及早做出相应处理，以确保孕育一个健康的宝宝。

## · 遗传性疾病

### ■ 染色体检查数目或结构异常提示可能有染色体疾病

染色体疾病是指由于染色体数目或结构发生异常而引起婴儿生理结构和生理功能异常所造成的疾病。它的表现多种多样，共同特征是多发畸形、智力低下、生长发育比同龄人滞后。

比如先天愚型是最常见的染色体病，该患者的染色体总数是 47 条，比正常人多一条。患儿除有上述共同特征外，还有特殊面容：两眼距宽、外眼角上斜、鼻梁低、不自主地张口伸舌等。女性的先天性卵巢发育不全就是女性的性染色体病，这种患者比正常女性少一条 X 染色体，患者出生时多有手、足、背水肿，青春期后身体矮小、乳房发育差、阴毛腋毛少、无经或闭经，婚后多不能生育；男性的先天性睾丸发育不全综合征是一种性腺发育异常的染色体疾病，男性患者多于青春期后出现症状，表现为性成熟期延长，身体肥胖，睾丸小而坚实，阴茎发

育不正常，第二性征发育不良，指间距大于身长，性功能低下，精液中无精子，可以影响夫妻生活和生育。

### ■ 基因检查结果异常提示可能有基因 遗传性疾病

基因是 DNA 分子上的一个功能片段，是遗传信息的基本单位，是决定一切生物物种最基本的因子。基因决定人的生老病死，一切生命的存在与衰 亡的形式都是由基因决定的，包括人的长相、身高、体重、肤色、性格等均与基因密不可分。

基因检查大致分为两步：

第一步粗筛。通过婚前检查、遗传咨询等方式了解是否为近亲结婚，家族中有无遗传病患者，未准妈妈以前是否生过遗传病患儿，是否接触过致突变因素等，以决定是否进一步检查。高龄妈妈也应作为重点粗筛对象。

第二步基因诊断。即从粗筛出来的可疑对象的血液白细胞中提取 DNA，再用特异的探针去检测某种基因正常与否。对于某些性连锁遗传性疾病，如果未准妈妈怀孕后胎宝宝是可疑者，则取羊水细胞或绒毛膜细胞性做检查。一旦诊断胎宝宝是遗传病患者，应立刻进行选择性流产，以杜绝遗传病患儿的出生。而若检测出父（母）亲为致病基因携带者，则可指导其生育。

某一对或某一个基因结构或功能的改变，可提示：可能有单基因遗传性疾病 单基因遗传性疾病是指由于某一对或某一个基因结构或功能的改变而产生的疾病。根据异常基因在常染色体或性染色体上是显性还是隐性，又分为四类。

– 常染色体显性遗传性疾病：这种疾病的致病基因在常染色体上是显性基因，属于这一类疾病的有多（并）指（趾）或成人型多囊肾、软骨发育不全等。

– 常染色体隐性遗传性疾病：这种病的致病基因在常染色体上，需一对等位基因同时改变才发病，如白化病、半乳糖血症、高度近视等。

– X 连锁隐性遗传性疾病：这种病的致病基因在 X 染色体上，但男性携带者发病，女性携带者不一定发病，如红绿色盲、血友病等。

– X 连锁显性遗传性疾病：这种病的致病基因在 X 染色体上，且单个基因改变即发病，如遗传性肾炎、抗维生素 D 佝偻病等。

多对基因同时出现结构或功能的改变，可提示：可能有多基因遗传性疾病 多基因遗传性疾病发病需多对基因同时起作用，其病情轻重程度又受环境因素影响，其特征是患者的子女或同胞患病机会增加。它是一种常见多发病，如脑积水、无脑儿、重度腭裂、冠心病、高血压、哮喘病、精神分裂症等。

## · 不孕症

### ■ 基础体温测定呈单相型该月经周期无排卵并无黄体形成

对未准妈妈基础体温进行测定，若基础体温呈双相型则表明，该月经周期有排卵并且有黄体形成；若基础体温呈单相型则表明，该月经周期无排卵并且无黄体形成。

### ■ 宫颈黏液检查异常可发现不排卵

接近排卵时，涂片经显微镜检查见典型的羊齿状结晶体，表明女性体内雌激素达到一定水平；排卵后宫颈黏液变稠、结晶变为不典型至逐渐消失，并可见黄体颗粒，表明卵巢有黄体形成，推断卵巢有排卵功能。如果经前期羊齿状结晶继续存在，则表明只有雌激素作用而无孕酮作用，推断不排卵。

### ■ 阴道脱落细胞增生程度与雌激素水平不成正比可推断雌激 素水平低下

阴道上皮细胞可在卵巢激素的影响下发生周期变化，其细胞增生的程度与雌激素水平成正比。因此，检查后出现不成正比的情况，可推断雌激素水平低下。

### ■ 激素水平较低可推断女性的生育功能不好

常进行的性激素水平测定，一般是性激素六项的测定，即促卵泡生成素（FSH）、促黄体生成激素（LH）、雌二醇（E2）、孕酮（P）、睾酮（T）、催乳素（PRL）。激素与身体发育状况和月经周期密切相关，进行激素水平测定可以了解女性卵巢及垂体的功能。由于月经周期是由激素控制的，所以，如果女性激素水平较低，一般月经不太正常，排卵就不太规律，女性的生育功能也就不好。

### ■ 输卵管不通可引起不孕

如果经检查输卵管不通，首先要确定是炎症引起的还是发育异常造成的。一般来说，输卵管不通大多是由于致病菌的感染造成输卵管的炎症变化，多发于生育年龄段的女性，输卵管不通一般与卵巢炎合并存在，主要临床表现为：两侧小腹疼痛、脓血性白带、腰骶疼痛下坠、月经紊乱、不孕等。

引起急性输卵管不通最常见的致病菌为链球菌、葡萄球菌、大肠埃希菌及绿脓杆菌，其次为厌氧性链球菌、脆弱杆菌等。炎症如果不进行积极治疗，很可能导致输卵管阻塞。输卵管发育异常较少见，也不容易被发现，常与生殖道发育异常并存，导致不孕或宫外孕。

未准妈妈选择做输卵管通液术、通气术、输卵管造影等，不仅可以达到检查输卵管是否畅通的目的，还有一定的治疗作用。

### ■ 性交后试验确定宫颈黏液性状等可推测不孕的原因

如以上检查皆正常而仍未怀孕的女性，可进行性交后试验。此试验要在预测排卵期内进行，事前2天内勿进行阴道用药或灌洗，禁欲5～7天。性交后平卧20分钟，在2小时内做检查。主要了解精子对宫颈黏液的穿透性、宫颈黏液的性状、精液的状况及性交是否成功。

如精子能穿透宫颈黏液，表明精子活动能力及黏性状态正常，黏液中无抗精子抗体。

### ■ 内镜检查发现生殖系统疾病可进一步查明不孕原因

对婚后3年以上不孕、盆腔检查有异常的女性，必要时可施行腹腔镜或宫腔镜检查，直接观察子宫、输卵管、卵巢有无病变；有无子宫腔黏膜下肌瘤、息肉、子宫畸形等，以进一步查明不孕的原因。

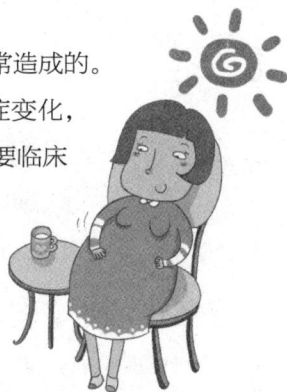

# 备孕父母的优生健康保健

## ❤ 未准妈妈要进行受孕咨询和疾病治疗

未准妈妈除了要去医院有关科室进行一次全面的身体健康状况检查外，还要进行必要的生育咨询，根据医生的要求和建议，或做进一步的检查，或发现疾病积极进行治疗。最后，根据医生的意见，决定是否可以要孩子，以及何时可以要孩子。

### 【心脏病患者受孕咨询】

在孕前就已诊断为心脏病的未准妈妈在准备怀孕时，要进行一次较全面的客观检查，并经咨询医生证实确实可以怀孕再做怀孕的准备；孕前还要预防上呼吸道感染，以免进一步加重心脏的负担。

### 【糖尿病患者受孕咨询】

糖尿病患者的未准妈妈在受孕前应继续控制饮食，并停用所有口服降糖药物，还要密切观察体重的变化，若体重增长过快或维持不变时，应请产科和内分泌科专家检查。

### 【肝炎患者受孕咨询】

患有肝炎的未准妈妈在怀孕前要确定病情已经被控制，最好在病愈后至少半年再怀孕；而且在孕前还要加强营养，在怀孕后还要遵医嘱接种肝炎疫苗，阻断传染给宝宝的可能。

### 【肾脏病患者受孕咨询】

患肾脏病的未准妈妈怀孕要慎重，要在医生严密监测下妊娠；孕期按时检查，发现异常情况，及时采取措施。

### 【结核病患者受孕咨询】

患有结核病的未准妈妈，在结核活动期应严格采取避孕措施，并在医生指导下积极采取治疗，加强营养，待病情稳定2～3年后再考虑怀孕。

### 【贫血患者受孕咨询】

患有贫血的未准妈妈如果得不到及时治疗，怀孕后可能导致营养不良，还会加重贫血，甚至还有胎宝宝宫内发育迟缓、早产或死胎的危险；对受孕后的准妈妈来说，还可能引起贫血性心脏病、心力衰竭、产后出血、产后感染等。因此，贫血的未准妈妈最好等到贫血治愈后再准备怀孕。

### 【性传播疾病患者受孕咨询】

女性孕前感染性传播疾病，未治愈就怀孕对母婴危害较大，不仅可导致胎宝宝发育迟缓，而且也会垂直传染给胎宝宝。比如孕前感染淋球菌，孕后易发生胎膜早破、早产及产后感染等；而且胎宝宝在分娩通过产道时还容易受到感染，引起淋球菌性结膜炎，导致角膜穿孔而致盲。

所以，未准妈妈孕前感染了性病要进行积极治疗，要等到治愈后症状全部消失并在治疗后1～2周复查2次均不再发现病菌后再准备怀孕。在未完全治愈之前，一定要避免怀孕。

# ♥ 遗传性疾病可提前防治

有些遗传性疾病患者由于所患的遗传病比较严重，生下的子女会有较大的发病概率，且无法治疗，要减少或防止遗传病患儿的出现，除了要在婚前做好理性择偶、开展遗传咨询、避免近亲结婚和坚持婚前检查以外，孕前还必须做好以下几个方面的工作。

## 【基因检查】

染色体异常或带有隐性致病基因而外表正常的人生育时，可把异常染色体或异常基因传给下一代，所以，夫妇在准备怀孕前，最好要进行基因检查。医生可以通过遗传咨询、分析及有关检查，查出携带者，再通过对携带者的医学指导，如选择不生育，可以避免遗传病患儿及携带者的出生。

## 【必要时，进行产前诊断】

产前诊断又称宫内诊断，是利用现代医学技术了解胎宝宝在子宫内的生长、发育情况，检查胎宝宝是否可能患有先天畸形、染色体病及某种严重的遗传病。经过产前诊断，可以选择人工流产，达到预防患儿出生的目的。

## 【重视胎前环境，防止污染】

优良的胎前环境是胎宝宝孕育生长的土壤。胎前环境对胎宝宝发育的影响可以追溯到精卵交汇之时乃至交汇之前的品质，是父母准备孕育宝宝之前的精卵生成环境，它决定了精子和卵子的质量，而精子和卵子的质量决定了宝宝是否健康、聪明。

精子的质量，包含精子的发育成熟程度、精子的健全状态及精子的活动能力等。如男性每天吸烟达到30支，并持续一年以上，则精子的活动

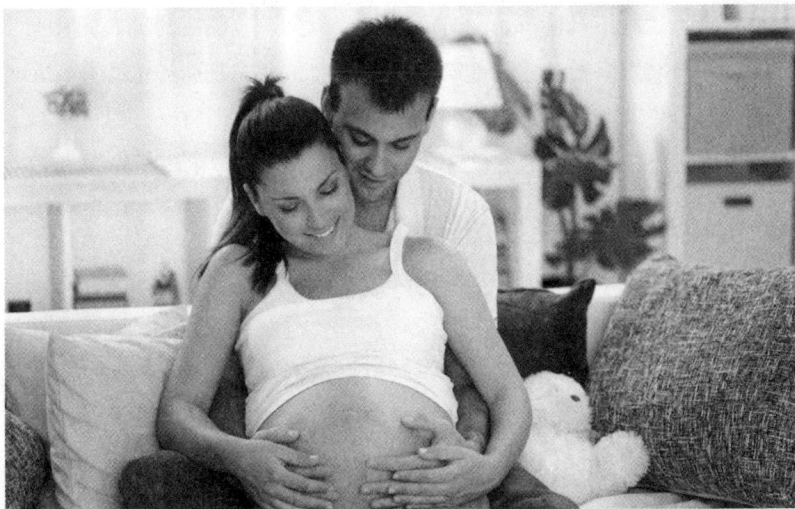

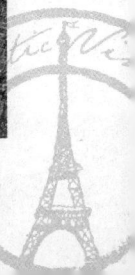

能力明显下降，胎宝宝的畸形率大于20%。这就要求，男性必须远离污染的环境，避免与有害物质接触，戒除烟酒等不良嗜好，及时治疗生殖器官疾病等。

卵子质量是由卵巢和输卵管的状态、功能决定的，如果卵巢发生病变如卵巢囊肿等，或输卵管出了问题如狭窄、堵塞等，都会严重影响卵子的发育成熟或转送运输。此外，环境中某些有害因素可直接对卵子产生影响，导致卵子发育不全，或引起遗传性突变，造成不孕，或使受精卵发育异常。比如，慢性铅中毒可导致女性不孕、流产、早产，或使婴儿发育迟缓及智力低下。

为了确保卵子能健全发育并顺利排出，以迎接精子的到来成功受孕，未准妈妈必须尽早对已有的妇科疾病进行治疗。同时，也要避免环境污染，做好孕前生育保健，远离工业污染、生活污染严重的环境，应尽量避免接触致畸、致突变的有害因素。

# ♥ 提前安排产前检查

## 【整个孕期一般进行9～13次产前检查】

从发现怀孕起，准妈妈就要树立起定期做产前检查的概念。产前检查是按照胎宝宝发育和母体生理变化特点制定的，其目的是为了查看胎宝宝发育和准妈妈健康情况，以便及早发现问题，及早纠正和治疗，使准妈妈和胎宝宝能顺利地度过妊娠期。

整个孕期的产前检查一般要求是9～13次。初次检查应在停经后3个月以内，以后每隔1～2个月检查一次；怀孕6个月至8个月末（21～32周），每月检查一次；9个月以后（33～36周），每2周检查一次；最后1个月每周检查一次。如有异常情况，必须按照医生约定的复诊日期去检查。

检查时医生会详细询问准妈妈以往月经周期和全面健康情况，比如，有无不正常的分娩史，这次怀孕的头2个月内是否患过病毒性流感或出过风疹，双方直系亲属中有无患遗传病、高血压或糖尿病的人，有没有对某种药物过敏史等。

调查、了解这些情况是十分必要的，因为这些情况对准妈妈和胎宝宝的健康都可能发生影响。如果准妈妈患有一般性疾病，如轻度贫血，服药和加强营养后即可得到早期治愈；如果准妈妈心、肺、肝、肾等重要脏器有较严重的不适宜于妊娠的疾病，则可以及早采取人工流产方法终止妊娠，避免使准妈妈发生难以挽回的健康上的损失，甚至威胁母子生命。

## 【产前检查一定要定期进行】

定期检查能连续观察、了解各体变化的情况。例如，胎宝宝在子宫养是否良好等；也可及时发现准妈妈水肿、妊娠高血压综合征、贫血等疾及时治疗，防止疾病发展。此外，在胎宝宝在子宫里是浮在羊水中能经常胎位会经常变化，若及时发现正常的位转成不正常的臀位时，就能适时纠正。

# 阻止感染,孕前注射预防针

未准妈妈在孕前注射预防针,进行相关的孕前接种,可以保证受孕后胎宝宝的正常发育,减少病残儿的出生,非常有助于优生。

## 选择合适的疫苗接种

目前疫苗分为减毒活疫苗、死疫苗和基因重组疫苗等。未准妈妈可以听取医生的建议,选择合适的疫苗进行孕前接种。

01 减毒活疫苗一般称作活疫苗,它是用减低毒力或无毒的病原微生物及其代谢产物如细菌、病毒,经培养繁殖后制成的,注射后可在人体内繁殖或复制,但不会发病,能起到获得长期或终生保护的作用。

02 死疫苗又称灭活疫苗,是将病原微生物及其代谢产物用物理或化学的方法经过处理,使病原微生物失去毒性,利用其抗原性,引起机体免疫反应,产生保护性抗体。死疫苗不能在体内繁殖,要反复注射几次才能得到长期保护的作用。

03 基因重组疫苗它是将病毒的部分基因片断整合到其他微生物中,让它不断地复制,产生该病毒的抗原部分所组成的疫苗。这类疫苗同样可以使机体产生抗体,又对机体无不良反应。

## 五种常用疫苗

1.乙肝疫苗。最佳注射时间:至少孕前9个月注射。中国是乙型肝炎高发地区,母婴垂直传播是乙型肝炎重要传播途径之一。一旦传染给胎宝宝,他们中85% ~ 90% 会发展成慢性乙肝病毒携带者,其中25% 在成年后会转化成肝硬化或肝癌。如果未准妈妈没有感染过乙肝病毒,为预防怀孕后得肝炎,并使胎宝宝免遭乙肝病毒侵害,一定要在孕前进行乙肝疫苗的接种。

按照 0、1、6 的程序注射,即从第一针算起,在此后 1 个月时注射第二针,在 6

个月的时候注射第三针。加上注射后产生抗体需要的时间，至少应该在孕前9个月进行注射。

2. 甲肝疫苗。最佳注射时间：至少孕前3个月进行注射。因为注射后大约需要3个月的时间，人体内才会产生抗体。甲肝病毒可以通过水源、饮食传播。而未准妈妈怀孕后由于内分泌的改变和营养需求量的增加，肝脏负担加重，抵抗病毒的能力减弱，极易感染。

3. 风疹疫苗。最佳注射时间：至少孕前3个月进行注射。因为注射后大约需要3个月的时间，人体内才会产生抗体。未准妈妈若感染风疹病毒，可导致胎宝宝先天性心脏病，还可导致先天性眼病、血小板减少性紫癜、肝脾肿大、耳聋、痴呆等。最可怕的是，有2/3的风疹是隐性感染，也就是说，虽然未准妈妈已经感染了风疹病毒，却没有任何症状，这时怀孕胎宝宝将受到严重的损害。而接种风疹疫苗后，即可有效地阻止风疹病毒的感染，从而保护胎宝宝不受侵害。

4. 流感疫苗。最佳注射时间：至少孕前3个月进行注射。这种疫苗属短效疫苗，抗病时间只能维持一年左右，且只能预防几种流感病毒，适于儿童、老人或抵抗力相对较弱的人群。对于有心脏病的未准妈妈可以根据自己的身体状况自行选择。

5. 水痘疫苗。最佳注射时间：至少孕前3个月进行注射。准妈妈早孕期感染水痘可导致胎宝宝先天性水痘或新生儿水痘；孕晚期感染水痘可能导致准妈妈患严重肺炎甚至致命。所以，未准妈妈接种水痘疫苗有助于预防感染水痘。

## 孕前接种需提醒

第一，一般来说，接种疫苗后应间隔3~6个月后再怀孕。

第二，风疹疫苗在怀孕前和怀孕后3个月内应绝对禁忌。最好接种半年后再怀孕，因为注射后就相当于一次风疹感染，如果受孕，对胎宝宝不安全。第三，准备怀孕前3个月，无论是活疫苗还是死疫苗，最好都不要接种。第四，曾有流产史的未准妈妈，不宜进行任何接种。第五，未准妈妈孕前还可选择注射破伤风疫苗，它对受孕后胎宝宝没有什么不良影响，比较安全。

# 最初确诊怀孕检查

# 恭喜你！怀孕了（停经6~8周）

40周完美孕期产前检查9~13次

## 📷 判断是否怀孕的检查化验

### ♥ 停经现象

未准妈妈如果平时月经周期规律，一旦月经过期，则首先考虑的就是可能怀孕了。

那么，停经几天可以查早孕呢？一般情况下，月经延迟的最长时间是7天，也就是说如果在正常月经时间过了7天以后还没有来月经，就可以查早孕了。对于经期不规律的未准妈妈，可以结合正常的月经周期是28~30天，来推算自己的月经推迟了几天。

如果月经过期1个月，怀孕就比较容易确定了。停经是妊娠最早的症状，但不是妊娠的特有症状。

### ♥ 基础体温测定

受精卵形成的1周之内，准妈妈身体还没有发现任何症状。直到第2周后，准妈妈才能感到一点点迹象：诸如发热发寒、慵懒困倦等。即便在妊娠第一个月里，准妈妈的妊娠反应还是不明显。对大多数人而言，只有基础体温最能准确传达怀孕的信息。基础体温测定是查早孕最简单的方法。未准妈妈每天早晨醒后卧床测量体温，这时的体温称为基础体温。一般排卵前体温在36.5℃以下，排卵后孕激素升高，作用于体温中枢，使体温上升0.3~0.5℃。每天早晨持续记录体温的准妈妈，如果发现高温（37℃左右）持续了2周以上，便应该想到，这是怀孕的征候。

### ♥ 早孕反应

当然，妊娠的症状表现因人而异，月经该来而过了数天仍未来的，是最明显的特征。但有些人还有其他特征。

有些准妈妈在月经过期不久（1~2周）就开始发生口味的改变，有些人突然嗜酸嗜辣，平常喜欢吃的东西现在不爱吃了，吃过一次的食品第二次就不想吃了，有些准妈妈甚至不想吃任何东西或发生呕吐。

有些准妈妈乳房变得很敏感，稍微碰一下即痛，也比往常增大一些，并且变得坚实、沉重，有一种饱满和刺痛的感觉。仔细观察还可发现，乳头周围深黄色乳晕上的小颗粒显得特别突出。

有些准妈妈特别容易感到头晕目眩、发热、疲乏、嗜睡、精神委靡、不安、易怒，或者腹部下方感到疼痛。

还有些准妈妈有尿频的现象，有的甚至每小时一次。

这些都是胎宝宝呼唤准妈妈的信号。

# 💜 人绒毛膜促性腺激素（HCG）检查

孕卵着床后滋养细胞分泌 HCG 进入血或尿中。通过免疫学方法测定尿或血中的 HCG 的存在和含量，可以协助诊断未准妈妈的早孕。

HCG 即绒毛膜促性腺激素，是测定准妈妈是否受孕最常使用的妊娠试验激素。完整的 HCG 全部是由胎盘绒毛膜的合体滋养层产生，HCG 的主要功能就是刺激黄体，有利于雌激素和黄体酮持续分泌，以促进子宫蜕膜的形成，使胎盘生长成熟。

HCG 在妊娠的前 8 周上升很快，以维持妊娠。在大约孕 8 周以后，HCG 逐渐下降，直到大约 20 周达到相对稳定。通过血液定量检查 HCG 值，比普通的用早孕试纸定性检测尿液，更灵敏、更准确地对是否妊娠做出反应，其准确率在 99% 以上。

一般正常人 β-HCG 测定值小于 3.1IU/L，如果超过 5IU/L 就可以考虑受孕可能，如果超过 10IU/L 基本可以确定怀孕。孕后 35 ～ 50 天 HCG 可升至大于 2500IU/L。

| 正常妊娠早期的血清 HCG 水平（以下单位均为 IU/L） | |
| --- | --- |
| 1 周内，HCG：5 ～ 50 | 4 ～ 5 周，HCG：1 000 ～ 50 000 |
| 1 ～ 2 周，HCG：50 ～ 500 | 5 ～ 6 周，HCG：10 000 ～ 100 000 |
| 2 ～ 3 周，HCG：100 ～ 5000 | 6 ～ 8 周，HCG：15 000 ～ 200 000 |
| 3 ～ 4 周，HCG：500 ～ 10 000 | 2 ～ 3 月，HCG：10 000 ～ 100 000 |

# 💜 流产检查

超声（超声波）检查 一般在孕 5 ～ 6 周可见胎囊，孕 6 ～ 7 周可见胎芽。当临床尚无流产征象时，经超声检查即可发现枯萎孕卵。图像仅见一较大胎囊内为无回声区。

阴道细胞学检查 绒毛膜合体细胞在涂片中的出现倾向于发生流产。妊娠期阴道涂片中核固缩指数升高表示孕激素不足，流产将不可避免。

基础体温 早期妊娠应保持高温曲线，持续 16 周左右，逐渐正常。有流产先兆时如基础体温与正常妊娠相同，预后良好；若较正常妊娠降低者，预后不良。

**激素测定** 由于内分泌异常可能致流产，可根据不同情况测定激素，以判断流产的可能性。

---

**Point**

**专家解读：** 哪些重点检查结果提示异常

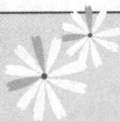

## · 流产

### ■ 妇科检查异常提示可能流产

有停经史，有阴道流血，且子宫出血量一般较异位妊娠为多，提示：可能流产。

流血开始时为鲜红，时间长变为暗红色或褐色，伴有腹痛及其他排出物，提示：可能流产。

超声（超声波）检查发现孕卵枯萎，提示：可能流产。

准妈妈妊娠不满28周，胎宝宝尚未具备独立生存能力而中断妊娠，称为流产，俗称"小产"。流产的主要症状是腹痛和阴道流血，这是由于胎盘剥离和子宫收缩所造成的。但是这个逼出妊娠物的过程却是变化多端的，因而流产的表现也是不尽相同的。

流产发生于孕12周前者，称为早期流产；发生于12周后者，称为晚期流产。但其实流产大多有一定的发展过程，虽然有的阶段的临床表现不明显，且不一定按顺序发展，但临床上还是把流产划分出一些类型：先兆流产、难免流产、不全流产和完全流产。稽留流产为流产发展的另一种特殊情况。习惯性流产是从其反复流产这一特点命名的。

**先兆流产** 有流产的表现，但经保胎处理后，可能继续妊娠至足月者。通常发生在妊娠早期，仅有少量阴道流血，伴发轻微的间歇性子宫收缩。检查时子宫口未开大，羊膜囊未破裂，子宫大小与停经月份相符，妊娠试验呈阳性。

**难免流产（不可避免流产）** 有先兆流产的症状，胚胎继续与子宫壁分离，流血时间长、出血量增多，超过正常月经量，且有血块排出，阵发性下腹部疼痛加剧，为痉挛性或为坠胀感。检查子宫口逐渐开大，妊娠月份较大的，有的羊膜囊已膨出或破裂；有的胚胎组织阻塞于子宫颈管中甚至露见于宫颈外口，流产势必发生，妊娠已不能继续。

**不全流产** 常发生于较晚期妊娠，胎盘正在发育或已形成，流产时胎儿及部分胎盘排出，整个胎盘或部分胎盘仍附在子宫壁上，子宫不能很好收缩，以致阴道流血

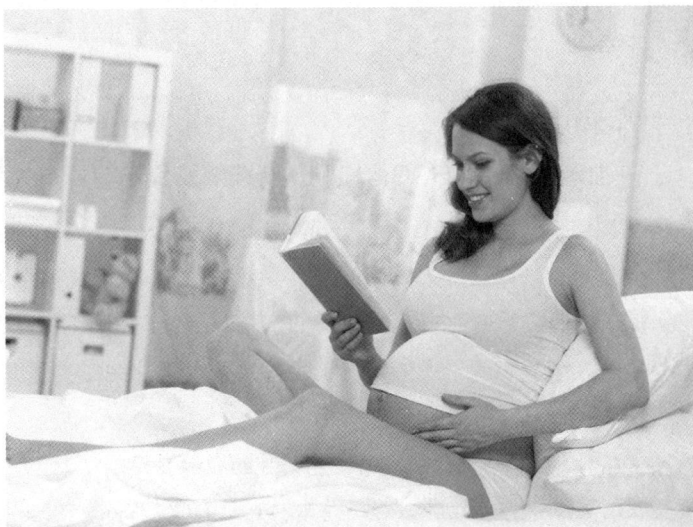

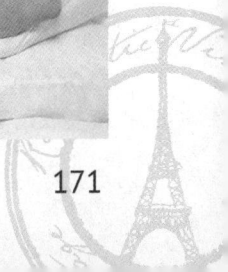

甚多。残留的胎盘日久可形成胎盘息肉，反复出血，且易诱发感染。

完全流产 通过先兆及难免流产过程，在短时间内胚胎组织完全排出，流血、腹痛停止。

稽留流产 亦称过期流产或死胎不下。指胚胎停止发育后 2 个月尚未自然排出者。准妈妈多有早期妊娠先兆流产经过，此后子宫不再长大，反渐缩小，且亦不像一般妊娠那样柔软。妊娠试验从阳性变为阴性，胎盘机化与子宫壁紧密粘连，不易分离。另一方面，因性激素不足，子宫收缩力降低，不易排出而稽留宫腔。如怀疑胚胎停止发育，可用超声波观察，及时做出诊断及处理。

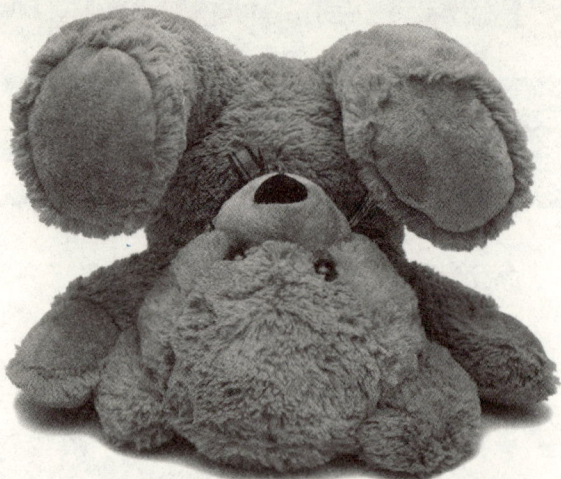

习惯性流产 连续 3 次以上自然流产称为习惯性流产，且流产往往发生于同一月份，而流产的过程可经历前述的各种类型。

一般来说，引起准妈妈流产的原因有以下几种。

生殖器官疾病 如子宫颈口松弛或重度裂伤而引起胎膜早破，会导致晚期流产。

病毒影响 准妈妈患有疾病，使细菌或病毒通过胎盘进入胎宝宝血液，使胎宝宝在子宫内死亡，造成流产。如准妈妈在怀孕后患感冒治疗不及时，病毒就可以从母体经胎盘侵入胎宝宝，促进子宫收缩而发生流产。

精神受到严重刺激等 准妈妈精神受到严重刺激、腹部受撞击、化学物质慢性中毒、孕期房事不节、母子血型不合等，都会引起流产。流产当然是一件十分遗憾的事，但从遗传学的观点看，流产也并非坏事，它符合生命的自然规律。因为在流产的胎宝宝中，染色体异常的比率相当高。

## · 先兆流产

### ■ 血清孕酮和血HCG含量测定持续降低提示可能有先兆流产

孕酮持续降低，提示：可能预示先兆流产。

孕酮是女性维持妊娠的必要条件，尤其对早期妊娠的支持十分重要。孕酮维持在正常水平会使子宫肌纤维松弛，兴奋性降低，同时降低妊娠子宫对宫缩素的敏感性，怀孕的过程中减少子宫收缩，有利于受精卵在子宫内生长发育。保持孕酮的正常值非常重要，高浓度的孕酮对增大的子宫起着明显的

镇静作用。孕早期,准妈妈体内的孕酮应该是持续上升的。β–HCG 值表现为持续降低，提示：可能预示先兆流产。准妈妈体内的血 HCG 和孕酮在妊娠期并不是一致的：孕酮是持续

上升，

而血清 HCG 在妊娠早期增长的速度非常快，1.7～2 天即增长一倍，至妊娠 8～10 周达最高峰，一直持续到 12 周后迅速下降，然后保持一定的水平。

孕早期，准妈妈随着妊娠进展，血清 HCG 含量和孕酮值一样应该逐渐增高。如果准妈妈体内的孕酮和 β–HCG 值均表现为持续降低，往往是预示先兆流产。

先兆流产的原因一般有以下几点：

– 胚胎不健全。胚胎不健全是最主要的原因，这种原因所引起的流产，其实可说是一件好事。因为不正常的胎宝宝，如果真的足月产下，也会有畸形或异常。

– 准妈妈营养不良。有的准妈妈早期会出现严重的妊娠恶心、剧吐，以致极度营养匮乏，对胚胎的发育有很大的影响，容易发生流产。

– 感染等其他原因。准妈妈患了流感、风疹等急性传染病，会由于高热、细菌病毒释放的毒素而致流产；脐带供氧不足、羊水疾病、胎盘病毒感染以及某些妇科炎症等，会引起流产；早孕期间不恰当的性生活也易引起流产。

### · 妊娠剧吐

#### ■ 尿常规和电解质等检查结果异常提示可能有妊娠剧吐

呕吐是妊娠的正常反应，如果反映剧烈，就需去医院就诊，诊断是否患上妊娠剧吐。

尿常规

尿酮体阳性，尿比重增加，有时尿中可出现蛋白和管型，可提示：妊娠剧吐。

血常规、电解质以及肝肾功能检查

血液浓缩，钾、氯浓度降低，肝肾功能异常及酸中毒，可提示：妊娠剧吐。

如果准妈妈呕吐不限于晨起及饭后，而是反复发作，甚至不能进食，就会导致体液失衡及新陈代谢障碍，临床上称其"妊娠剧"。妊娠剧吐可影响胚胎发育，甚至发生胎宝宝停止发育，必须及早治疗。

# 辅助判断怀孕的超声检查

## ♥超声波检查诊断怀孕（特需人群）

超声波检查是判断早孕最准确的方法。早孕超声波检查可以看到孕囊大小、孕囊位置，还可以看到胎心和胚芽。超声波检查一般在妊娠 5 周左右才能进行，因为那时孕囊才形成。

早孕超声波检查还是判断宫内妊娠和宫外妊娠的好方法。通过早孕超声波检查，一方面可以确诊是否怀孕，一方面也可以诊断出是否正常怀孕，判断是宫外妊娠还是宫内妊娠，胚胎是否存活，确定是否先兆流产或胎儿停止发育。

专家解读：哪些重点检查结果提示异常

### ·异位妊娠

#### ■ 血HCG持续增速缓慢可提示能有异位妊娠

每两天 β – HCG 增加的量小于 66% 可提示：异位妊娠或宫内孕发

育不良的可能性很大。异位妊娠的早期诊断主要是检测血绒毛膜促性腺激素（HCG）。HCG 是妊娠时所分泌的特异性激素，β–HCG 可用于协助异位妊娠早期未破裂的诊断。

正常发育的绒毛所分泌的 HCG 量很大，β–HCG 每两天增加的量大于 66%，可以诊断为宫内妊娠；如果增加的量小于 66%，则异位妊娠或宫内孕发育不良的可能性很大。

如果连续两次增加速度缓慢，表明异位妊娠或者胚胎发育迟缓；如果 HCG 值持续而明显地下降，比如今天是 17，后天是 15，再过两天是 10，就算超声波测到胎心也最好做清宫手术，表明胎儿其实已经脑死亡。

#### ■ 超声波检查宫内未见孕囊提示可能有异位妊娠

超声波检查宫内未见孕囊提示：可能异位妊娠。孕早期用超声波检测妊娠囊和胎心搏动可以帮助诊断异位妊娠。早期异位妊娠，超声波显像可见子宫增大，但宫腔空虚，宫旁有一低回声区，妊娠位于宫外，即可诊断为异位妊娠。

异位妊娠一般在怀孕至少 1 个月以上才能用超声波检查出来。

异位妊娠的主要临床表现是停经、腹痛、阴道流血，异位妊娠包块破裂时可引起腹腔内出血，甚至失血性休克。如果准妈妈孕早期出现剧烈腹痛，须及时就诊。

# 1~2 个月准妈妈和胎宝宝的生长变化

## ♥ 1～2 个月准妈妈开始呕吐了

受精卵形成的一周之内准妈妈身体还没有出现任何症状，直到第 2 周后，准妈妈才能感到一点点迹象：诸如发热发寒、慵懒困倦等。即便在妊娠第一个月里，准妈妈的妊娠反应还是不明显，每天早晨持续记录体温的准妈妈，如果发现高温（37℃左右）持续了 2 周以上，便应该想到这是有喜讯了。

妊娠 4 ～ 5 周内，准妈妈胎盘的绒毛组织所产生的绒毛膜促性腺激素经由尿液排出，若能确定这种激素的存在，即表示已怀孕。大致上说来，大部分人都是因为呕吐而开始留意到怀孕的存在的。

妊娠初期，准妈妈除了恶心之外，还会由于增大的子宫压迫到膀胱引起多尿等现象。同时，也会常感到下腹坠胀。这些往往是由于妊娠所引起的子宫不规则的收缩而引发的正常生理现象，并无大碍，准妈妈不必太担心。

怀孕的第2个月，负责输送营养给胎宝宝的胎盘、脐带等组织逐渐发达，若准妈妈不知道已怀孕而在生活中过分劳累，或做剧烈的运动，恐怕会引起流产。为了防止这种情况，准妈妈要及早确定怀孕，也不要忘了胎宝宝的存在。

## ♥ 1 ~ 2 个月胎宝宝初具人形

最初，卵子与精子在母亲体内完成受精，准妈妈就开始了妊娠的全过程。受精卵只有 0.1 ~ 0.15 毫米左右大，一般受精卵在受精后 7 ~ 11 日着床。

受精卵受精后 3 周左右，胚胎即成胚子，其大小刚能用肉眼看到，长度为 0.5 ~ 1 厘米，重量不足 1 克。

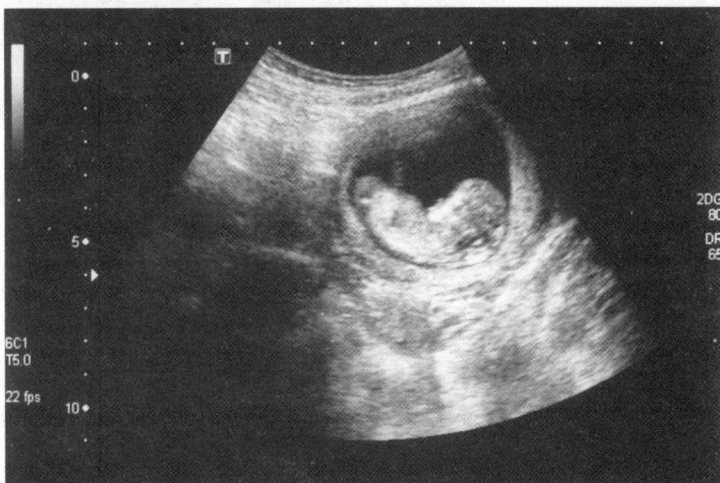

此时的胚胎从外表上看身体是二等分，头部非常大，占身长的一半；头部直接连着躯体，有长长的尾巴，其形状很像小海马；胚胎胳膊、腿大体上有了，但因为太小还看不清楚；脑、脊髓等神经系统，血液等循环器官的原型几乎都已出现。

心脏从第 2 周末开始形成，从第 3 周左右开始搏动，同时将血液输送到全身各处，肝脏也从这个时期开始明显发育。

妊娠 5 周后，利用超声波可看到准妈妈子宫内白色环状的胎囊，已由直径 10 毫米发育成 20 毫米，胚芽约 1 毫米。

妊娠 7 周，胎囊增大至 50 毫米，胚胎约 3 厘米，重约 4 克。头部与躯体的形状已具备，长长的尾巴逐渐缩短，头和躯干也能区别清楚，大体上像个人形了。

到了妊娠 8 周，头部与躯干可以颈部作为关节而前后左右弯曲伸展；手、脚并未发育完成，但胚胎的手、脚已分明，甚至五个手指及脚趾都有了，连指头上长指甲的部分也能看得出来，手、脚与头部、躯干开始活动；眼睛、耳朵、嘴也大致出现了，已经像人的脸了；胃、肠、心脏、肝脏等内脏的发生基础已基本完成；大致 80% 的脑、脊髓神经细胞已在这时出现；心脏的跳动是每分钟 130 ~ 150 次，肝脏在明显地发育。

# 缓解孕早期不适有方法

## ✎ 孕早期尿频时，尽量少喝水

很多准妈妈在刚开始怀孕的时候出现尿频的现象，甚至很多人是在发现尿频后去医院检查才发现自己怀孕的。

其实尿频是早孕期间大多数准妈妈必经的阶段，在怀孕初期出现尿频主要是因为增大的子宫压迫膀胱而导致的，到目前为止还没有特别好的办法来控制这种情况的发生，唯一可行的就是控制饮水量。为了避免夜间频繁上厕所影响睡眠，准妈妈最好在晚饭后就尽量少喝水，临睡前 1 ~ 2 小时内不要喝水。

当然，也不能绝对禁水，因为适量摄取水分可以预防尿路感染。尿频通常身体不会出现其他症状和不适。如果准妈妈在小便时出现疼痛或烧灼感等异常现象时，不要大意，应立即到医院做检查，否则可能会影响到肾脏等其他脏器。

## ✎ 孕早期胃部不适，可少吃多餐

怀孕早期，由于胃肠道活动减弱而引起的令人不舒服的腹胀，大多情况不需要特殊治疗。

为缓解胃部不适的感觉，准妈妈可以采取少食多餐的进餐原则，包括下午茶和宵夜在内，一天可进食 4 ~ 5 次，尽量减少胃内食物存储量，以少量多餐方式满足机体的需要；而且不要吃很酸的、辛辣的、味道浓烈的食物和碳酸饮料，以免它们刺激胃液分泌，加重胃灼痛。

另外，饭后立即卧床、进食过多或摄取过多脂肪及油炸食品也都不可取，因为这些都会加剧"烧心"症状。此外，准妈妈养成定期排便的习惯，可以预防和减轻胃部不适。

## ✎ 孕早期出现眩晕，要及时补充食物

孕早期，许多准妈妈有眩晕现象，这可能是由于准妈妈血液被稀释引起的生理性贫血或低血糖造成的；如果在拥挤、空气不流通、人群集聚的场所，准妈妈眩晕加剧甚至晕倒，可能与准妈妈长时间站立或突然改变体位，出现低血压状态有关。

如果准妈妈是由于血糖低引起的眩晕，一般情况下是与进食间隔时间过长有关，只要少食多餐，及时补充食物就可以迅速提高血糖，避免或缓解眩晕；如果准妈妈是由于改变体位引起的眩晕，最好不要突然站起，可缓缓改变姿势，慢慢站起来。

另外，还要注意不要在闷热的地方长待，尽量待在距离窗口近能呼吸到新鲜空气的地方。如果觉得头晕脑涨，可以找地方平躺一会儿，或坐下把头垂在两腿之间，过一会儿就会好了。

## ✎ 孕早期出现便秘，要多吃富含膳食纤维的食物

在孕早期还有一件让准妈妈不适的问题，那就是便秘。便秘可能是因为激素作用于肠道的肌肉，使之松弛，造成排泄能力下降造成的。

要避免便秘，准妈妈饮食中就要多吃含有较多膳食纤维的食物，比如多吃水果和蔬菜，尤其是香蕉，每天可以喝 8 ~ 10 杯的水；养成定时排便的习惯；并坚持每天适量运动，以助维持良好的肠道功能。

如果上述这些方法仍然不能奏效，准妈妈就要去医院寻求帮助，遵医嘱使用开塞露等。

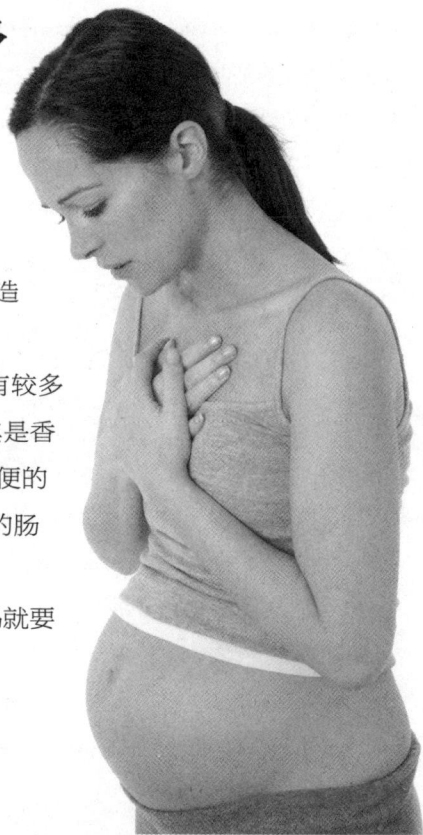

177

# 孕3月产检

# 办理孕妇保健手册（孕9～12周）

## 3个月准妈妈和胎宝宝的生长变化

### 3个月准妈妈肚子还没动静

受精卵形成的一周之内，准妈妈身体还没有出现任何症状。即便在妊娠第一个月里，准妈妈的妊娠反应还不是很明显。对大多数准妈妈而言，只有基础体温最能正确传达怀孕的信息，而大部分准妈妈都是因为呕吐而开始留意到怀孕的存在的。

有些准妈妈怀孕之后，特别容易感到头晕目眩、发热、腹部下方疼痛或感到不安、易怒，乳房变得很敏感，稍微一碰即痛，这些都是胎宝宝呼叫准妈妈的信号。

不过，这一阶段，准妈妈的身体上没有太大的变化，肚子还没有动静，大多数人并没有"作为母亲"的实质性感觉。此时，只有用超声波才能看到胎宝宝的动态、状况等。

怀孕后仍继续工作的准妈妈们，这时就必须一面克服孕早期的反应，一面创造良好的工作条件，如不要提重物，不要让自己受风受寒，不要匆忙赶车，不要过于疲劳，以使胎宝宝有个良好的生长环境，也使准妈妈的身体反应减小到最低程度。

### 3个月胎宝宝全身器官大致出现

其实，只有到了准妈妈怀孕3个月，胚胎才真正转变成胎宝宝。接下来的一二周，胎盘开始发育，制造出各种激素。脐带将把从准妈妈的血液中摄取到的足够养分传递给胎宝宝，同时将胎宝宝产生的代谢废物输送至母体，排出体外。

第9周末，胎宝宝的全身器官大致已出现，中枢神经系统方面发育迅速，首先是背后的脊髓神经在功能上已出现分化、成熟，肌肉或脊髓的末梢神经等则到以后才开始渐渐长成，胎宝宝的大脑在母体内平均每天产生5000万～6000万个神经细胞。

第10周，人形更加清晰，尾巴消失，躯干和腿都长大了，下颌和脸颊更加发达，长出了眼、耳、口、鼻子、牙根等，眼睛上已长出眼睑；手指和脚趾完全分开，部分骨骼开始变得坚硬，手臂和腿开始活动。

第 11 周，通过透明的皮肤，可以看到胎宝宝胸部、腹部的内部器官；心、肝、胃、肠等更加发达，肝脏开始分泌胆汁；肾脏也渐发达，已有了输尿管，肾脏分泌尿液到膀胱，胎宝宝可进行微量排泄了。

到了第 12 周末的时候，胎宝宝身长可达到 9 厘米，体重约 28 克。和孕 2 个月时相比，增长了 3.4 倍以上。胎宝宝在身体构造上已具备了头部、胸部、腹部等外形，头部长度为身长的 1/3。这个阶段的胎宝宝经常有些活动，伸伸手脚，头部一会儿靠左、一会儿靠右、一会儿转动，全身像虾一样弯曲、伸缩、跳跃，有时动作慢有时动作快，并在羊水中步行、活动。外生殖器已经发生。

# 准妈妈第 1 次产检的常规检查

## ♥ 血常规、尿常规和肝肾功能等常规项目检查

从 3 个月准妈妈进行第一次产检开始，以后的每一次产检都要进行常规检查，包括体格检查、测量体温、身高、体重、血压和心率等；进行常规项目检测，包括血常规、尿常规、肝肾功能、妇科检查、胎心测量等，以便了解准妈妈和胎宝宝的发育状况和营养情况，以及孕期中出现的异常情况。根据孕程的进展，每次产检都有不同的检查、监测重点，有时还要根据准妈妈个体情况的不同增加特殊项目的检测。比如，在孕早期有感冒症状的准妈妈要注意血常规检查结果，查明感冒的类型，在医生指导下用药；肥胖准妈妈要特别关注血常规中的血脂数值等，监测孕期体重的增长。

## ♥ 骨盆外测量

产道包括骨产道和软产道，骨产道就是指骨盆。骨盆是胎宝宝娩出时必经的通道，所以骨盆的大小和形态与分娩有很大的关系。

如果准妈妈骨盆入口平面狭窄，容易发生胎位异常，分娩过程中常引起继发性子宫收缩乏力，导致产程延长或停滞；如果准妈妈中骨盆狭窄，产程中影响胎头内旋转，胎头长时间嵌顿于产道内，因缺血缺氧发生胎宝宝颅内出血；导致胎宝宝窘迫甚至死亡；或导致胎膜早破及手术助产增加感染机会，易发生新生儿产伤及感染，严重者可导致子宫破裂，危及准妈妈和胎宝宝的生命。

为预防准妈妈骨盆狭窄对分娩造成的危害，准妈妈做产前检查时，医生就要通过对骨盆的测量，来了解骨盆的大小和形状，判断能否可以自然分娩。

测量骨盆有外测量和内测量两种。初孕准妈妈及有难产史的准妈妈，在初次产前检查办理孕妇保健卡（册）时，均应常规做骨盆外测量及检查。如果准妈妈在骨盆外测量中发现异常，

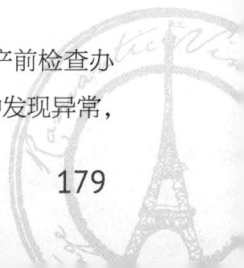

就应进行骨盆内测量，骨盆内测量一般在孕 28 ~ 34 周进行。

骨盆外测量是用一把特制的尺子从体外测量骨盆的大小，这种方法简便易行，可以间接判断骨盆大小及形状。

**髂棘间径** 准妈妈伸腿仰卧在床上，测量两髂前上棘外缘的距离。正常值为 23 ~ 26 厘米。

**髂嵴间径** 准妈妈伸腿仰卧在床上，测量两髂嵴外缘最宽的距离。正常值为 25 ~ 28 厘米。

**骶耻外径** 准妈妈左侧卧位，右腿伸直，左腿屈曲，测量第 5 腰椎棘突下至耻骨联合上缘中点的距离。正常值为 18 ~ 20 厘米。

**出口横径（坐骨结节间径）** 准妈妈仰卧在床上，两腿弯曲双手紧抱双膝。测量时检查者面向准妈妈外阴部，触到坐骨结节，测量两坐骨结节内缘间的距离。正常值为 8.5 ~ 9.5 厘米。

**耻骨弓角度** 准妈妈仰卧在床上，两腿弯曲双手紧抱双膝。测量者用左右两拇指尖斜着对拢，放置于耻骨联合下缘，左右两拇指平放于耻骨降支上面。测量两拇指间的角度，正常值为 90°。

## ♥ 体重测量

怀孕初期身体开始出现许多变化，体重应该从此时开始监测管理。胎宝宝长大、羊水增多、胎盘增大、子宫增大、乳房增重、血液及组织液增多、母体脂肪增加，都是准妈妈孕期体重增加的原因。准妈妈体重正常的增加，是营养良好的重要指标。

一般而言，使用体重指数评估准妈妈的营养状况较为准确，体重指数（BMI）=体重（kg）/ 身高的平方（m²）。体重指数的评估标准：

体重指数 <18，孕期体重增长以 15 ~ 17.5kg 为宜。

体重指数在 <18 ~ 24，孕期体重增长以 12.5kg 为宜。

体重指数 >24，孕期体重增长以不超过 12.5kg 为宜。

### Point
### 专家解读： 哪些重点检查结果提示异常

### · 感冒

■ **血常规检查结果异常提示可能的感冒类型**

白细胞计数及分类

白细胞计数（WBC）高值时，可提示：可能有急性感染、组织损伤等。白细胞总数的增高视感染范围、严重程度及机体反应情况而有所不同。

白细胞计数（WBC）低值时，可提示：可能有各种感染，如病毒感染（肝炎、感冒、风疹），细菌感染（伤寒、波状热）。病毒感染是最常见的原因之一，尤其是病毒性感冒。如无明确原因的白细胞减少，为原发性白细胞减少症。

中性粒细胞（GRN）高值时，可提示：最常见急性化脓性细菌感染等，如金黄色葡萄球菌、肺炎链球菌等。常见于细菌性感冒。

由于中性粒细胞在白细胞中所占百分率最高（50% ~ 70%），因此它的数值增减是影响白细胞总数的关键。轻度感染时白细胞总数可正常，分类时可见中性粒细胞百分率增高；中度感染时白细胞多 >10×109/L 并可伴轻度核左移；重度感染时白细胞明显增高 >20×109/L 并出现明显的核左移。

感染过于严重如感染中毒性休克或机体反应性较差时，白细胞可不增高反而减低但伴有严重的核左移。

中性粒细胞（GRN）低值时，可提示：常见于某些革兰阴性杆菌（如伤寒、副伤寒沙门菌）感染及病毒感染（无并发症时）；或再生障碍性贫血及非粒细胞性白血病等。

嗜酸性粒细胞（EOS）高值时，可提示：可能有过敏性疾病患，如支气管哮喘、血管神经性水肿、风疹、食物过敏、血清病等。

嗜酸性粒细胞（EOS）减少，一般意义不大。常见于伤寒、副伤寒初期，或长期应用肾上腺皮质激素后。

嗜碱性粒细胞（BAS）高值时，可提示：慢性粒细胞性白血病。

嗜碱性粒细胞（BAS）减少，一般意义不大。

淋巴细胞（LYM）绝对值增多，可提示：可能有某些病毒或细菌所致的传染病如风疹、流行性腮腺炎、结核病、百日咳、传染性单核细胞增多症、传染性淋巴细胞增多症、淋巴细胞白血病等。

淋巴细胞（LYM）绝对值减少时，可提示：可能某些传染病的急性期、放射病、应用肾上腺皮质激素、抗淋巴细胞球蛋白治疗、淋巴细胞减少症、免疫缺陷病等。

单核细胞（MID）高值时，可提示：可能有是某些细菌感染，如伤寒、结核、疟疾、亚急性感染性心内膜炎、急性感染的恢复期等。单核细胞（MZO）减少，一般意义不大。感冒一般分为病毒性感冒和细菌性感冒，其主要不同是致病因素不同，病毒性感冒是由于病毒所致，而细菌性感冒是由于细菌所致。

病毒性感冒有：普通感冒、流行性感冒和病毒性咽炎等。细菌性感冒有：细菌性咽扁桃体炎。检查血常规就可以准确判断出感冒的类型。

病毒性感冒的血常规表现为：白细胞一般不升高，中性粒细胞百分比下降而淋巴细胞百分比升高。

细菌性感冒的血常规表现为：白细胞总数升高，中性粒细胞百分比升高而淋巴细胞百分比降低。红细胞系统和血小板一般没有太大变化。这时准妈妈身体会发热、头痛、咽痛、咳嗽。如果不及时治疗，会引发支气管炎、肺炎等。细菌性感冒可由病毒性感冒转化而来，也可能一开始就是细菌性感冒。

病毒存在于患者的呼吸道中，患者咳嗽、打喷嚏时经飞沫传染给别人。普通感冒，俗称伤风，是由鼻病毒、冠状病毒及副流感病毒等引起。这些普通感冒较流行性感冒传染性要弱得多，一般人在受凉、淋雨、过度疲劳后，因抵抗力下降容易得此病。得此类感冒的人，如果抵抗力强，常常可以自愈，一般是 3 ~ 7 天。而流行性感冒极易传播，一般在冬春季流行的机会较多，每次可能有 20% ~ 40% 的人会传染上流感。所以未准妈妈和孕妇一定要注意隔离和治疗。

## · 血脂高

### ■ 血常规检查结果异常提示血脂高

总胆固醇和三酰甘油高值时提示：肥胖准妈妈需要警惕心脑血管疾病过早出现。总胆固醇或三酰甘油数值就是人们所说的"血脂"的指标。

高脂血症引起冠心病的最主要原因 Part 之一。高脂血症本身多无明显的症状，不做血脂化验很难被发现。

一般都以为高血脂是老年人的疾病，其实，由于人们饮食结构的变化、脂肪摄入过、生活的不规律以及缺乏锻炼，许多年轻人也提前出现高血脂，高血脂对身体的损害是一个缓慢的、逐渐加重的隐匿过程，高脂血症患者如果同时有高血压或吸烟，就会加速动脉粥样硬化的进程，导致血管狭窄和阻塞，严重者则突然发生脑卒中（中风）、心肌梗死，甚至死亡。

## · 痛风

### ■ 肝肾功能检查结果异常提示可能有痛风

尿酸高值时，可提示：有痛风可能。肥胖准妈妈尤其要注意。尿酸是指人体内嘌呤代谢的最终产物。如果体内积聚过多尿酸，造成代谢失调，就是尿酸过高。一般来说，长期高尿酸会引起痛风，但并不是所有的尿酸过高都是痛风。如果运动时间过长而没有及时喝水，抗利尿激素分泌，使尿液中的水分减少；食用含有大量嘌呤的食物，如红肉、动物内脏等，这些都会使尿酸浓度短时增高，但是属于正常现象，无需紧张。

肾脏疾病、年龄过大引起器官老化、痛风、血液病、高血压、肥胖、糖尿病、铅中毒等都会引起尿酸增高。所以，当肥胖准妈妈血尿酸过高时，应该先请医生确认引起尿酸过高的原因，再适当治疗。

# 准妈妈第 1 次产检的特殊检查

## 血 HCG 含量测定

妊娠不同时期以及各孕妇之间血清 HCG 绝对值变化大，一般非孕妇女血 HCG<100IU/L，妊娠期间血清 HCG 水平在妊娠最初 3 个月每约（1.7 ~ 2）天升高 1 倍。

HCG 在正常妊娠开始时量少，而在孕 8 ~ 10 周时达高峰，持续 10 天左右迅速下降。直到大约 20 周达到相对稳定的水平，维持到分娩，并在产后迅速回落。因为妊娠不同时期以及不同准妈妈之间绝对值变化很大，没有可比性，需要间隔一段时间再次复查数值变化，进行自身的比较。

对于多胎妊娠、宫外孕、胚胎发育迟缓、葡萄胎、某些内分泌疾病或肿瘤等，将血液 HCG 值结合临床情况及其他检查结果综合分析，往往可以得出正确判断。

HCG 的检查对早期妊娠诊断有重要意义，对与妊娠相关疾病、滋养细胞肿瘤等疾病的诊断、鉴别和病程观察等有一定价值。

## ♥ 超声（超声波）检查排除不良妊娠

准妈妈在整个孕期的产前检查中，一般常规需要进行 4 次超声（超声波）检查。第 1 次，孕 12 周前：早期排除胎儿畸形和不良妊娠。第 2 次，孕 18 ~ 20 周：筛查畸形胎儿。第 3 次，孕 30 周左右：检查有无胎盘和羊水问题，及检查胎儿宫内安危，发育情况。

第 4 次，孕 37 ~ 40 周：确定最终的胎位、胎儿大小、胎盘成熟程度、绕脐状况、羊水量等，进行临产前的最后评估。

孕期准妈妈如果有特殊情况出现，不仅仅限于 4 次，可随时加做超声（超声波）。

第 1 次产检，如果准妈妈孕早期出现阴道出血、单项 HCG 高值，可结合超声波检查，排除或确定不良妊娠，如葡萄胎等。

## ♥ 微量元素检查

根据科学研究，到目前为止，已被确认与人体健康和生命有关的必需微量元素有 16 种，即铁、铜、锌、钴、锰、铬、硒、碘、镍、氟、钼、钒、锡、硅、锶、硼，每种微量元素都有其特殊的生理功能。尽管它们在人体内含量极小，但它们却有参与体内各种酶或激素的合成、调节人体各种生理功能的作用，对于胎宝宝的生长发育同样也是必不可少的。

缺乏微量元素，会影响胎宝宝的体重增长，妨碍胎宝宝各个器官的发育，早产、流产、死胎、低出生体重儿也会增加。出生后则表现为先天不足、发育迟缓、智力低下等多种病症。准妈妈及时检查微量元素，可以及时补充，有利于胎宝宝的健康发育。

### Point
### 专家解读： 哪些重点检查结果提示异常

### · 葡萄胎

#### ■ 孕14周后血HCG值仍为高值提示可能是葡萄胎

葡萄胎时产生大量的 HCG，血中的 HCG 浓度通常远高于正常妊娠相应孕周 HCG 值，且持续为高水平。

单项 HCG 高值，结合临床和超声波检查，可确定葡萄胎的诊断；如做阶段性随诊定量检查 HCG，在孕 14 周后 HCG 仍为高值，则诊断可更为明确。

■ **超声波检查见大小不等的暗区提示可能是葡萄胎**

葡萄胎在超声波检查时可见宫腔内有多个不规则的大小不等的液性暗区，子宫的大小明显大于停经月份，无妊娠囊和胎心搏动。大多数患者可经超声检查确诊。

## · 绒毛膜上皮癌

■ **葡萄胎清宫后，尿或血HCG仍高值提示可能是绒毛膜上皮癌**

绒毛膜促性腺激素的测定对诊断本病有重要参考价值。凡是产后或流产后，尤其是葡萄胎后，尿或血 HCG 值高于正常，且阴道流血持续不断，血量多少不定，有时亦可先出现一时性闭经，然后突然阴道出血；子宫复旧不良，宫体较大且软；出现胸痛、咳嗽、咯血等症状，即应考虑为绒毛膜上皮癌。

■ **X线胸片有阴影提示可能是绒毛膜上皮癌**

肺 X 线片检查可见片状、棉球状、结节状阴影，提示可能为绒毛膜上皮癌肺转移。

■ **葡萄胎清宫找到绒毛膜上皮癌细胞提示绒毛膜上皮癌**

葡萄胎刮出物病理检查，仅见大量滋养细胞及出血坏死，若见到绒毛，则可排除绒毛膜上皮癌的诊断；病检结果阴性者亦不能排除绒毛膜癌；找到绒毛膜上皮癌细胞，即可确诊。

绒毛膜上皮癌（绒癌）是起源于胚胎性绒毛膜的恶性肿瘤，是一种少见的恶性肿瘤，它常发生于子宫，但子宫并非唯一的原发部位。与妊娠有明显的关系，约 50% 的绒毛膜上皮癌发生于葡萄胎以后。

绒癌的转移途径以血行转移为主，最常见的转移部位为肺，可达 60% ~ 80%，其次为阴道和脑。一旦发病如不及时治疗，患者往往于一年内死亡。

# 3 个月准妈妈的健康保健

## 阴道不规则出血和下腹痛要警惕葡萄胎

### 【阴道出血和下腹痛是葡萄胎最早的症状】

葡萄胎是指妊娠后胎盘绒毛上滋养细胞不正常地分裂和增殖，最终胎盘绒毛形成水泡，水泡相连成串形似葡萄，就叫葡萄胎，也称水泡状胎。葡萄胎分为完全性葡萄胎即胎盘绒毛全部转变为水泡，以及部分性葡萄胎即胎盘绒毛部分转变为水泡两种，葡萄胎具有恶性病变现象。

葡萄胎最早的临床症状是阴道出血伴下腹痛，一般在停经 2 ~ 4 个月后会发生不规则阴道流血，并反复出血或突然大出血；检查会发现子宫比妊娠周数大；当葡萄胎增长迅速，准妈妈会有下腹胀痛感，而且葡萄胎患者出现妊娠呕吐比正常妊娠早，持续时间长，症状也较严重。

葡萄胎的发生概率与准妈妈的年龄和妊娠史有密切关系。一般来说，年龄较低（20岁以下）或年龄较大（40岁以上）的准妈妈比较容易发生葡萄胎；另外，有过2次连续自然流产的准妈妈更容易发生葡萄胎。

### 一经确诊，应尽早进行治疗

葡萄胎的诊断一经确定后，就应尽早进行治疗。

**清宫** 可以通过清宫来吸出子宫内容物，并立即进行吸出物的病理检验，以确定良性或恶性葡萄胎，术后要给予抗生素预防感染。

**子宫切除术治疗** 对于子宫迅速增大且年龄较大已没有生育要求的患者，可选择子宫切除术进行治疗。

**术后追踪** 葡萄胎经彻底清宫后，绝大多数能痊愈。但葡萄胎术后有10%~20%的患者在2年之内可能会发展演变为恶性葡萄胎或绒毛膜上皮癌，若不及时发现并进行治疗，很快就会出现转移，给患者的健康及生命带来极大威胁，而再次妊娠常常会影响对该类患者的观察。

发生葡萄胎的准妈妈2年内必须避孕并严密随访及检查。如患者不需要再生育，可考虑子宫切除。

## 💜 及时补充不足的微量元素

### 【补铁】

铁是重要的造血原料，胎宝宝通过胎盘的主动转运作用从母体血浆中摄取铁。准妈妈妊娠期对铁的需求量明显增加。如果准妈妈体内的铁不够，可造成准妈妈缺铁性贫血，严重者可导致胎宝宝出生时贫血，准妈妈生产时易出现低热或出血等并发症，且产后体能恢复缓慢，新生儿易感染、抵抗力差、生长发育落后。

为避免准妈妈由于铁摄入量不足而造成的缺铁性贫血，准妈妈要经常食 Part 用含铁丰富的食物，如动物肝脏、肉类、虾、蟹、豆类、海藻类等。

食物中铁的营养价值与吸收率有关，动物性食物中的铁比植物性食物中的铁更容易被人体吸收。如果将含铁丰富的食物与蛋白质及维生素 $B_{12}$ 一起摄取，铁的吸收会更好。

### 【补锌】

锌是人体多种酶的组成成分或激活剂，主要参与脱氧核糖核酸（DNA）和蛋白质的生物合成，对胎宝宝大脑的生长发育起着不可忽视的作用，严重缺锌可引起先天畸形，尤其是神经系统畸形等。所以，准妈妈应多摄入富含锌的食物，含锌较多的食物有牡蛎、蚌、贝类、海带、黄豆、扁豆、麦芽、黑芝麻、紫菜、南瓜子、瘦肉等。

### 【补碘】

碘大部分以甲状腺球蛋白的形式储存于甲状腺之中，是合成甲状腺素的重要原料，能促

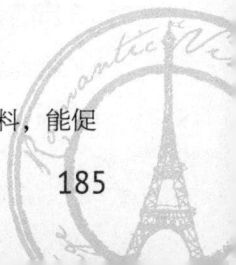

进蛋白质合成，作为酶的激活剂活化 100 多种酶。妊娠后甲状腺素分泌增加，碘的需要量也增加。在胎宝宝大脑和神经形成的特定时期，若碘元素及甲状腺激素缺乏，则会造成大脑皮质中主管语言、听觉和智力的部分不能完全分化和发育。宝宝出生后，表现为不同程度的聋哑、痴呆、身材矮小、痉挛性瘫痪、智力低下、小头畸形等。

准妈妈怀孕期间补充碘对胎宝宝脑发育有促进作用，准妈妈在日常饮食中要食用碘盐及经常吃一些富含碘的食物，如紫菜、海带、裙带菜、海参、蚶、蛤蜊、蛏子、干贝、海蜇等，可以改善体内碘缺乏状况。

## 【补铜】

铜也是人体许多酶的组成部分。准妈妈缺铜将影响胚胎及胎宝宝的正常分化和发育，导致先天性畸形。表现为胎宝宝的大脑萎缩，大脑皮质变薄，心血管异常，大脑血管弯曲、扩张，血管壁及弹力层变薄，并可导致羊膜变薄而发生胎膜早破、流产、死胎、低出生体重儿、发育不良等各种异常。

由于铜在人体内不易存储，所以准妈妈最好每天摄取。动物肝脏富含铜，准妈妈多吃动物肝脏能适时补铜。此外，水果、海产品、紫菜和巧克力都含有较丰富的铜，粗粮、坚果和豆类等也能为人体补铜。

特别提醒的是，虽然微量元素缺乏对胎宝宝生长发育不利，但也不是摄入越多越好。准妈妈每天摄入的各种微量元素数量要适当，而且体内微量元素之间必须保持平衡。否则，过量会损害身体，造成疾病或影响其他微量元素的吸收和利用。

# ♥ 孕早期不宜进行牙科治疗

从准妈妈的舒适与牙科治疗的安全性考虑，牙科治疗应尽量避免在怀孕的初期进行，牙齿若有不适可请牙医做暂时性且不影响胎宝宝的处理。这是因为在怀孕初期正是胎宝宝重要器官（手、脚、脑脊髓神经系统、牙齿等）形成的 3 个月，如果服药不当，或是接受大剂量的放射线照射，可能会造成自然流产或胎宝宝畸形，所以，大多数牙科医师在此时只做紧急处理，不会做太过激烈的处置。如果此期间非做牙科治疗，也请准妈妈放松心情，安心接受治疗。因为牙科医师会衡量治疗上的必需性，尽量减少 X 线曝露量及不必要的药物和感染机会。

# ♥ 孕早期用药须谨慎

任何药物都有其治疗疾病的有益一面，又有其不良影响的一面，所以准妈妈孕期选择用药尤其是孕早期用药一定要考虑到具体药物对胎宝宝的不良影响。

## 【孕期用药原则】

准妈妈用药的原则是：妊娠期少用药或不用药；任何药物的应用应在医生指导下进行；妊娠期间有并发症或并发症必须使用某种药物而该药物又对胎宝宝有害时，则应终止妊娠；

禁忌擅自用药。

有些避孕药对胚胎的负面影响也要引起准妈妈足够重视。为慎重起见，一定要按怀孕计划时间提前 6 个月以上停服避孕药，待体内存留的药物完全排出体外后再怀孕。

如果在服避孕药期间怀孕，最好采取人工流产措施，以确保不生下先天畸形儿。

## 【孕早期感冒谨慎用药】

孕早期，胎宝宝对药物的敏感性极高，也叫"敏感期"。而此时恰处于胚胎和胎宝宝各器官形成、分化、迅速发育阶段，药物可能对胎宝宝的某些器官和系统造成严重影响，比如畸形。因此，准妈妈在此阶段服用感冒药必须十分谨慎，尤其不能服用对胎宝宝大脑发育有影响的感冒药；确实需要服用感冒药，也一定要在医生指导下服用。

# ♥ 办理孕妇保健手册

有的医院可能会在第一次产检时，向准妈妈提出关于建立孕妇保健手册（卡）的相关事宜，但是一般情况下，医生不会在准妈妈第一次产检时要求准妈妈马上建立孕妇保健手册，而是在妊娠 3 个月后，准妈妈确定了产检和分娩医院再办理相关事宜。

准妈妈在办理保健手册时，应带好户口本、准生证，在户口所在地的妇幼保健机构办理。在建立孕妇保健手册时，应进行一次包括血常规、尿常规、肝功能、肾功能、超声波、体格检查等项目的全面身体检查。有病史的准妈妈还要加查心电图等项目。

准妈妈在办理好孕妇保健手册后，可到选定医院建立病历。

# ♥ 准妈妈怎么选择合适的医院

准妈妈选择医院时，要考虑以下几点：

首先，最好选择一级以上的医院。其次，如果怀孕时伴有异常或出现严重并发症的准妈妈，最好能选择综合性医院。再次，考虑居住的位置，医院最好离住所较近，检查较方便。现将妇幼保健院和综合性医院的优势分析如下：

## 【专业性较强的妇幼保健院】

从硬件和医生专业技术水平上来说，妇幼保健院可能比一般综合性医院更为专业。一些中型妇幼保健院所配置的妇产科医疗器械比一般大型综合医院会更齐全，比如孕期的超声波检查、唐氏筛查等所需医疗器械。专业的产科医院，产妇们所得到的饮食及护理照料更适宜。新生儿出生后，可以在妇幼保健院接受按摩抚触。

## 【综合性医院的优势】

科室齐全、各科专业人员全、技术水平高是综合性医院最大的优势。对于那些原来就有慢性疾病和容易出现异常并发症的孕妈妈来说，在综合性医院各科室会诊和处理病情比较方便。

# 孕4月产检
# 筛查唐氏综合征(孕13~16周)

孕12周后每月检查1次

## 4个月准妈妈和胎宝宝的生长变化

### 4个月准妈妈肚子微微突起来了

这个时期，准妈妈腹部微凸，乳房明显变大。由于子宫也开始变大、多尿、骨盆充血，进而影响乙状结肠、直肠，准妈妈常常会发生便秘。

此时，准妈妈要随时保持乳头的洁净，并擦上乳霜。若发现乳头凹陷进去，特别需要注意清洁问题，并请教医生及时纠正，为日后哺乳做好准备。注意在妊娠早期不要过分刺激乳房，避免导致子宫收缩而造成流产。

妊娠4个月时，妊娠的早期反应已渐渐过去，这时准妈妈会将心思逐渐放到腹中的胎儿身上，慢慢会产生各种各样的猜测和担心：孩子是否有缺陷？长得像爸爸还是像妈妈？是聪明健康还是愚笨体弱？是男还是女……这些担心都会造成准妈妈心理上的压力。

心态良好的准妈妈会在猜测中，享受做母亲的甜蜜；容易紧张的准妈妈，则会在担心当中增加心理负荷，从而产生悲观消极的情绪，给胎宝宝造成不良的影响。

而这时的丈夫则要引导妻子多接触一些美好的事物，多做一些有益的活Part动，保持良好的心态，让妻子在自己积极的引导下产生美好的愿望，让胎宝宝在美好的愿望中逐渐成长。

### 4个月胎宝宝的心音能测到了

妊娠至13周时，用多普勒胎心仪就应该能测到宝宝的胎心音了。到第16周末时，胎宝宝体重达100~120克，身长达15厘米。胎宝宝皮肤的颜色深红，没有皮下脂肪，脸上长出叫毳毛的细毛。

此时，胎宝宝的胳膊、腿能稍微活动了；内脏的形态发育完成，心脏大致已经形成，心脏搏动得更加活跃，用超声波听诊器可测出胎宝宝的心音；消化器官、泌尿器官等开始发生功能，并有尿意；中枢神经方面，脑部重要的记忆系统海马开始在大脑中形成，大脑将覆盖间脑并产生免疫物质；制造血液的地方由肝脏移至脾脏；脸部已完全调整过，嘴形亦大致发育完成；胎盘形成了，与母体也更加紧密，流产的可能大大减少，由于胎盘长出，改善了母体的供给和营养，胎宝宝的成长速度加快，胎膜长结实了，羊水量也从这个时期开始急速增加。

对于外来的刺激，胎宝宝身体仍然没有较强烈的反应；尽管能做开口运动，呼吸器官发达起来，但肺部组织尚未发生功能。

胎宝宝耳朵从怀孕第4个月开始可听清子宫外部的声音，如果突然听到很高的声音，胎宝宝会迅速做出反应。这时的胎宝宝已能完成全身上下的运动，手指、脚趾、手腕等细小动作亦相当发达。同时，手可移至身体各部位，如摸摸膝盖、摸摸脐带、两手放在脸部的前面做有节奏性的移动，偶尔亦做些跳跃的运动，还可用手搔头、搔脸等。

# 📷 准妈妈第2次产检的常规检查

## ♥ 血常规、尿常规和肝肾功能等常规项目检查

4个月准妈妈进入孕中期，并进行第2次产检。继续进行产前常规检查，包括体格检查、测量体温、身高、体重、血压和心率等；进行产前常规项目检测，包括血常规、尿常规、肝肾功能、妇科检查、胎心测量等，以了解准妈妈和胎宝宝在孕4月的发育状况和营养情况，并及时发现孕中期出现的异常情况。

这个月，准妈妈应密切关注白带的变化；切记要进行唐氏综合征的筛查，必要时进行羊水穿刺术，筛查胎儿唐氏综合征和性染色体遗传病。

## ♥ 白带常规检查

白带是妇女从阴道里流出来的一种带有黏性的白色液体，它是由前庭大腺、子宫颈腺体、子宫内膜的分泌物和阴道黏膜的渗出液、脱落的阴道上皮细胞混合而成。女性正常的白带呈白色、絮状，高度黏稠，不黏附于阴道壁，多沉积于后穹窿部，没有腥臭味。

白带常规的检查一般包括5项内容。

**阴道 pH 值** 正常阴道 pH 值为 4 ~ 4.5，呈弱酸性，可防止致病菌在阴道内繁殖。

**阴道清洁度** 一般分为 Ⅳ 度，一般 Ⅰ 度、Ⅱ 度为正常的。

**胺试验** 正常情况：无味。患细菌性阴道病的白带可发出鱼腥味，它是由于厌氧菌产生的胺遇氢氧化钾后释放出氨所致。

**线索细胞** 正常情况：无。线索细胞是细菌性阴道病的最敏感、最特异的体征，临床医生根据胺试验阳性及有线索细胞即可做出细菌性阴道病的诊断。

**微生物检查** 正常情况：无。一般会有真菌、滴虫、淋球菌等项，如果有，则在结果上标示 "＋"（阳性），没有就是 "－"（阴性）。

# ♥ 测量胎心

胎心，是指胎儿心脏的跳动声，它表明胎宝宝生命的存在。一般来说，用多普勒胎心仪在 11 ~ 12 周就可从准妈妈的腹部测到胎心音。如果用一般的听诊器则要在孕 17 周左右才能听到。通过了解初次听到胎心的时间，计算胎心跳动的次数，来确定胎宝宝的孕周，以及胎宝宝在子宫内的状态。正常的胎心跳动范围的在 120 ~ 160 次 / 分，如果孕周较早，170 ~ 180 次 / 分也是正常范围。

如果在怀孕 12 周后，用多普勒胎心仪还未测到胎心音，或者用一般的听诊器在孕 18 周后也未听到胎心音，医生就需要用超声波为准妈妈检查，以确定妊娠周数和胎心音，以防胎宝宝不测。在妊娠早期听胎心的时候，胎心的位置不固定，医生有时会用很长时间寻找胎心。这个时候不要太紧张，即使偶尔有几次完全找不到也属正常现象。有时听胎心的声音不是"怦怦"的，而是"呼呼"的水流声，也不要紧张，那是脐带血流的声音。

## Point
## 专家解读：哪些重点检查结果提示异常

### · 阴道炎

#### ■ 白带常规检查异常提示可能有阴道炎

阴道 pH 值 >5 ~ 6 时，可提示：可能为滴虫性或细菌性阴道炎。

阴道清洁度为 Ⅲ ~ Ⅳ 度时，可提示：可能有阴道炎。

微生物检查出加德纳杆菌、念珠菌与滴虫呈阳性或是弱阳性，可提示：可能有阴道炎。

胺试验反应呈阳性时，可提示：可能为细菌性阴道炎。

– 白细胞"＋＋"~"＋＋＋"，可提示：可能有阴道炎。

– 白带色黄或黄绿，脓性，有臭味时，可提示：可能有滴虫性阴道炎。

– 白带呈豆腐渣样，可提示：可能为真菌性阴道炎。阴道炎是阴道黏膜及黏膜下结缔组织的炎症，是孕中期准妈妈容易发生的疾病之一。孕中期，随着胎宝宝逐渐长大，压迫盆腔，往往会使准妈妈盆腔充血，再加上体内激素改变、新陈代谢旺盛，阴道常有较多的水样分泌物，浸渍、刺激外阴皮肤黏膜，引起炎症，表现为外阴皮肤黏膜潮红，有烧灼或刺痒感，排尿时有灼痛，有的甚至可形成糜烂、溃疡及皮肤增厚，呈苔藓化，严重的便可引起阴道炎。临床上多见的阴道炎有滴虫性阴道炎、真菌性阴道炎等，这些阴道炎症相同的临床特点是白带不正常及外阴瘙痒、烧灼痛、性生活疼痛等。

白带不正常，如白带量增多、性状和黏稠度转变、有腥臭味等，都可能提示阴道炎的存在。通过白带常规筛查滴虫、真菌、支原体、衣原体感染，可检测出各种病菌感染导致的阴道炎。

- ## 盆腔炎

### ■ 白带常规检查提示可能有盆腔炎

多形核白细胞内见到革兰阴性双球菌者则为淋病感染，沙眼衣原体的镜检为阳性，可提示：可能有盆腔炎。

病原体培养进行细菌鉴定结果，可提示：可能盆腔炎。

### ■ 超声波检查提示可能有盆腔炎

超声波检查可见包块或脓肿，可提示：可能有盆腔炎。一些女性由于怀孕后身体发生变化，身体的抵抗力低很容易感染盆腔炎。急性盆腔炎是指女性内生殖器及其周围结缔组织、盆腔腹膜发生的急性炎症，可局限于一个部位，也可几个部位同时发病。

盆腔炎的范围主要局限于输卵管、卵巢和盆腔结缔组织。常见的有以下类型：

输卵管炎 是盆腔炎中最为常见的。输卵管黏膜与间质因炎症破坏，使输卵管增粗、纤维化而呈条索状或进而使卵巢、输卵管与周围器官粘连，形成质硬而固定的肿块。

输卵管积水与输卵管卵巢囊肿 输卵管发炎后，伞端粘连闭锁，管壁渗出浆液性液体，潴溜于管腔内形成输卵管积水。如果同时累及卵巢则形成输卵管卵巢囊肿。

慢性盆腔结缔组织炎 炎症蔓延到宫旁结缔组织处最多见。准妈妈患上盆腔炎后，盆腔与子宫充血更明显，炎症波及直肠，就会刺激直肠而发生腹泻，易发生流产。因此，准妈妈若发现盆腔炎，经症状结合检查确认需要治疗的患者一定要在医生的指导下进行，决不可盲目服用药物。

# 📷 准妈妈第 2 次产检的特殊检查

# 💗 唐氏综合征筛查

唐氏综合征又叫做"21三体综合征"，是指患者的第21对染色体比正常人多出一条（正常人为一对）和绒毛促性腺激素（HCG）的浓度，结合准妈妈年龄和采血时的孕周，计算出患唐氏综合征的危险系数，这样可以查出80%左右的唐氏儿。

这项检查通常在准妈妈妊娠14~21周进行，一般最晚不超过22周。如果唐筛检查结果显示胎宝宝患有唐氏综合征的危险性比较高，就应进一步进行确诊性的检查——羊膜腔穿刺检查。如果准妈妈年龄较大（大于35岁），或之前曾经有过分娩畸形儿的病史，医生往往也会推荐进行羊水穿刺和染色体测定以进一步诊断。

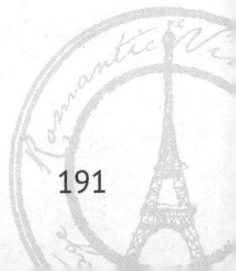

## ♥ 羊膜腔穿刺术

羊膜腔穿刺术是一种能够揭示某些胎宝宝异常的检查。在遇到唐氏筛查高危或孕妇高龄的情况时，羊膜腔穿刺术就成了排除异常的关键手段。

首先，超声波检查用来确定羊水囊的位置，在这儿穿刺可避开胎宝宝和胎盘。然后，对准妈妈腹部的皮肤进行消毒并局部麻醉。最后，用一根长针经腹部刺入羊膜腔，同时在超声引导下，小心避开胎心，用注射器从子宫中抽出羊水。在实验室里从羊水中分离出胎儿的细胞，进行胎儿染色体核型分析，能够最终确诊胎儿是否有染色体异常。

### Point
### 专家解读：哪些重点检查结果提示异常

### · 胎儿唐氏综合征

#### ■ 血清检查异常提示可能是唐氏综合征

验血筛查值大于 1/275，可提示：为唐氏综合征高危人群。唐氏筛查验血正常值是 1/700 左右。临界值为 1/275。大于为高危，小于则为低危。

#### ■ 羊水检查异常提示可能患唐氏综合征

检查羊水中细胞染色体异常，可提示：可能患胎儿唐氏综合征。检验羊水中细胞的染色体（检验胎儿的 21 染色体），准确率 100%。唐氏综合征又称为先天愚型，是最常见的严重出生缺陷病之一。临床表

现为：患者面容特殊，两外眼角上翘，鼻梁扁平，舌头常往外伸出，肌无力及通贯手。患者绝大多数为严重智能障碍并伴有多种脏器的异常，如先天性心脏病、白血病、消化道畸形等。

唐氏筛查是为了筛查出唐氏综合征患儿。唐氏综合征是一种偶发性疾病，所以每一个准妈妈都有可能生出唐氏儿，生育唐氏综合征患儿的概率会随着准妈妈年龄的递增而升高。唐氏患儿具有严重的智力障碍，生活不能自理，并伴有复杂的心血管疾病，需要家人的长期照顾，会给家庭造成极大的精神及经济负担。

唐筛检查可筛检出 60% ～ 70% 的唐氏综合征症患儿。需要明确的是，唐筛检查只能帮助判断胎儿患有唐氏综合征的机会有多大，但不能明确胎儿是否患上唐氏综合征。也就是说抽血化验指数偏高时，怀有"唐"宝宝的机会较高，但并不代表胎宝宝一定有问题；另一方面，即使化验指数正常，也不能保证胎宝宝肯定不会患病。

据统计，染色体异常在新生儿中的发生率为 59% ～ 69%，普通人群（37 岁以下）患有唐氏综合征的概率为 1/750，随母亲年龄的增长其发生率随之升高。一般来说，母亲年龄 35 岁以上，该患儿的出生率可高达 1/350。

### ·性染色体遗传病筛查

■ **羊水检查异常提示可能有性染色体遗传病**

因性别的不同，遗传的情形也不同，可能只有男孩或女孩会发病，这被称为性染色体（X染色体）遗传。这是因为遗传因子在 X 染色体上，与 Y 染色体无关。

渴望孕育健康胎宝宝的准父母，应与医生做详细探讨，可以在准妈妈怀孕 15 ~ 18 周（约4 个月）时施行羊水穿刺术，进行产前性染色体遗传病的筛查，以确定胎宝宝是否会发生遗传性疾病。

# 4 个月准妈妈的健康保健

## ♥ 家庭监测胎心的方法

等到准妈妈的胎心音明显时，准爸爸就要担负起帮助妻子测胎心音的重任。

具体方法是：让妻子仰卧在床上，两腿伸直，平心静气；准爸爸直接用耳朵或木听筒贴在妻子腹壁上听胎心音。每天一次，每次 1 分钟。听者要注意排除子宫杂音和腹主动脉音，这两种声音的速率与孕妇脉搏一致，前者为"吹风声"，后者为"咚咚声"，与"滴答、滴答"犹如钟摆声般的胎心音不一样。

正常胎心率为每分钟 120 ~ 160 次，过快、过慢、不规则均属异常，如果有异常发生，应立即去医院诊治。

## ♥ 尽早应对胎宝宝性染色体遗传病

### 【性染色体遗传病与 X 染色体有关】

健康人的性别由性染色体的组成决定，人类的 23 对染色体中，男女共有的有 22 对，称为常染色体，还有一对叫性染色体，女性为两条同样的中等大小的 X 染色体，男性为一条中等大小的 X 染色体和一条很小的 Y 染色体。

精子与卵子结合的过程中，父母双方各把具有遗传基因的 DNA 传给后代，就实现了遗传信息在上下代间的传递。所以，下代的遗传物质及遗传基因，一半来自父方，另一半来自母方。如果精子和卵子的 DNA 有缺陷，下代就可能患相应的遗传病。大部分遗传病的发病机制就是这样。

性染色体遗传病的遗传因子在 X 染色体上，与 Y 染色体无关，所以性染色体遗传病与胎宝宝的性别有很大关系。

### 【选择胎宝宝性别以避免性染色体遗传病】

正是因为性染色体遗传病和胎宝宝性别有很大关系，所以及早进行检查，可以决定选择

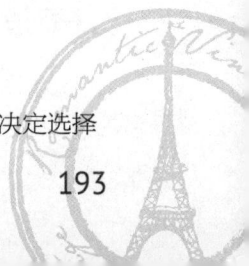

生男生女，这是避免性染色体遗传性疾病的最佳途径。

比如，由于血友病、红绿色觉异常（色盲）、夜盲症、肌肉萎缩症等疾病会由遗传因子传给下一代，若母亲具有潜在血友病的遗传因子，而父亲是正常的，生下的孩子如果是男孩，50% 会出现血友病的症状；但若生下的是女孩的话，虽然也有 50% 的概率，但是不会出现血友病症状。因此，还是生下女孩比较好。

色盲患者大都是红绿色觉异常，也就是无法分辨红色与绿色，这是一种遗传现象。如果色觉异常的父亲生下女孩，这个女孩将成为异常基因携带者。当这个女孩成为母亲时，生下的男孩就会得色盲。也就是说，色盲是男性通过女儿再传给其男性后代的。因此，患有色盲的家族如果只生男孩不生女孩，则这个家族的色盲遗传就会中断。也就是说，利用生男生女法就能做到这一点。

一旦查出胎宝宝有先天性遗传病，出生后无法存活或矫治者，应立即施行人工流产，终止妊娠。

# 💜 孕中期要加强营养

## 【孕中期准妈妈食品要多样化】

孕中期开始，即怀孕第 4 ~ 6 个月，胎宝宝进入生长发育较快的阶段。此时，胎宝宝的骨骼和大脑需要补充大量的磷、钙，一定量的碘、锌，各种维生素及大量的蛋白质，而母亲也需要蛋白质供给子宫、胎盘和乳房发育。这时，准妈妈要抓紧补充营养素和热量，增加蛋白质尤其是优质蛋白质的摄入，并及时补充糖类、矿物质和维生素，以满足自身和胎宝宝迅速生长的需要。

具体地说，准妈妈的饮食每天要荤素、粗细搭配，多吃豆制品，多吃含热量高的食物，多进食大米、面粉等主食。最好每天主食能达到 400 克以上，并要适当吃些玉米、小米、麦片等杂粮，做到粗细搭配。准妈妈还应进食足量的新鲜水果和蔬菜，以补充维生素，每天最好摄入 500 克蔬菜，蔬菜不足的季节可吃些豆芽以补充维生素 C，以防止由于子宫逐步膨大压迫肠道而引起的便秘。此外，这期间的食物宜偏淡，要吃些汤汁以补充水分。

## 【孕中期应积极补钙】

到了孕中期后，有的准妈妈会随着妊娠月份的增长而发生小腿抽筋。这主要是由于体内血钙水平降低所致，因此这阶段要多补充含钙丰富的食物。准妈妈除每日进食牛奶、豆奶、豆制品、海带、紫菜、虾皮外，也应增加户外活动如散步、多晒太阳，以增加体内维生素 D，帮助钙的吸收。

## 【注意适量进食】

准妈妈过瘦或过胖均对胎儿不利。营养差的准妈妈，所生的婴儿过小，先天不足；营养过度的准妈妈，所生的婴儿过大，易造成难产，准妈妈本人也有发生妊娠高血压综合征的可能。

准妈妈在孕中期食量大增，所以，就要开始注意适量进食，不宜过少也不宜过多，饮食量要恰到好处。

## 【准妈妈日常膳食量建议】

根据胎宝宝在孕中期生长发育的营养要求，专家建议，准妈妈在每日膳食中最好摄入足量的营养素。具体建议如下：

粮谷类 400 ～ 500 克。

肉、禽、蛋、鱼类 100 ～ 150 克，可交替选用。

蔬菜 500 克，其中深色蔬菜不少

于 50 克；水果 500 克。

大豆或豆类制品 50 克。

牛奶或奶制品 220 毫升。动物肝脏或动物血，每周食用 1 ～ 2 次。

植物油 20 毫升。

常食用富含 B 族维生素及纤维素的小米、麦片、玉米等杂粮，每周不少于 2 次。

常食用虾皮、海带、紫菜等含钙丰富的食品。每周不少于 2 次。

根据需要，可以适当补充营养素片剂，比如每天可服用维生素 C500 毫克。

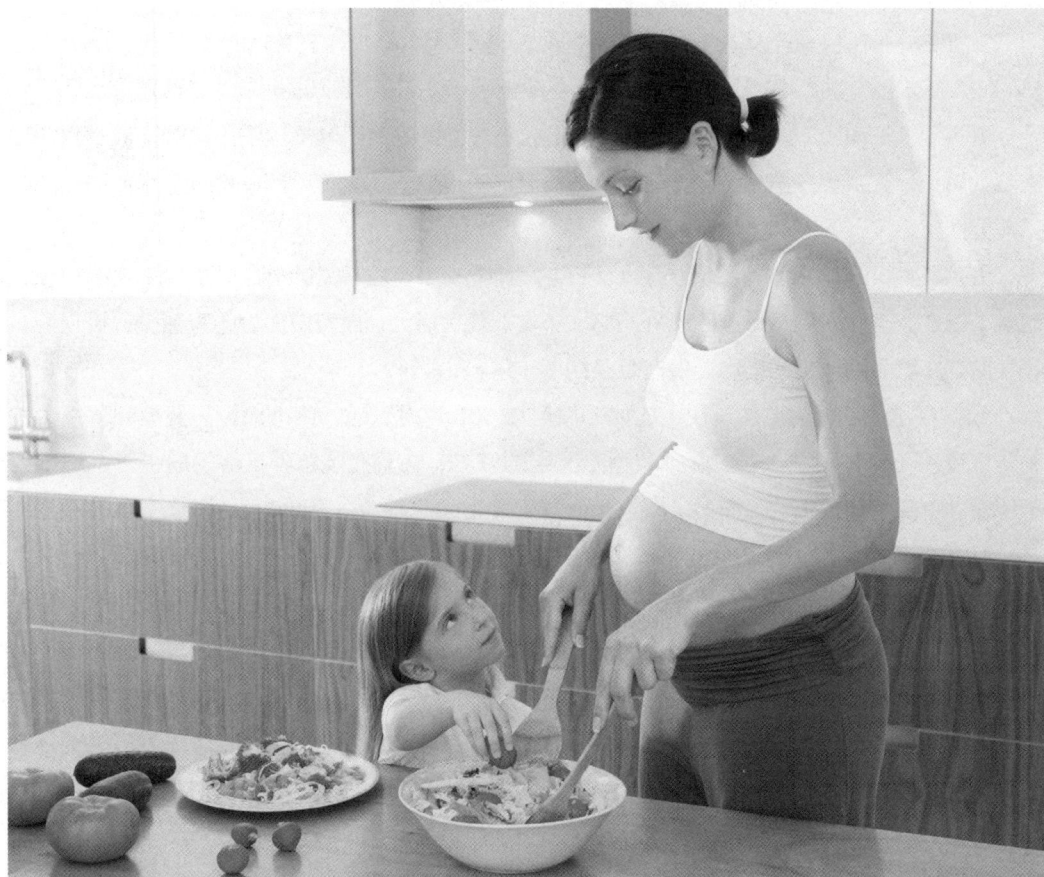

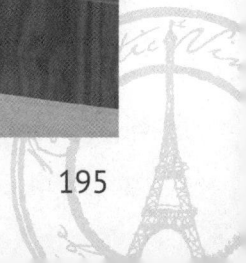

# 孕5月产检

# 超声波"探察"胎宝宝(孕17~20周)

## 5个月准妈妈和胎宝宝的生长变化

### ♥ 5个月准妈妈腹部逐渐地隆起

5个月的准妈妈子宫已提升至肚脐、耻骨左右的位置，腹部已逐渐地隆起，这段时间是妊娠中最安定快乐的时候。有些准妈妈已能感觉到胎宝宝的胎动现象，从未生过孩子的准妈妈感觉胎动的时候可能会稍晚（有的要到20周才能感觉到）。

到了这一阶段，准妈妈的子宫像一个成人的头一样大小，子宫底的高度位于耻骨上方15~18厘米处，准妈妈的乳房和臀围也开始明显变大，皮下脂肪渐渐增厚，体重增加。

妊娠至19周时，有的准妈妈阴道会排出像水一样的黏液，其实这流出来的是假羊水。羊水若太满，胎宝宝会在子宫内频繁活动，这样反而对准妈妈不太好，因此部分羊水自溢而出，不需要住院治疗。

妊娠期间，母亲平均体重增加了12千克，其中5千克左右是胎盘、羊水、胎儿的重量，而剩下的6千克左右则是母亲的腰部脂肪、子宫、乳房增大、血液增加等的重量。一般来说，妊娠前至妊娠后期体重的增加，最理想是在10千克左右。

如果在孕中期体重增加过快，比如一周增加500克以上时，则准妈妈需要控制体重。控制体重可采用食物限制法，但必须兼顾胎宝宝的营养，在胎宝宝营养足够的前提下，适度控制体重。主要控制摄入的是糖类（碳水化合物）、动物性脂肪等，采取"质比量重要"的原则。

怀孕至5个月时，大部分准妈妈小腹已微微隆起并能看出来，这时有些准妈妈常会产生害羞的心理，不想将孕身示人，有时甚至会因外观上的变化造成心理上的紧张和失衡。还有的准妈妈这时仍不能从前期低落、忧郁的心理中走出来，总感到烦闷、沮丧，打不起精神。对于准妈妈而言，千万不能钻进不良情绪的牛角尖，多和乐观开朗的人接触，心中有烦闷就要倾诉出来，随时分散自己对烦恼事情的注意力，这样才有利于自身的情绪调节，也十分有利于胎宝宝的发育。

# ❤ 5 个月胎宝宝有胎动了

第 5 个月开始后，胎宝宝的成长很惊人，身长为 18 ~ 27 厘米，体重 250 ~ 300 克。

这个时期，胎宝宝开始长头发、眉毛、指甲，全身长出胎毛，皮肤渐渐呈现美丽的红色，皮肤的触觉较灵敏，皮下脂肪开始沉着；外耳、胃部出现制造黏液的细胞，体内基本构造已是最后的完成阶段，延髓进入脊髓时期；能做复杂的反射动作，胎宝宝脑的记忆系统开始启动，能够记住频繁入耳的母亲的声音；从外生殖器已经能明显辨认胎宝宝的性别。

这个阶段的胎宝宝已能做些细小的动作：两手能在脸部前面相握，做抓手运动、跳跃运动，手还不时地抚摸自己的脸，手指触摸嘴唇而产生反射动作——开口动作，渐渐地由反射转为自然的动作，脚可以踢到子宫壁，频繁地在羊水腔内改变身体姿势玩耍。

这时准妈妈会感到明显的胎动，可以听到强而有力的胎心音。由于胎宝宝的动态已涉及中枢神经，使得准妈妈的日常生活与胎宝宝之间的联系更加复杂，准妈妈接受到的刺激可直接影响到胎宝宝的动作。

# 📷 准妈妈第 3 次产检的常规检查

## ❤ 常规项目检查

5 个月准妈妈进行第 3 次产检。继续进行产前常规检查，包括体格检查、测量体温、体重、血压和心率等；进行产前常规项目检测，包括血常规、监测胎动、测量宫高等，以了解准妈妈和胎宝宝在孕 5 月的发育状况和营养情况，并及时发现孕期出现的异常情况。

这个月，准妈妈必须做一次超声波筛查胎儿体表畸形；可以根据医生的建议进行神经管缺陷的血清学筛查；血型不合的准父母还要进行新生儿溶血症检查。

## ❤ 测量血压

每个人一天早中晚的血压都是不一样的，而且饮食和运动量也会使血压有一定的变化。孕中期，准妈妈需要坚持监测血压，及时发现并确诊妊娠高血压，从而及早治疗，以预防先兆子痫和子痫（妊娠高血压综合征）。

正常血压的标准为：收缩压 < 140 毫米汞柱，舒张压 < 90 毫米汞柱。

测量方法：

1. 休息 15 分钟后，取坐位测右臂血压，应反复测量几次，直至血压值相对稳定。舒张压以声音消失为准，如声音持续不消失，则采用变音时数值。同日内间隔 1 小时，或隔日再次核实。

2.凡收缩压 ≥ 160 毫米汞和（或）舒张压 ≥ 95 毫米汞柱，经核实即可确诊。血压140 ~ 160/90 ~ 95 毫米汞柱为临床高血压。

3.既往有高血压史，未治疗 3 个月以上，此次检查血压正常者，不诊断为高血压；如一向服药治疗而此次检查血压正常，仍应诊断为高血压。

## ♥ 血红蛋白检查

血红蛋白是血中一种携带氧气的蛋白质，同时也使血红细胞呈现出红色。血红蛋白水平高有可能是吸烟引起的，也有可能是心脏缺陷和过度补充铁造成的。

准妈妈在怀孕早期血液中血红蛋白水平过高，会增加死胎的危险性。研究发现，在怀孕早期血红蛋白水平高的准妈妈，死胎率是其他孕妇的 2 倍。

对于高血红蛋白现在还没有什么好的治疗方法，所以准妈妈必须重视与死胎有关的一些检查，尤其孕中期要关注血红蛋白的指标。

## ♥ 尿蛋白检查

孕中期，是准妈妈多发妊娠高血压、先兆子痫和子痫的时期。所以定期进行尿蛋白的检查，并结合血压和体重的测量，可以及时发现尿蛋白，以帮助早期发现确诊妊娠高血压、先兆子痫和子痫。

尿蛋白有时会有假阳性，这主要是留取尿液不正确造成的。留取尿液的正常方法是：先清洁外阴，多喝水使尿液增多，然后留取中段尿液。这样做主要是避免准妈妈的阴道分泌物（白带）污染了尿液。因为在白带中也存在着上皮细胞和白细胞等，如果混入尿液中，可能会导致尿蛋白阳性的假象。

## ♥ 监测胎动

胎宝宝在母体内发育到一定时期，约自第 8 周起脊柱就开始进行细微的小动作，逐渐发育长大后，会伸展屈曲的四肢，在羊水中翻滚，改变自己的姿势，同时还会进行相应的呼吸样运动。一般在怀孕 4 ~ 5 个月时准妈妈就可以感到胎宝宝在腹内有伸手、蹬腿等活动，即胎动；到妊娠 6 ~ 7 个月时，胎动就比较频繁了；到足月时，由于胎头下降到骨盆，胎动次数逐渐减少，这是正常现象。

胎动是有一定规律的，因为胎动标志了胎宝宝在子宫内睡觉和苏醒的转换，胎动一般在上午 8 ~ 12 时比较均匀，下午 2 ~ 3 时最少，以后逐渐增多，晚上 8 ~ 11 时又增至最高。据观察，正常明显胎动每小时应不少于 3 ~ 5 次，12 小时胎动数为 30 ~ 40 次，多者达 100 次以上，都是胎宝宝情况良好的表现。

胎动计数是最简单、直接、真实、准确的自我监护方法，是每一个准妈妈都必须做的。

在孕中期、孕晚期坚持记录每天的胎动数，不仅有助于增强准妈妈和胎宝宝的感情，还有助于监测胎宝宝在子宫内的健康情况。准妈妈自我监测胎动十分方便，只要取仰卧或左侧卧位，将手掌放在腹壁上即可感觉胎动。具体监测要求是：每天上午、下午、晚上各记录 1 小时胎动数，然后再将 3 小时胎动数相加乘以 4，就可以表示 12 小时的胎动数了。若连续几天此数均在 30 ~ 40 次，则表明胎宝宝在宫内情况良好；若少于 20 次则为异常；少于 10 次表明胎宝宝在子宫内有缺氧现象，随时有胎死宫内之危，应立即去医院做进一步检查。

## ♥ 测量宫高

妊娠子宫的增大有一定规律性，表现为宫底升高，腹围增加。因此，从宫高的增长情况也可以推断妊娠期限和胎宝宝发育情况。

测量宫高的方法是：准妈妈排尿后，平卧于床上，两腿伸直，用软尺测量耻骨联合上缘中点至宫底的距离。一般从怀孕 20 周开始，每 4 周测量一次；怀孕 28 ~ 35 周每 2 周测量一次；怀孕 36 周后每周测量一次。测量结果画在妊娠图上，以观察胎宝宝发育与孕周是否相符。

准妈妈的子宫变化：按孕月来说，第一个月末，子宫比孕前略增大一些，像个鸭蛋；第二个月末如拳头大；第三个月末，子宫底在耻骨联合上缘 2 ~ 3 横指；第四个月末，宫底达脐和耻骨联合上缘之间；第五个月末，在脐下 2 横指；第六个月末，平脐；第七个月末，在脐上 3 横指；第八个月末，在脐和剑突之间；第九个月末，宫底最高，在剑突下 2 横指；第十个月时，胎头下降入骨盆，宫底下降回复到八个月末水平。

宫底升高的速度，反映了胎宝宝生长和羊水等情况。同时，根据宫高画曲线图以了解胎宝宝宫内发育状况。正常准妈妈宫高增长应限制在一定范围内，如有过快或过慢的情况，应当请医生检查。

---

**Point**
**专家解读：** 哪些重点检查结果提示异常

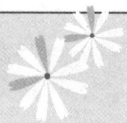

---

### ·妊娠高血压

#### ■ 血压高提示可能为妊娠高血压

血压的收缩压高于 140 毫米汞柱或舒张压高于 90 毫米汞柱，或妊娠后期的血压比早期收缩压升高 30 毫米汞柱或舒张压升高 15 毫米汞柱，可提示：可能为妊娠高血压。

血压的确定是需要至少两次间隔 6 小时以上的测量为准。在妊娠期进行定期测量血压时，还要定期检查尿蛋白和测体重，及时发现和确诊先兆子痫和子痫。

准妈妈有轻度的妊娠高血压应引起足够的重视，做到以下几点。

- 注意休息和营养。准妈妈心情要舒畅，精神要放松，争取每天卧床 10 小时以上，并以

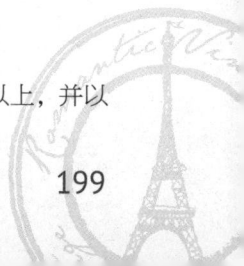

侧卧位为佳，以增进血液循环，改善肾脏供血条件。

– 饮食不要过咸，保证蛋白质和维生素的摄入。

– 及时纠正异常情况。如发现贫血，要及时补充铁质；若发现下肢水肿，要增加卧床时间，把脚抬高休息；血压偏高时要按时服药。

– 注意既往病史。曾患有肾炎、高血压等疾病以及上次怀孕有过妊娠高血压综合征的准妈妈要在医生指导下进行重点监护。

### · 先兆子痫

#### ■ 血压高并伴有蛋白尿提示可能有先兆子痫

妊娠 20 周以后，出现血压的收缩压 ≥ 140 毫米汞柱或舒张压 ≥ 90 毫米汞柱，并同时伴有蛋白尿或水肿，可提示：可能有先兆子痫。

#### ■ 尿常规检查出现蛋白尿提示 可能有先兆子痫

尿常规检查出现蛋白尿，可提示：可能有先兆子痫。

先兆子痫的诊断标准是：妊娠 20 周后，出现了高血压和蛋白尿，可能同时还有水肿。

先兆子痫发生时一定会出现蛋白尿，只是量多少的问题。是否有蛋白尿，是诊断先兆子痫的一个重要标准。但单纯的蛋白尿出现，并不一定能诊断为先兆子痫。出现蛋白尿还有可能是很多其他情况导致的。这些情况有的是病理性的，比如肾脏疾病、泌尿系统感染、免疫系统疾病并发肾损害等；还有些情况是因为留取尿液不正确造成的蛋白尿假阳性。

如果先兆子痫的病情加重了，还可能出现其他脏器损害，这也可能会导致相应的症状和体征，比如头痛、头晕、视物不清、抽搐、右肋下胀满、肝区疼痛等。

# 准妈妈第 3 次产检的特殊检查

## ♥ 甲胎蛋白检查

甲胎蛋白（AFP）在孕期会随着怀孕时间而呈现不同幅度的升高，但在不同时期也有其正常的范围标准，通过检查甲胎蛋白来协助诊断胎宝宝有无异常及是否能继续妊娠。

一般情况下，甲胎蛋白在孕 12 ~ 14 周时开始上升，在 28 ~ 32 周时可达到最高峰，随后会维持一个相对稳定的状态，之后再逐渐降为正常水平。

虽然甲胎蛋白在孕期可有一定程度的升高，但超出正常范围时，应及时去医院就诊治疗。了解并掌握准妈妈甲胎蛋白的正常值，对观测胎宝宝有无异常、降低胎儿畸形的发生率、确保母婴的健康都很重要。

# ♥ 血清抗体检查

血清抗体是一种免疫球蛋白（Ig），主要包括 IgG、IgA 和 IgM 等，血清免疫球蛋白的测定是检查体液免疫功能最常用的方法。通常检测 IgG、IgM、IgA，这三类就可以代表血清免疫球蛋白的水平。IgG 为不完全抗体，分子量小，可通过胎盘引起胎儿溶血，因此，临床主要采用 IgG 定量法来检测准妈妈体内的血清抗体。

如果准妈妈血型为 O 型，丈夫为 A 型、B 型或 AB 型，则新生儿可能会发生溶血症，需要进一步检查准妈妈血清中 IgG 抗 A（B）效价。

如果准妈妈血型为 Rh 阴性，可以由于妊娠、输血等原因获得 Rh 抗体，当再次与相应抗原血液相遇，将引起严重输血反应或新生儿溶血症；夫妻之间 Rh 血型不合，有可能发生严重的新生儿溶血症。如果准妈妈血型为 Rh 阴性，准爸爸血型为 Rh 阳性，需要进一步测定准妈妈血清中的抗体水平。

在孕16～17周，准妈妈要进行一次血清筛查，作为抗体的基础水平。孕28～30周时复查，如果有问题，则每2周复查一次，观察抗体滴度上升速度。

# ♥ 超声波筛查畸形

超声检查在孕期需要做3～4次，以便对胎宝宝畸形进行完善的诊断。但是孕期有2次超声检查至关重要，一次是孕12周前，另一次就是孕18～24周进行的胎儿超声筛查。它是早期发现并及时终止严重结构异常胎儿的最佳时间。此外，对于一些结构在异常和正常边界的图像，需要每2～4周进行一次超声检查，以便动态观察。

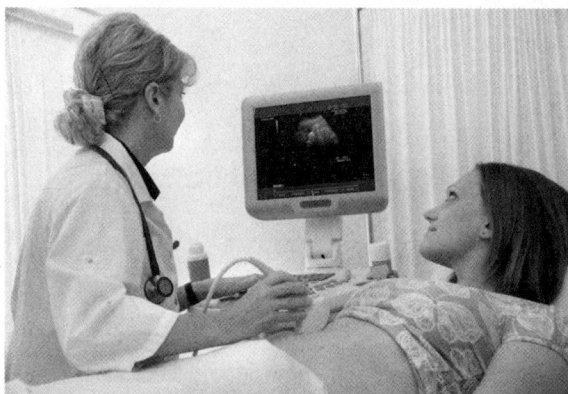

筛查方法：

1. 探测时准妈妈取仰卧位，必要时取侧卧位等，按照常规筛查步骤进行。

2. 疑诊为畸形部位要多方位、多切面扫查进行验证。

3. 对于怀疑胎儿畸形的患者，要求2～3位高年资医师应用彩超在1～3天内不同时段分别对同一例胎儿进行超声检查（即医师只知道可疑胎儿畸形存在，而不知道该胎儿有无畸形或有什么样的畸形存在），然后把各自的检查结果及见解汇总，进行对照分析，做出最后判断，诊断为畸形时要有至少2位高年资医师签名。

可以诊断的畸形：主要是无脑儿、严重的脑膨出、严重的开放性脊柱裂、严重胸及腹壁缺损、内脏外翻、单腔心、致死性软骨发育不全等7种畸形。另外还有唇腭裂、颈部水囊状淋巴管瘤、畸胎瘤、血管瘤、胎儿器官发育明显异常等。

## Point
## 专家解读：哪些重点检查结果提示异常

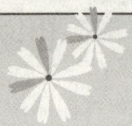

### · 死胎

#### ■ 甲胎蛋白异常升高提示可能死胎

甲胎蛋白（AFP）在孕28～32周达到最高峰，并维持一个相对稳定的状态，仍保持在400μg/L以下属于正常范围；当甲胎蛋白升高并超出正常范围，特别是测定值超过800μg/L时，常可预示胎宝宝可能处于危险情况或有畸形的可能。

准妈妈除了孕期生理性甲胎蛋白升高，还有一些病理原因会让准妈妈甲胎蛋白升高。这些原因主要有以下几种：

1.准妈妈患有急慢性肝炎、肝硬化、肝癌、消化道癌等各种肝胆疾病以及胚胎瘤时，都可引起甲胎蛋白升高。

2.胎宝宝出现脊柱裂、神经管缺损、无脑等情况时，血浆甲胎蛋白可由能自由开放的神经管进入到了羊水中，从而导致准妈妈的甲胎蛋白严重升高，特别是胎宝宝出现先天性开放性神经管畸形时，准妈妈孕10～16周的血清甲胎蛋白含量可比正常值高出10倍左右。

3.胎宝宝在宫腔内出现死亡、畸胎瘤等先天性缺陷时，准妈妈血中的甲胎蛋白也会升高。

#### ■ 超声波检查异常提示可能死胎

B型超声检查提示胎动、胎心消失，子宫大小与相应妊娠月份不符；颅骨重叠，有时胎头已变形，则可确诊死胎。

死胎是由某些不利因素使宫内胎宝宝缺氧导致死亡。此过程呈渐进性，初为胎动减少，后为胎动消失至胎心消失，可历时数日。如胎动减少或胎动消失，但胎心正常，短时内及时采用剖宫产，有时仍可获存活的婴儿。因此，准妈妈孕期学会胎动计数行自我监测，有助于了解宫内胎宝宝的安危。

### · 先天性神经管缺陷等先天畸形

#### ■ 血清检查提示可能有先天畸形

先天畸形由遗传因素和环境因素等多种因素导致。中国的先天畸形儿以神经管畸形发病率最高。此外，常见的先天畸形还有唇腭裂、肢体畸形、先天性心脏病、先天性幽门狭窄、肛门闭锁等。以上各类疾病在妊娠时期通过咨询和产前诊断，有可能在产前发现。

先天性神经管畸形是一种中枢神经系统的出生缺陷，同时受遗传因素和环境因素影响，如多基因遗传、接触致畸物质、缺乏叶酸等。有神经管畸形的胎宝宝在胚胎时期发育时神经管就不能闭合，从而产生神经管畸形，常见的神经管畸形包括无脑儿、脊柱裂、脊膨出等，均可造成流产、早产、死胎、死产，而幸存患者则智力低下，或有不同程度的瘫痪。

在孕中期的 15 ～ 20 周，准妈妈可以进行羊水穿刺抽取化验或进行母体血清学的筛查。通过检测母体羊水或血清中甲胎蛋白指标的浓度，结合准妈妈年龄综合计算，可筛查神经管畸形胎儿。

## · 新生儿溶血症

### ■ ABO溶血滴度检查可提示新生儿ABO溶血症

· 血清检查 A（B）IgG 效价 >1:128 时，可提示：可能胎儿发生 ABO 溶血症。

新生儿溶血病是指由于母亲和孩子的血型不合而引起的一种溶血性疾病，使胎宝宝在宫内或出生后发生大量红细胞破坏，出现一系列溶血性贫血、黄疸以及其他多种临床表现的疾病。

准妈妈怀孕后，准妈妈和胎宝宝的血在胎血中有一层膜隔开，可以交换营养物质、代谢产物和氧气。但血液不直接流通，只有在某些原因下如外伤、炎症等，胎宝宝的血液可流入母体，而胎宝宝得自父亲的血型如果恰恰与母亲不合，那么，只要胎宝宝的红细胞进入母体，其红细胞上的抗原就能刺激母亲产生相应的抗体，这种抗体再通过胎盘进入胎宝宝的血液循环，与胎宝宝红细胞上的抗原起作用，即发生抗原抗体反应，使大量红细胞被破坏、溶解，发生贫血。同时产生大量胆红素，因而发生黄疸。

最常见的有 ABO 血型不合，Rh 血型不合较少见，偶尔也可见到其他血型不合。Rh 血型不合所致溶血常较 ABO 血型不合更严重。

最常见的引起溶血的准妈妈血型有 O 型，准爸爸血型为 A、B 和 AB 型。A 型就是红细胞上有 A 抗原，B 型有 B 抗原，AB 型具有 A 和 B 两种抗原，O 型则无任何抗原。血型是遗传的，由母亲和父亲的遗传基因共同决定的。当准妈妈血型为 O 型，胎宝宝血型为 A 型、B 型而发生溶血时，叫做 ABO 溶血。

### ■ 血清抗体检查可提示新生儿 Rh溶血症

– 准妈妈血型为 Rh 阴性，胎宝宝血型为 Rh 阳性时，可提示：可能有新生儿 Rh 溶血病。

– Rh 血型不合且抗体效价 >1:32 时，可提示：可能新生儿 Rh 溶血病情严重。

当准妈妈血型为 Rh 阴性，准爸爸为 Rh 阳性，胎宝宝也为阳性时，可以有少数胎儿红细胞带着 Rh 因子（抗原）进入母体，使母体致敏产生抗体，这些抗体再经过胎盘进入胎儿血液循环，抗体与抗原相遇发生溶血。

发生新生儿 Rh 溶血症，多数是母亲为 Rh 阴性，但 Rh 阳性母亲的婴儿同样也可以发病。第一胎发病率很低，因为初次免疫反应产生 IgM 抗体需要 2 ～ 6 个月，且较弱，不能通过胎盘进入胎儿体内，而胎儿红细胞进入母体多数发生在妊娠末期或临产时，故第一胎常处于初次免疫反应的潜伏阶段。当再次妊娠第 2 次发生免疫反应时，仅需数天就可出现，主要为 IgG 能通过胎盘的抗体，并能迅速增多，故往往第二胎才发病。Rh 系统的抗体只能由人类红细胞引起，若母亲有过输血史，且 Rh 血型又不合，则第一胎也可发病。

溶血症危害大，严重者可导致宝宝发生脑瘫、弱智、运动功能障碍、手足搐动、听力及视力障碍等病，出生后的新生儿易得黄疸和贫血。

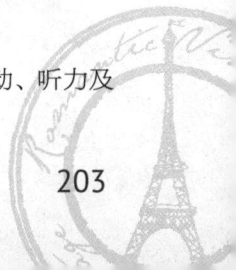

## 🎥 5个月准妈妈的保健调治

### 💛 胎动过少和过多都要警惕

胎动是胎宝宝健康状况的晴雨表，正常的胎动数为平均每小时3～5次，过多过少都不正常。胎动次数过少预示着胎宝宝宫内缺氧，表明胎宝宝有危险；胎动次数过多，也是胎宝宝早期缺氧在子宫内挣扎的信号。准妈妈若能及时发现胎动的异常，尽快到医院诊治，采取剖宫产手术，往往可使胎宝宝转危为安。

胎动有时还会反映出急性胎宝宝宫内窒息的情况，例如脐带受压，表现为突然发生的强烈胎动，此种胎动有时可通过准妈妈体位的改变而好转，例如左侧卧位、右侧卧位或膝胸卧位可依次施行，只要发现哪一种姿势能使胎宝宝安静下来，胎动恢复到正常，说明该姿势可消除脐带受压因素，就可采取该姿势，然后送往医院，请医生检查处理。

胎动会受到许多因素的影响，如妊娠月份、羊水多少、测定时间、准妈妈情绪以及用药等，如口服镇静剂或肌内注射硫酸镁等，可使胎动减少甚至消失，但停药后又可恢复，应与真性缺氧引起的胎动减少相鉴别。总之，只要胎动有规律，变化不大，就算正常。此外，胎心监护仪对监测、鉴别胎动也有帮助。

### 💛 孕中期先兆子痫立即入院治疗

#### 【孕中期先兆子痫入院治疗】

先兆子痫是子痫（妊娠高血压综合征后期）发展严重至抽搐前的症状。当准妈妈在妊娠20周后，常规体检中发现血压高、蛋白尿、体重异常增加并且从踝部开始出现水肿，且出现水肿经休息而不消退Part等妊娠高血压综合征（妊高征），同时在妊高征基础上伴有头痛、头晕、眼花、胸闷、恶心甚至呕吐等症状，随时可能发生抽搐，这就称为先兆子痫。

准妈妈在孕中期发生了先兆子痫，应立即入院治疗，采取相应治疗措施，以防止先兆子痫发展，发生孕晚期子痫。

#### 【防治先兆子痫要注意饮食和孕期保健】

准妈妈要摄取合理的营养 饮食宜清淡、少盐而富于营养。可以多食一些高蛋白质、低脂肪、益气补肾、通利小便的食品，如赤豆、冬瓜（带皮最好）、黄瓜、鲤鱼、青鱼、黑鱼、甲鱼、泥鳅、鲫鱼等。

准妈妈要注重孕期保健 定期做产前检查，尤其是直系家属中有过子痫病史的准妈妈，或者患有肾病、心血管病的准妈妈以及高龄准妈妈、羊水过多者，更要格外注意孕期保健。

准妈妈要注意劳逸结合 准妈妈要注意休息，睡眠要充足，保持情绪稳定，禁忌房事，工作和操持家务不能过于劳累;坚持每天散步 2 次,每次不少于 15 分钟。注意睡姿,宜向左侧卧,这样有利于改善肾、子宫血液循环。

## 【先兆子痫汤饮辅助治疗】

准妈妈有了先兆子痫的症状,可以采取汤饮辅助治疗,帮助利尿消肿,避免疾病的发展。

**汤饮方一** 钩藤 30 克,开水冲泡代茶,每日一剂。

**汤饮方二** 向日葵叶 30 克、鲜芹菜 200 克,用水煎服,每日一剂。

**汤饮方三** 黄豆芽 250 克,煮汤 3 小时,作为汤饮用。汤饮方四早餐经常饮用淡豆浆。

# ♥ 父母血型不合,宝宝健康怎样保证

## 【准妈妈 16 周开始定期检测血液】

如果已经怀上宝宝,准妈妈们要记得从 16 周左右开始,定期检测血液中抗体的情况,一般每 4 周做一次,密切注意宝宝有无发生溶血可能。如有异常可以在孕期治疗,效果也不错。Rh 血型不同的准爸妈,第一次怀孕时基本上没事,但如果有过流产或生过孩子等,一定要检查准妈妈体内 Rh 抗体。若抗体阳性的活性很强,就不应该怀孕,否则发生死胎、新生儿严重溶血的可能性就比较大。

## 【溶血宝宝易得黄疸和贫血】

新生儿溶血病突出的表现是:

1. 黄疸于生后 24 小时内出现,而且迅速加深。

2. 黄疸程度重,由面、颈部、巩膜发展至躯干、四肢及手足心。

3. 皮肤由浅黄色逐渐发展至金黄色,伴有贫血时可呈苍黄色,可出现水肿。

4. 化验检查显示黄疸及溶血性贫血的表现:间接胆红素明显增高,血红蛋白低,网织红细胞增高,以及母子血型不合。

5. 确诊还需要对妈妈和宝宝的血液进行一些特殊的化验。

溶血病的症状有轻有重。在正常的情况下,新生儿出生后的第 2 ~ 3 天开始都会有一定程度的黄疸,妈妈会发现宝宝的头面部或者胸腹部会出现柠檬黄一样的颜色;到了 4 ~ 6 天的时候黄疸更加严重,出现一个小高峰;出生后 10 天左右,由于婴儿体内来自母亲的抗体每天都在消耗,所以症状会逐渐好转,黄色逐渐消退,恢复正常。

如果在宝宝出生后 24 小时内出现皮肤黄疸,进展迅速,甚至发展到全身,颜色由浅黄变成金黄色、橘黄色,这个时候就应该引起足够的警惕。当溶血比较严重时,宝宝会出现贫血,甚至胆红素脑病即核黄疸,这是由于红细胞破坏后产生的胆红素进入了大脑,最终造成脑细胞损害,引起手足残疾、视力障碍、耳聋、牙釉质发育不良、智力低下、癫痫等后遗症,这是最严重的后果。由于溶血时除了黄疸外,还会出现贫血、肝脾肿大,如不及时处理也会影响宝宝的健康发育。

# 孕 6 月产检

# 调治孕中期贫血（孕21～24周）

## 6 个月准妈妈和胎宝宝的生长变化

### 6 个月准妈妈腰背有时会酸痛

从这个月起，准妈妈就进入了孕中期了，腹部膨胀，子宫不断增大，子宫底提升至肚脐眼左右的地方，可以让准爸爸帮助准妈妈测量宫高了。从此时起，每周宫高都应增加 1 厘米，如果持续 2 周没变化，就应请医生检查。胎动逐日明显，体重也明显增加。因此，全身常感疲倦，腰部、背部常感酸痛，下半身的静脉受压迫，易患痔疮和下肢静脉曲张。准妈妈可以适当地增加运动，增强心肺功能，适应血液循环和呼吸系统不断增加的负荷，轻度的柔软体操能增强肌肉的收缩力，改善腰背痛的症状。

这时的准妈妈是精神上最安定的时期，她能时常感受到胎宝宝的移动，而拉近与胎宝宝的距离，由此激发出强烈的母爱。

这个时期准妈妈的食欲逐渐转好，体重渐渐增加，因而常常感到很疲倦。同时，血容量增加，血液相对稀释，还会引起贫血现象。在这种情况下，准妈妈要注意饮食调养，调整自己的状态，保证充分的睡眠和休息，不要勉强做自己力所不及的事，千万不能因过重家务和过度胎教导致体力不支、精神涣散，从而发生食欲缺乏，影响胎宝宝的发育。

### 6 个月的胎宝宝可以自由地活动

6 个月的胎宝宝身长已达 28 ～ 34 厘米，体重约 660 克。全身的骨架发育完成，骨骼已相当结实；毛发逐渐增多，皮下脂肪少，皮肤薄，皱纹很多，全身被奶油样胎脂覆盖；肺部毛细血管增加，骨髓开始造血；开始发挥肾脏功能，可排尿，羊水量达 350 毫升以上，羊水腔亦增厚；大脑皮质的脑细胞达 150 亿个，中枢神经开始发出复杂的命令，能接受来自神经末梢的情报；脑的记忆系统越来越发达，不仅能记住母亲的声音，还可以模糊地感到母亲的气息并开始记在脑中。这时期的胎宝宝已成婴儿形，眉毛、睫毛已开始生长；两手仍放在脸部前面，动作活泼；全部手指都能动，不时抚摸脐带、脚、手等部位，手伸至嘴里做探索、吸吮动作；可清楚地看到脚掌，并不时地移动，非常活泼。开口运动如打哈欠一样，张大嘴或将手放入口中，舌头也不时地移动；胎宝宝可以感受到母亲情绪的变化，嗅觉已完备，听觉可反射至中脑，较高度的中枢神经已确定并支配全身；胎位可自由变换，常用脚踢，摆动臀部，胎宝宝这时常常喝羊水、排尿，可自行抑制脑部活动，并自由自在地在羊膜腔内活动。

# 准妈妈第 4 次产检的常规检查

## 常规项目检查

6 个月准妈妈进行第 4 次产检。继续进行产前常规检查，包括体格检查、测量体温、体重、血压和心率等；进行产前常规项目检测，包括血常规、尿常规、肝肾功能、妇科检查、测量胎心、监测胎动、测量宫高等，以了解准妈妈和胎宝宝在孕 6 个月的发育状况和营养情况，并及时发现孕中期出现的异常情况。

这个月，由于胎宝宝的生长发育较快，产前检查一定要关注某些营养素尤其是铁元素是否缺乏。必要时，进行超声（超声波）检查，观察胎宝宝生长发育情况及羊水的情况等。

## 血压测量

孕中晚期，有的准妈妈容易发生低血压，为及时发现并防治准妈妈低血压，可以从孕中期开始，对准妈妈可进行血压监测。

具体方法是：准妈妈仰卧 10 分钟左右测量血压，确定血压是否降低。

在监测血压的同时，准妈妈还要留心在仰卧一定时间以后有无头晕、胸闷、打哈欠等低血压症状出现。

## 血红蛋白检查

准妈妈由于受到一些生理因素的影响，如妊娠期准妈妈血容量平均增加 50%，妊娠呕吐、食欲缺乏等，可使血液中的血红蛋白相对降低，或铁、叶酸等营养物质摄入不足引起血红蛋白不足，当准妈妈的血红蛋白低于一定数值时即出现贫血。

孕中期是准妈妈最容易发生缺铁性贫血的阶段，所以，这个阶段的产前检查尤其要关注血液检查的一些指标，及时发现和防治孕中期缺铁性贫血。

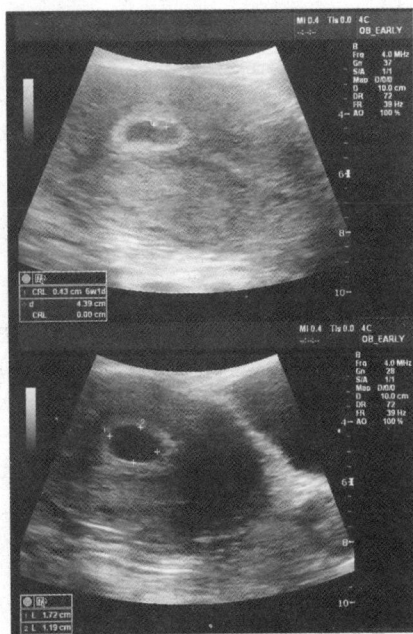

## Point
### 专家解读：哪些重点检查结果提示异常

### · 孕中期缺铁性贫血

#### ■ 血常规检查异常提示可能有缺铁性贫血

呈现典型的小细胞低色素性贫血，红细胞内血红蛋白减少明显，可提示：可能有缺铁性贫血。

#### ■ 生化检查异常提示可能有缺铁性贫血

血清铁明显降低，总铁结合力增高，血清转铁蛋白饱和度降低，可提示：可能有缺铁性贫血。

#### ■ 骨髓象检查异常可提示有缺铁性贫血

骨髓显示红系细胞内及细胞外铁染色均减少，可提示：可能有缺铁性贫血。

缺铁性贫血是由于体内缺少铁质而影响血红蛋白合成所引起的一种常见贫血。这种贫血特点是骨髓、肝、脾及其他组织中缺乏可染色铁，血清铁浓度和血清转铁蛋白饱和度均降低。

缺铁性贫血是孕期最常见的贫血，一般从怀孕 5 ~ 6 个月开始发生。很多准妈妈在怀孕前因月经失血，造成怀孕后体内铁存贮量不足，会造成缺铁性贫血；孕期胎盘和胎宝宝的发育都需要增加血液量，以至于铁的供给量要达到孕前的 2 倍，而准妈妈怀孕后胃酸减低也影响了饮食中铁的吸收，又未能通过饮食摄取足量的铁，也会造成缺铁性贫血。

贫血是准妈妈在妊娠期常见的一种并发症，且较多为缺铁性贫血。对于长期的贫血，如果产前检查中没有及时发现和治疗，不仅会造成准妈妈抵抗力下，增加妊娠和分娩期的风险，还可能造成胎宝宝营养供应不足，轻者使胎宝宝发育缓慢，重者可发生早产或死胎。

### · 仰卧位低血压综合征

#### ■ 孕中晚期血压低提示可能为低血压综合征

孕中晚期，如果准妈妈仰卧位时经血压监测发现血压低，且有一系列低血压的症状，就要警惕低血压综合征。低血压综合征大多为仰卧位造成的低血压，也叫仰卧位低血压综合征。其原因是：子宫内的胎儿、羊水、胎盘在仰卧位容易压迫准妈妈下腔静脉，阻碍血流回心脏，使血压降低。

准妈妈仰卧位低血压综合征发生率比较高，为 2% ~ 30%，一般发生在妊娠中后期，临产前或分娩时很少发生。多数人症状发生在仰卧后 1 ~ 10 分钟，6 ~ 7 分钟开始出现最多。主要表现头晕、恶心、胸闷、出冷汗、打哈欠，检查发现血压降低、脉率加快、面色苍白等。胎宝宝因准妈妈血压降低而缺氧，早期表现胎动增加、胎心率加快，后期胎动减慢、胎心率降低。

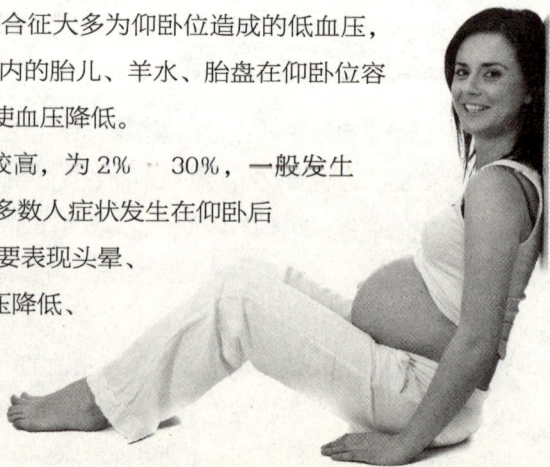

## 📷 准妈妈第 4 次产检的特殊检查

### 💗 超声波检查羊水量（特需人群）

羊水的数量在孕期一直有变化，孕中期如果羊水仍然过多，对胎宝宝危害很大，所以要适时进行羊水量的检查。

评价羊水数量的有羊水指数（AFI）和羊水最大暗区垂直深度（AFV）。羊水指数，即以脐水平线和腹白线为标志将子宫直角分成四个象限，测量各象限最大羊水池的垂直径线，四者之和即为羊水指数。羊水指数的正常值范围是 8 ~ 18 厘米。AFI 大于 20 厘米，AFV 大于 8 厘米，提示羊水过多。AFI 小于 8 厘米，AFV 小于 3 厘米，提示羊水偏少。羊水指数小于或等于 8 厘米，为诊断羊水过少的绝对值。

---

**Point**
**专家解读：** 哪些重点检查结果提示异常

---

#### · 羊水过多症

■ **超声波检查羊水指数大于24厘米（血清甲胎蛋白升高）提示羊水过多症**

血清甲胎蛋白升高（羊水指数超过正常值）提示可能为羊水过多症。一般来说，羊水量会随着怀孕周数的增加而变化，如果准妈妈经超声波检查羊水量超过正常范围，就称为羊水过多症。羊水过多症又可以分为急性和慢性两种，羊水量在短时间内急剧增加者，称为急性羊水过多；相反，若在较长时间内渐渐增加，称为慢性羊水过多。急性羊水过多，多发生于妊娠 20 ~ 24 周，典型症状为：准妈妈呼吸困难，尿少，外阴部及下肢水肿，子宫壁紧张，摸不到胎宝宝，听不清胎心音，患者不能平卧，个别患者不能行走，只能端坐。而慢性羊水过多，可无症状，仅产检发现子宫较孕周大，不易扪及胎儿，可感胎宝宝浮游于大量羊水中，胎位不清，胎心遥远或听不清。

## 📷 6 个月准妈妈的保健调治

### 💗 准妈妈低血压综合征要改变卧姿

#### 【准妈妈采取左侧卧位】

准妈妈发生仰卧位低血压综合征，不仅对其本身不利，易发生体位性休克、难产，而且对胎宝宝也有危害，不仅会影响胎宝宝体重的增加，而且可产生宫内慢性缺氧，使胎宝宝成为高危儿，出生后易发生窒息、缺氧性脑病、小样儿、低血糖、低血钙、低血镁，还易发生坏死性肠炎、脑出血等。

防治仰卧位低血压综合征的办法很简单，就是改变卧姿，多采取左侧卧位，改变仰卧的习惯，起码不要长时间仰卧。因为准妈妈增大的子宫大部分是呈右旋，而下腔静脉在脊柱前右侧，左侧卧位可减轻对下腔静脉的压迫，从而达到防治的目的。

准妈妈血压低但没有什么症状则对胎宝宝影响不大，在孕期一般不需要用升血压药治疗；如因血压低准妈妈出现休克则可造成胎宝宝缺血缺氧而产生宫内窘迫综合征，应积极抢救休克，提升血压，并查明病因，做积极有效的治疗。

### 【饮食调理】

患了仰卧位低血压综合征的准妈妈可以进行饮食调理：

1. 增加饮食营养，多食温补脾肾的食物；多吃易消化的高蛋白质食物，如鸡蛋、鱼、乳酪、牛奶等，要少食多餐。

2. 多饮水，较多的水分进入血液后可增加血容量，也可提高血压。

3. 多吃具有养心益血、健脾补脑的食物，如莲子、桂圆、大枣等。

4. 常吃生姜等升高血压的食物。将姜末撒于菜汤中或用姜末泡水代茶，能促进消化、健胃、升高血压。

5. 少吃降低血压的食物。少吃冬瓜、西瓜、芹菜、山楂、苦瓜、绿豆、大蒜、海带、洋葱等具降压效应的食品。

## ♥ 孕中期缺铁性贫血需要补铁

### 【预防妊娠期缺铁性贫血要补铁】

孕中期是准妈妈血容量增加速度最快的时期，容易形成妊娠贫血，所以铁的摄取是一定不可缺少的。铁是一种重要的矿物质，能够产生血红蛋白，而血红蛋白可以把氧输送给细胞。准妈妈需摄取足够的铁并贮存在组织中，胎宝宝才能从这个"仓库"中吸取铁，以满足自己的需要。所以，准妈妈应多吃含铁丰富的食物，如动物血、肉类、肝脏等，防治孕期缺铁性贫血。

### 【防治妊娠期缺铁性贫血可服用铁剂】

如果准妈妈有了缺铁性贫血的前兆可在怀孕 5 ~ 6 个月以后每天口服铁剂，以防治孕期缺铁性贫血的进一步发展。铁剂是治疗缺铁性贫血的特效药，一般服用铁剂 10 天左右，贫血症状就会开始逐渐减轻，连续服用 2 ~ 3 个月，贫血可得到纠正。

准妈妈在服用铁剂的同时最好加服 10% 稀盐酸 10 毫升，或维生素 C100 毫克，这样有利于铁的吸收。此外，服药要坚持，不可间断，在贫血被纠正后还应继续服药 1 ~ 2 个月，但此时每天服药一次即可。

对于口服铁不能耐受，失血过快服用口服铁不能补偿，以及某些经口服铁治疗无效的准妈妈可给予注射铁治疗。

# ♥ 羊水过多和过少都不好

## 【 羊水过多是胎宝宝出了问题 】

羊水是维系胎宝宝生存的要素之一，从胚胎开始形成之前，就必须要有羊水将厚实的子宫壁撑开来，提供胎宝宝生长发育所需的自由活动空间；而且在准妈妈分娩时，羊水还可以缓和子宫对胎儿头颅部的压力，并可以防止胎盘过早剥离，在准妈妈阵痛时可协助扩张子宫颈，有利于胎宝宝娩出。此外，羊水还是子宫遭受外力冲击时的缓冲剂，能维持子宫内稳定的温度，还可以通过分析羊水成分来了解胎宝宝的健康情况与成熟度。

通过超声波检查，羊水指数小于 8 厘米可诊断为羊水偏少；羊水指数小于 5 厘米为羊水过少；羊水指数大于 18 厘米为羊水过多。发生羊水过多，可能是因为羊水产生过多或者排泄障碍，或是两者兼而有之形成的。这是因为，羊水主要是母体血清通过羊膜的透析作用而产生的渗透液和胎宝宝的尿液，它通过羊膜的吸收和胎宝宝的吞食而进行代谢，所以它不是静止的，而是在胎宝宝与母体之间不断交换，维持着动态平衡。足月胎宝宝每 24 小时可吞咽羊水 500 毫升以上。由此可知，如果胎宝宝畸形，如无脑儿、脑脊膜膨出和脊柱裂，就会使胎宝宝脑膜暴露在外、渗透液增加，导致羊水产生过多尤其是急性羊水过多；而无脑儿、脑积水又可因控制吞咽的脑神经缺失，或因胎宝宝食管或小肠闭锁而不能吞咽羊水，使羊水的去路受阻，同样造成羊水过多。

羊水过多的准妈妈，往往自觉腹胀，有时腹部过度膨胀，压迫肺脏影响呼吸而觉得气短、心跳加快、不能平卧等。当然，患慢性羊水过多症的准妈妈，由于子宫增大是缓慢的，故准妈妈多能逐渐适应，所以症状不明显。

目前已知的病因常与母体或胎儿病变共存，常合并的病种有：胎儿畸形、双胎输血综合征、妊娠合并糖尿病、母胎 Rh 血型不合、胎盘绒毛血管瘤等。

## 【 羊水过多症需要超声波筛查畸形胎儿 】

只要出现羊水过多的情况，准妈妈就要检查胎宝宝有无畸形及身体呈现症状的轻重。

如果 B 型超声波检查后确定胎儿畸形，则应引产；如准妈妈症状不重、无明显胎儿畸形，可在严密观察下进行休息，适当予以治疗，可继续妊娠，直到胎儿产出；有严重压迫症状的准妈妈，要住院进行治疗；经检查胎儿无畸形、血清甲胎蛋白未增高、妊娠期已在 28 周以上的准妈妈，为争取提高胎儿存活机会，可抽取羊水以减轻症状，延长孕周。

围生儿的预后与羊水过多的严重程度有关，对母亲的威胁也很大，可合并胎盘早期剥离及产后大出血等并发症。患羊水过多症的准妈妈只要定期或按医生的指导进行围产检查，并发症是可以预防的。

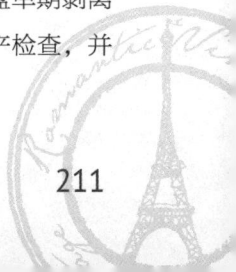

# 孕7月产检
# 50克糖筛查"糖"妈妈(孕25~28周)

## 📷 7个月准妈妈和胎宝宝的生长变化

### 💗 7个月准妈妈出现水肿了

怀孕7个月时，准妈妈的子宫升至肚脐上方2~3厘米的地方，腹部亦稍增大。由于子宫增大而重心在腹部，会造成背部骨骼的压力，准妈妈有腰痛的感觉。此外，子宫压迫静脉，还会使下肢、腹部发生水肿现象，严重的会使外阴部、下肢产生静脉曲张。

这个时期，由于准妈妈激素分泌的变化，软化了全身的韧带或骨骼的结合部分，会常感到脚跟部位疼痛，手部难以握合，手脚开始产生麻木现象。因此，准妈妈应避免长时间采取直立式的姿势，避免走路过急。

这时期的准妈妈要努力调整心态，不要太劳神。准妈妈除注意休息以外，还不能长时间坐着编织毛衣，以免压迫胎宝宝，使血液流动不畅，进而影响胎宝宝的供氧。为新生儿准备必要的用品也可由准爸爸或家人代劳，不要经常去人多的商场，因为那里的空气不好，病原多，容易被感染或碰撞。

### 💗 7个月胎宝宝的身体完成了基本构造

7个月的胎宝宝的身长为35~38厘米，体重约为1000克。这时的胎宝宝皮肤形成皮下脂肪，但皱纹较多，相貌像个老人似的；胎宝宝的身体已完成基本构造，功能尚未完全发挥作用，耳朵、眼睛、皮肤的末梢神经感觉逐渐发达，可做神经反射动作；大脑皱褶增多，间脑亦发挥功能，开始衍生出原始的情感；眼睑的分界清楚地出现，眼睛能睁开了，开始具有视物能力，但子宫中一片漆黑，胎宝宝什么也看不见；扩充肺泡物质仍不足，使得肺泡仍不能完全扩充，气管和肺部还不发达，如在这个时期生产，将被视为早产儿。尽管胎宝宝有浅浅的呼吸和哭泣，但较难存活，需要精心护理；至于外生殖器，男宝宝的睾丸下降，女宝宝的小阴唇、阴核已清楚地突起。

这个时期，对于外部声音胎宝宝能分辨出，如果让胎宝宝直接听音乐，胎宝宝听完之后心跳加速，身体开始活动；味觉相当发达，可以分辨出甜味和苦味；胎宝宝可以感觉到外部光线明暗的变化。因此，如果准妈妈妊娠中昼夜生活杂乱无章，那么胎宝宝的生物钟就会发生紊乱，出生后情绪就会变得不稳定。

# 📷 准妈妈第 5 次产检的常规检查

## ❤ 常规项目检查

孕 7 个月准妈妈进入了孕晚期，并进行第 5 次产检。继续进行产前常规检查，包括体格检查，如测量体温、体重、血压和心率等；进行产前常规项目检测，包括血常规、尿常规、肝肾功能、妇科检查、测量胎心、监测胎动孕，并及时发现孕晚期出现的异常情况。

进入孕晚期，随着胎宝宝的发育长大，准妈妈身体负担越来越重，可能会出现各种妊娠合并症。这个月，准妈妈要密切关注血压的变化，及时进行 50 克糖筛查，进行一次心电图检查；从第 7 个月的后期开始，每次产检都要了解胎位情况，必要时还要通过复查超声波确定，同时观察胎宝宝生长发育情况和胎盘位置及成熟度等。

## ❤ 血压

准妈妈可以进行家庭血压监测，一般可在准妈妈血压平稳时，每周测 1 ~ 2 次，血压波动时至少每天 1 ~ 2 次。最好是采用晨起 7 ：00 ~ 8 ：00 和下午 7 ：00 ~ 8 ：00，每次测量 3 次取平均值记录。

`轻度妊娠高血压的判断` 准妈妈在未孕或孕 20 周前，基础血压不高，而至妊娠 20 周后血压开始升高 ≥ 140/90 毫米汞柱，或收缩压超过原基础血压 30 毫米汞柱，舒张压超过原基础血压 15 毫米汞柱；有水肿。

`中度妊娠高血压的判断` 血压超过轻度妊高征，但不超过 160/110 毫米汞柱；尿蛋白（＋）；无自觉症状。

`妊娠高血压综合征的判断` 血压可高达 160/110 毫米汞柱或更高；24 小时尿内蛋白量达到或超过 5 克；可有不同程度的水肿，并有一系列自觉症状出现。同时出现头痛、眼花、恶心、胃区疼痛及呕吐等症状，预示将发生抽搐，发生先兆子痫和子痫。

## ❤ 心电图检查

心电图是反映心脏兴奋的电活动过程，心电图检查对心脏基本功能及其病因分析具有重要的意义。心电图检查可以分析与鉴别各种心律失常；对心肌梗死的诊断有很高的准确性；还可以帮助诊断心肌炎、心肌病、冠状动脉供血不足和心包炎等。

由于胎宝宝的存在，胎盘供血量增加，导致全身循环血量、心排出量增加，实际上加重了准妈妈的心脏负担。如果心脏储备不足，很有可能出现心动过速和心律不齐。特别随着孕期进展，准妈妈肚子越来越大，需要的能量和营养也就越多，对心脏功能要求也就越高。所以在孕晚期，医生往往建议准妈妈做一次心电图检查，其目的是为了了解准妈妈的心脏功能，确定是否存在异常，及时发现并预防妊娠并发症。

如果准妈妈心电图确实出现了比较严重的问题，比如房性早搏、室性早搏、房室传导阻滞等，就需要进一步做24小时动态心电图的检查。

动态心电图是长时间（24小时或以上）连续记录动态心脏活动的方法。它能充分反映受检查者在活动、睡眠状态下心脏出现的症状和变化。这种心电图检查主要针对一过性心律失常和心肌缺血，对心律失常能定性、定量诊断并能了解心脏储备能力。

## Point
## 专家解读：哪些重点检查结果提示异常

### · 子痫

■ **血压＞160/110毫米汞柱（并出现尿蛋白抽搐或昏迷）提示可能为子痫**

妊娠高血压综合征为妊娠高血压病情的进一步发展。血压可高达160/110毫米汞柱或更高；24小时尿内蛋白量达到或超过5克；可有不同程度的水肿，并有一系列自觉症状出现。

妊娠高血压综合征可分为先兆子痫和子痫两个阶段。先兆子痫是在发生妊娠高血压及蛋白尿等的基础上，出现头痛、眼花、恶心、胃区疼痛及呕吐等症状，行将发生抽搐，称为先兆子痫。在先兆子痫的基础上进而有抽搐发作，或伴昏迷，称为子痫。

子痫发作时常表现为眼球固定、斜视一方、瞳孔放大、头向一侧扭转、牙关咬紧，从嘴角开始出现面部肌肉痉挛，数秒后全身肌肉收缩，双手紧握，双臂伸直，腿部旋转，迅速发生强烈的抽动、口吐白沫。抽搐时呼吸暂停、面色青紫，约1分钟抽搐幅度渐减，全身肌肉放松。至此准妈妈才会恢复呼吸，逐渐清醒。抽搐临发作前及抽搐期间，患者神志丧失。抽搐次数少及间隔长者，抽搐后短期即可苏醒；抽搐频繁且持续时间较长者，往往陷入深昏迷。少数患者抽搐后立即清醒，亦可停止片刻再发生抽搐。

在抽搐过程中易发生种种创伤。如唇舌咬伤、摔伤甚至骨折；昏迷中如发生呕吐可造成窒息或吸入性肺炎，亦可发生胎盘早剥、颅内出血及发动分娩。

子痫多发生于孕晚期或临产前，称产前子痫；少数发生于分娩过程中，称产时子痫；个别发生在产后24小时内，称产后子痫。

### · 妊娠合并心脏病

■ **心脏听诊发现舒张期杂音，Ⅲ级或Ⅲ级以上收缩期杂音且粗而时长；常规心电图**

■ **检查显示持续反复的心律失常如心房颤动或扑动、高度房室传导阻滞、室性快速性心律失常等提示可能为妊娠合并心脏病**

妊娠合并心脏病，以先天性心脏病、风湿性心脏病最为常见，占 80% 左右，尤以二尖瓣狭窄最为多见，是严重的妊娠并发症，在中国孕产妇死亡原因顺位中占第二位。

妊娠合并心脏病的准妈妈从怀孕开始至分娩后数周内，循环系统可发生一系列复杂变化。比如：孕期心跳速度比未怀孕妇女要快，在近足月时每分钟可增加 10 次左右；血容量于妊娠第 6 ~ 10 周开始增加，至第 32 ~ 34 周达最高峰，较未妊娠时增长 30% ~ 50%，易形成生理性贫血；大多数准妈妈的小腿及脚踝处会发生水肿；而到了孕晚期，由于子宫明显增大，致横膈抬高，心脏呈横位，血管扭曲，右心室压力升高，加重了心脏的负担。

如果合并心脏病的准妈妈病情较轻、代偿功能良好，对胎宝宝影响不大；如准妈妈已患有心脏病而心脏功能有所减退时，则此额外负担可能造成心脏功能的进一步减退，会引起发生心力衰竭、流产、早产，或致胎宝宝宫内发育不良、死产，威胁母婴生命。

心电图检查注意事项：

1. 不要空腹做检查。以免出现低血糖，使心跳加快，影响检查结果。

2. 禁止在检查前做剧烈运动。检查前最好休息一会儿，等平静下来再做；检查时情绪保持稳定，取平卧位，全身肌肉放松，且应保持固定的姿势，否则会产生干扰，影响心电图的清晰度。

3. 最好穿一些容易解脱的衣服，夏天不要穿连衣裙。丝袜和裤袜可能造成导电不良，检查前应先脱掉。金属物品，如手表、皮带扣、拉链等会干扰检查，要提前取下。

4. 过去做过心电图，而且有异常问题的准妈妈，应把以往报告或记录交给医生以辅助诊断。

# 准妈妈第 5 次产检的特殊检查

## ♥ 50 克糖筛查

随着生活水平不断提高，营养过剩的准妈妈越来越多，妊娠期糖尿病的发生率也逐渐增加。所以，孕期进行妊娠期糖尿病筛查已经成了孕检的一项常规项目，以便及时发现妊娠期血糖异常。

由于这种妊娠期糖尿病极少会显示出任何症状，所以，只有通过检查才能发现是否有妊娠期糖尿病。在第 5 次产前检查中，医生一般会建议准妈妈做 50 克糖筛查，来筛查妊娠期糖尿病。

筛查方法：

1. 喝葡萄糖水。筛查时，医生首先会给准妈妈一瓶含有 50 克葡萄糖，让准妈妈按照一定

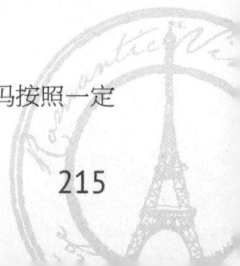

的比例自己兑水喝下。

2. 抽血检测。准妈妈服用糖水 1 小时后，医生会抽取准妈妈的静脏脉血来检测血糖水平。

3. 部分人可能进一步做葡萄糖耐量测试。如果准妈妈糖筛查的结果不正常，也就是血糖值过高，医生会安排准妈妈进一步做葡萄糖耐量测试，来确定你是否真的患有妊娠期糖尿病。

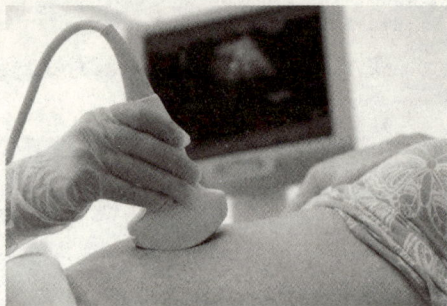

贴心提醒：

1. 检查前 2 周，减少淀粉、糖类的摄入，不吃高油脂食品，多吃蔬菜，以补充维生素和纤维素，多饮水并适度运动，以降低体内的糖分。

2. 高危准妈妈第 5 次产检仍需要进行糖筛查。如果准妈妈在之前的常规产检中，尿常规结果就显示尿糖含量高，或者被认为是妊娠糖尿病的高危人群，那么准妈妈需要在孕 24 周前就进行 50 克糖筛查。即使结果正常，仍需要在孕 24 ～ 28 周再测一次。

与其他筛查项目一样，50 克糖筛查不是诊断性检查，它的目的是尽量筛查出可能出现问题的准妈妈，以便做进一步检查确诊。因此，即便准妈妈糖筛查的结果是阳性，也不表示就一定有妊娠期糖尿病。事实上，糖筛查阳性的女性中只有大约 1/3 的人真的有妊娠糖尿病。

# 💛 超声波检查胎盘（特需人群）

孕 7 个月，胎盘逐渐开始走向成熟，建议对胎盘进行一次超声波检查，以确定胎盘的健康状况，并尽早发现问题。

GP 为胎盘分级，根据胎盘的成熟度一般分为：0 级、Ⅰ 级、Ⅱ 级和 Ⅲ 级。这些都代表了胎盘的发育成熟度，Ⅰ 级为胎盘成熟的早期阶段，Ⅱ 级表示胎盘接近成熟，Ⅲ 级则提示胎盘已经成熟。孕 28 周时超声波报告单的胎盘级别多数是 0 ～ Ⅰ 级；到孕 36 周左右，胎盘级别可以数是 Ⅰ ～ Ⅱ 级；到孕 40 周左右，胎盘级别数是 Ⅱ ～ Ⅲ 级，提示胎儿已经成熟了。

孕晚期还有一种严重的妊娠期并发症，就是前置胎盘。其主要症状为：发生无诱因的无痛性反复阴道流血。有反复阴道流血的准妈妈，最好进行一次超声波检查胎盘，以排除前置胎盘。

超声波检查可清楚看到子宫壁、胎先露部、胎盘和宫颈的位置，并根据胎盘边缘与宫颈内口的关系进一步明确前置胎盘的类型。胎盘定位准确率高达 95% 以上，并可重复检查。

超声波诊断前置胎盘时须注意妊娠周数，妊娠中期胎盘占据宫腔一半的面积。因此，胎盘近宫颈内口或覆盖内口的机会较多，至妊娠晚期胎盘占宫腔的面积减少到 1/3 或 1/4，并且胎盘可随子宫体上移而改变为正常位置胎盘。因此，若妊娠中期超声波检查发现胎盘位置低置者，可认定为胎盘前置状态，应定期随访；若妊娠 28 周后仍然没有改变，至妊娠 36 周再做前置胎盘的诊断。

此外，超声波检查也有助于诊断胎盘剥离。

| 中文名称 | 英文名称 | 定义 | 意义 |
|---|---|---|---|
| 头臀长 | CRL | 胎儿头部到臀部的长度。 | 早期（孕 12 周前）被用来测量预测胎龄，核对孕周。 |
| 胎囊大小 | CS | 受精卵发育的早期阶段，在超声上的样子就像一个毛茸茸的小团子。 | 胎囊的大小、位置、形态，可以用来核对孕周，了解胎儿发育情况，确定有无流产可能。 |
| 双顶径 | BPD | 头部左右两侧之间最长部位的长度。 | 早期可以用来预测胎龄，中期后可以推定胎儿体重，判断胎儿是否过大，能否顺利经阴道分娩的客观指标。 |
| 股骨长径 | FL | 胎儿的大腿骨的长度。它的正常值与相应怀孕月份的 BPD 值相差 2~3 厘米。 | 妊娠 20 周后，作为预测胎儿大小的指标，检查胎儿发育状况的指标。 |
| 腹部前后径 | APTD | 腹部前后间的厚度。 | 在检查胎儿腹部的发育状况以及推定胎儿体重时，需要测量该数据。 |
| 腹部横径 | TTD | 腹部的宽度。 | 妊娠 20 周后作为检查胎儿发育情况进行检查，也可测量腹部的面积。 |
| 羊水指数 | AFI | 孕妇平卧位，经脐横线与腹部正中线为标志点，将腹部分为四部分，测定各象限最大羊水暗区垂直深度相加而得。 | 孕晚期羊水指数的正常值是 8~18 厘米，小于此范围为羊水过少，超过此范围的则为羊水过多。 |
| 胎盘分级 | GP | 为胎盘分级，一般胎盘分为 0 、Ⅰ、Ⅱ、Ⅲ级，有时还有Ⅲ＋级。 | 级别越高，提示胎盘成熟度越高，如妊娠中期就出现Ⅲ级，需警惕胎盘过度老化的可能。 |
| 脐动脉的收缩压/舒张压 | S/D | 为胎儿脐动脉收缩压和舒张压的比值，与为胎儿供血状况有关。 | 当胎盘功能不良或脐带异常时，此比值会出现异常，正常情况，随孕周增加胎儿收缩压下降，舒张压升高，比值下降，近足月妊娠时 S/D 小于 3。 |

▲ 超声检查中的英文简称及具体含义

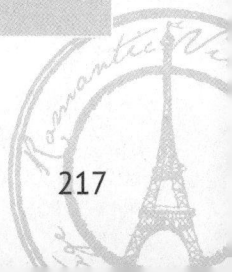

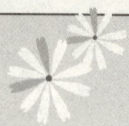

## Point

### 专家解读： 哪些重点检查结果提示异常

### · 妊娠糖尿病

#### ■ 50克糖筛查高值且葡萄糖耐量试验两项达到或超过标准提 示可能为妊娠糖尿病

妊娠期糖尿病是指怀孕前未患糖尿病，而在怀孕时才出现高血糖的现象。有1% ~ 7% 的准妈妈会出现妊娠期糖尿病，它已成了怀孕期间最常见的健康问题之一。

到妊娠中晚期，准妈妈体内抗胰岛素样物质增加，使准妈妈对胰岛素的敏感性下降，为维持正常糖代谢水平，胰岛素需求量必须相应增加。准妈妈如果胰岛素分泌受限，不能正常代偿这一生理变化就会使血糖升高。

一般来说，如果50克糖筛查的测量结果显示血糖值高于11.1mmol/L（200mg/dl），大多数医院都会认为准妈妈有糖尿病，不需要再做糖耐量测试了。但是，如果准妈妈的血糖在7.77 ~ 11.1mmol/L（140 ~ 200mg/dl），那么就需要做糖耐量测试来进一步确诊。需要提醒的是：不同的医院用来衡量糖筛查正常值的标准可能会不一样，有的把界限划在7.22mmol/L（130mg/dl），有的划在7.77mmol/L（140mg/dl）。界限越低，存在假阳性的可能性就越高。

如果准妈妈四项葡萄糖耐量试验结果（包括空腹时的血糖值）中有两项达到或超过标准；或者有2次以上的空腹血糖超过标准；或者50克糖筛查血糖值和空腹血糖值都超过标准，那就会被诊断为妊娠期糖尿病。如果准妈妈在这四项结果中，有任何一项达到或超过标准，则会被诊断为妊娠期糖耐量减低。

### · 前置胎盘

#### ■ 超声波检查异常提示可能存在前置胎盘

胎盘是由胚胎的绒毛和子宫的蜕膜所构成，是母体与胎宝宝间进行物质交换的重要器官。胎盘是胎宝宝在母体内最为忠实且关乎胎宝宝生死攸关的重要的器官，胎宝宝的气体交换、消化、吸收、排泄都离不开它。一直到胎宝宝出生后，胎盘才结束自己的一生，可谓劳苦功高。所以，胎盘的正常与否对胎宝宝的健康发育和准妈妈安全妊娠非常重要。

正常胎盘附着于子宫体部的后壁、前壁或侧壁。若胎盘附着于子宫下段，甚至胎盘下缘达到或覆盖宫颈内口处，其位置低于胎宝宝先露部，称为前置胎盘。

在孕晚期，准妈妈发生无诱因的无痛性反复阴道流血，就要高度警惕前置胎盘。经超声波检查可判断是否存在前置胎盘。

胎盘前置分为完全性前置胎盘、边缘性前置胎盘和部分性前置胎盘。一般来说，阴道流血发生时间的早晚、反复发生的次数、出血量的多少与前置胎盘的类型有很大关系。完全性前置胎盘往往初次出血的时间早，在妊娠28周左右，反复出血的次数频繁、量较多，有时一次大量出血即可使患者陷入休克状态；边缘性前置胎盘初次出血发生较晚，多在妊娠 37 ～ 40 周或临产后，量也较少；部分性前置胎盘初次出血时间和出血量介于上述两者之间。

### · 胎盘早期剥离

#### ■ 超声波检查异常提示可能有胎盘早期剥离

胎盘剥离是指胎盘从子宫壁上脱落下来，可以部分或全部从子宫壁剥离下来。正常情况下，除非在分娩后，否则胎盘不会从子宫壁上脱落下来。如果在妊娠 20 周后或分娩期，正常位置的胎宝宝娩出胎盘前，部分或全部从子宫剥离，称为胎盘早期剥离。因为胎宝宝主要依赖于胎盘供血，发生胎盘剥离后，胎宝宝就不能再从附着的胎盘上获得供血，会导致胎宝宝死亡。

造成胎盘早期剥离的原因尚不清楚，一些因素也许会增加胎盘早期剥离的发生率，它包括：准妈妈腹部受到撞击，如遇车祸；脐带太短；子宫大小发生突然改变（分娩或羊膜破裂）；高血压；缺乏营养；子宫异常，胎盘不能正常附着。研究表明，叶酸缺乏也会导致胎盘早期剥离。胎盘早期剥离时，常发生阴道流血，并伴有腹痛；也可能不出现流血现象，血液淤积子宫壁和胎盘间。其他一些症状还有：缺乏胎动、胎宝宝死亡、子宫或腹部触痛、子宫痉挛等。

# 📷 7 个月准妈妈的保健调治

## ♥ 家庭监测体重

从准妈妈怀孕 28 周开始，准爸爸可提醒准妈妈每周测量一次体重，一般每周增加 500 克为正常。若准妈妈体重增加过快或不增加，都是不正常的表现，准爸爸应带准妈妈到医院检查，找出原因。

下面是通过调查得出的准妈妈体重值增加的正常范围，供准妈妈参考。

– 孕前体重 40 千克的准妈妈体重增加了 12 千克。

– 孕前体重 50 千克的准妈妈体重增加了 10 千克。

– 孕前体重 60 千克的准妈妈体重增加了 8 千克。

– 孕前体重 70 千克的准妈妈体重增加了 4 千克。

## ♥ 孕晚期出血要警惕前置胎盘

### 【前置胎盘首先止血补血】

前置胎盘是妊娠晚期出血的主要原因之一，是妊娠期的严重并发症，处理不当能危及母儿生命安全。前置胎盘患者中 85% ～ 95% 为经产妇，尤其是多产妇，其发生率可高达 5%。

妊娠晚期或临产时，发生无诱因的无痛性反复阴道流血是前置胎盘的主要症状。由于反复多次或大量阴道流血，患者可出现贫血，贫血程度与出血量成正比，出血严重者可发生休克，胎宝宝发生缺氧、窘迫，甚至死亡。

如果准妈妈阴道出血量不多，全身情况好，妊娠在37周以内，出血期间需要住院静卧治疗：服用镇静及止血药物，积极纠正贫血；必要时给予宫缩抑制剂。在确保母体安全的前提下，可等待胎宝宝成长到接近足月，以提高胎宝宝存活率。如果准妈妈阴道大出血或反复多次出血致贫血甚至休克，无论胎宝宝存活与否，为了准妈妈的安全都需要终止妊娠。

## 【多卧床休息】

如果胎盘前置症状不是很严重，准妈妈要注意多卧床休息，并采取左侧卧位。躺的时候，可以在脚下垫一个枕头，把脚和臀部抬高，尽量促使让胎盘长上去；同时，尽量少站少坐，实在要坐的话，尽量把肚子放平，与地面的角度越小越好。

## 【预防之道】

避免搬重物 怀孕中晚期，生活细节要多小心，不宜搬重物或腹部用力。

不要太劳累 高危妊娠的准妈妈应该多休息，避免太过劳累。

注意胎动 每日留意胎动是否正常，如果觉得胎动明显减少时，需尽快就医检查。

不可过度运动 过度运动也可能引发前置胎盘出血或其他症状，准妈妈孕期不宜进行太激烈的运动。

# ♥ 孕晚期及时补锌、碘、铁

## 【及时补锌】

锌是人体必需的微量元素，它直接参与人体的细胞生物代谢，锌在生命活动过程中起着转运物质和交换能量的作用，所以它对促进胎宝宝的生长发育十分重要。

如果准妈妈在孕期不能摄入足够的锌，就可能导致胎宝宝大脑皮质边缘部海马区发育不良，严重地影响胎宝宝后天的智力及记忆力；新生儿出生体重低下、毛发稀疏枯黄、味觉功能异常，甚至出现发育畸形；若准妈妈血锌水平过低，甚至会出现流产或死胎等严重后果。此外，准妈妈分娩时主要靠子宫收缩，而血锌水平还会影响到准妈妈子宫的收缩。如果准妈妈血锌水平正常，子宫收缩有力；反之，子宫收缩无力，影响正常分娩。

锌完全由食物提供，因此，补锌的最佳途径是食补。准妈妈在日常饮食中一定要注意多吃富含锌元素的食物，如牡蛎、紫菜、虾皮、牛肉、猪肉、羊肉、动物肝脏、蛋黄、豆类、芝麻酱、苹果、香蕉、卷心菜、植物的种子（麦胚、葵花子、花生、核桃等）等。一般来说，正常人每日需从饮食中补充12～16毫克的锌，准妈妈每日需要补锌20毫克。严重缺锌者可在医生指导下，服用葡萄糖酸锌或硫酸锌制剂。

# 妊娠糖尿病准妈妈
# 应合理控制血糖

妊娠期糖尿病，最明显的症状是"三多一少"，即吃多、喝多、尿多，但体重减轻，还伴有呕吐。患了妊娠期糖尿病的准妈妈由于体内胰岛素缺乏，食物中葡萄糖未被充分利用即被排泄掉了，而由脂肪供应热量，蛋白质转化为葡萄糖的速度也大大加快，因此体内糖类、蛋白质及脂肪均大量消耗。

## 妊娠糖尿病对母儿危害大

01 增加孕期疾病的发生增加孕期并发症、妊高征的发生率；造成感染增多，如肾盂肾炎、皮肤疖疮、伤口感染、产褥感染、乳腺炎等。

02 造成胎儿宫内发育迟缓会引起胎宝宝宫内窘迫，使窒息率增加，严重的还会发生缺血缺氧性脑病，遗留神经系统后遗症。

03 造成胎宝宝过大，可出现难产及胎宝宝死亡等患妊娠期糖尿病的准妈妈孕育巨大儿发生率增加，使难产、产伤和胎宝宝死亡发生率增加；并有产程延长的可能，会出现产程停滞和产后出血等；剖宫产率增加；胎儿畸形率增加。

04 易发生新生儿低血糖新生儿低血糖发生率可达50%～70%，低血糖对新生儿脑细胞可造成不可逆的损害。

## 饮食调节控制孕期血糖

饮食调节对妊娠糖尿病准妈妈孕期控制血糖尤为重要，可以请医生或营养专家为自己制定符合自己个体情况的营养治疗方案。首先要根据准妈妈的身高、年龄、体重、活动强度计算每天饮食需要摄入的总热量。然后考虑准妈妈处于妊娠早期、中期还是晚期做出相应的调整。接着根据热量营养分布原则：通常为糖类（碳水化合物）占 50% ~ 60%，蛋白质占 20% ~ 30%，脂肪占 30% ~ 40%，分别计算三种营养物质的需要量，并按照一定的换算方式安排到食物中。

妊娠糖尿病准妈妈必须定期监测血糖，可以使用家庭用的血糖仪或血糖试纸。在治疗初期，甚至可能需要每天检测 5 ~ 8 次血糖，分别在餐前、餐后、空腹以及夜间。当经过治疗，血糖水平控制满意并比较稳定后，就可以减少检测血糖的次数，但是最少每周仍要监测一天。

## ✏ "糖" 妈妈饮食原则

1. 注意热量需求。妊娠初期不需要特别增加热量，中、后期必须依照孕前所需的热量，再增加 1254 千焦 / 天（300 千卡 / 天）。由于体重减轻可能会使母体内的酮体增加，对胎宝宝造成不良影响，故孕期中不宜减重。

2. 注意餐次分配。为维持血糖值平稳及避免酮血症的发生，餐次的分配非常重要。因为一次进食大量食物会造成血糖快速上升，且母体空腹太久时，容易产生酮体，所以建议少量多餐。一般每天 5 ~ 6 餐，这样可以避免餐后血糖迅速升高。早餐占总热量的 10% ~ 15%；午餐、晚餐各占 30%；加餐（上午、下午、晚上）各占 5% ~ 10%。特别要避免晚餐与隔天早餐的时间相距过长，所以睡前要补充点心。妊娠糖尿病准妈妈早晨的血糖值较高，因此早餐淀粉类食物的含量必须较少。

3. 正确摄取糖类。糖类的摄取是为提供热量、维持代谢正常，并避免酮体产生。不应误以为不吃淀粉类就可控制血糖或体重而完全不吃饭；而是应尽量避免加有蔗糖、砂糖、果糖、葡萄糖、冰糖、蜂蜜、麦芽糖的含糖饮料及甜食，以避免餐后血糖的快速增加。

4. 注重蛋白质摄取。如果在孕前已摄取足够营养，则妊娠初期不需增加蛋白质摄取量，妊娠中期、后期每天需增加蛋白质的量各为 6 克、12 克，其中一半需来自蛋、牛奶、红色肉类、鱼类及豆浆、豆腐等豆制品。最好每天喝至少 2 杯牛奶，以获得足够钙质，但千万不可以牛奶当水喝，以免血糖过高。

5. 油脂类要注意。烹调用油以植物油为主，减少油炸、油煎、油酥类食物，以及动物皮、肥肉等。

6. 多摄取膳食纤维。在可摄取的分量范围内，多摄取高膳食纤维食物，如：以糙米或五谷米饭取代白米饭，增加蔬菜的摄取量，吃新鲜水果而勿喝果汁等，可延缓血糖的升高，帮助控制血糖，也比较有饱足感。但千万不可无限量地吃水果。

# 孕8月产检
# 胎宝宝有没有"到位"（孕29～32周）

## 8个月准妈妈和胎宝宝的生长变化

### 8个月准妈妈腹部妊娠纹加深

到了第8个月，准妈妈正式进入孕晚期了，子宫底从肚脐到心窝中间，腹部逐渐变大，下腹部的皮肤出现出宛如割线般的妊娠纹。对准妈妈而言，此时负担开始变重。在日常生活中会变得行动不便，很容易疲倦，有时腰会疼，有时脚跟刺痛，小腿肚也常会出现抽筋现象，举步维艰。此时会常发生不规则的宫缩，准妈妈会觉得肚子一阵阵发硬发紧，这是正常的。

这个时期离分娩不远了，准妈妈应该认真学习和了解一下相关的知识。孕晚期胎儿营养需求达到了最高峰，这时准妈妈需大量摄取蛋白质、维生素、铁质和钙质。

这个时期，胎宝宝的动作通常配合准妈妈的生活节奏，当准妈妈剧烈动 Part 作时，胎宝宝会一动也不动，而在准妈妈就寝或休息时，胎宝宝会活泼地运动起来。

### 8个月胎宝宝在迅速成长

8个月胎宝宝的身长已至38 ～ 41厘米，体重1100 ～ 1700克。

胎宝宝的颜面已长得相当结实，肺等内脏器官和脑、神经系统都发育到一定程度；呼吸运动还不规则，肺囊亦未充分扩展开来，羊水量不再像以前那样增加了，迅速成长的胎宝宝身体紧靠着子宫；一直自由转动的胎宝宝，到了这个时期，位置也固定了，由于头重，一般头部自然朝下。

胎儿的大脑活动是非常活跃的，大脑皮质已出现一些特有的沟回，准妈妈日常生活中所产生的各种声音逐渐传至胎宝宝脑部，胎宝宝听到声音时，胎动会有抑制的倾向，心跳也会变化；通常根据准妈妈的感情变化，胎宝宝的反应分为心跳没有变化（抑制型）和心跳有变化（反应型）两种。所以，准妈妈温柔的说话声非常重要，如果胎宝宝听到很大的声音或语气严厉的声音，胎动就会出现紊乱，胎宝宝会感到不愉快。胎宝宝听到母亲歇斯底里的声音，血压就会剧烈波动。

胎宝宝到第8个月已经会打呵欠了，而且也会出现想睡的眼神和表情，眼皮似睁似闭，

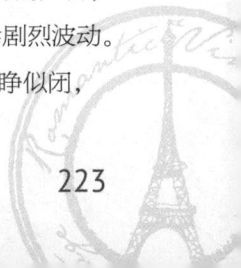

颜面左右摆动，有时吮吮手腕、手指，尤其是当准妈妈饿了时，他们吸得更起劲，嘴巴张得开开的，好像在需求什么似的。

到第8个月结束、迈入第9个月时，胎宝宝的眼睛开始对光线有所反应，而且会从瞳孔中反射出来。此时，胎宝宝的味觉更加发达，从30周左右开始，胎宝宝已能记住甜味和苦味。通过对早产儿的实验，证实胎宝宝是喜欢甜味的。

# 准妈妈第6次产检的常规检查

## 常规项目检查

8个月准妈妈进行第6次产检。继续进行产前常规检查，包括体格检查，如测量体温、身高、体重、血压和心率等；进行产前常规项目检测，包括血常规、尿常规、肝肾功能、妇科检查、测量胎心、监测胎动、测量宫高等，以了解准妈妈和胎宝宝在孕8月的发育状况和营养情况，并及时发现孕晚期出现的异常情况。

这个时期，也是准妈妈最容易产生水肿、脚抽筋、贫血、高血压、糖尿病、蛋白尿、异常出血等各种妊娠并发症的时期。所以，准妈妈要特别重视产前检查，可以根据自身出现的不适，或医生的建议进行一些特殊检查，还可以进一步检查以确定是何种胎位。

## 肝功能

孕晚期，各种妊娠并发症较容易出现，尤其是妊娠肝内胆汁淤积症、妊娠病毒性肝炎等，具体做哪项检查，应结合病史和症状听取医生建议，选择一组或其中几项检查，进行重点内容的检查。

检查要求：

1. 肝功能检查前不能进食。肝功能抽血检查要求空腹，空腹时间一般为8～12小时。

2. 在肝功能检查前一天的饮食要清淡。油腻的饮食可能会造成氨基转移酶等其他指标的不正常，这样会使检查结果出现误差。

3. 在肝功能检查前要注意不要服用药物。因为有些药物会加重肝脏负担，造成肝功能暂时性损伤，从而影响肝功能检查结果的准确性。

4. 在肝功能检查前要注意保证充足的睡眠，不要剧烈运动。这都有可能会造成氨基转移酶升高，从而影响检查结果。

5. 检查前一天一定不能喝酒。喝酒会导致氨基转移酶的升高，影响检查结果。

## ♥ 乙肝五项

乙肝五项定量检查可以动态观察疗效和对乙肝病情进行监测，乙肝五项定量检查各项标志物的浓度变化可对乙肝的病程、治疗、预后起一个动态监测的作用，可以为医生对准妈妈病情治疗效果做出合理的解释提供依据，指导治疗。

乙肝五项检查分别是：表面抗原（HBsAg）、表面抗体（抗 HBs）、e 抗原（HBeAg）、e 抗体（抗 HBe）、核心抗体（抗 HBc）。乙肝五项又叫乙肝两对半。

要提醒的是，准妈妈如果怀疑或曾经患有乙型肝炎，产前检查时就不仅仅要查乙肝五项，与此同时还要做超声波检查。一般来说，乙肝两对半很少出现很大的变化，要检测是否有病情波动，可以从影像学逐渐看见肝脏的损害程度。

检查要求：乙肝五项检查是一种化验试验，主要是检测体内的乙肝病毒抗原情况，也就是乙肝病毒及机体的反应情况。乙肝五项检查与代谢没有直接关系，进食并不影响抗原抗体的指标，即不影响检查结果的准确性，所以准妈妈不需要空腹。

## ♥ 骨盆内测量

胎宝宝能不能通过骨盆而顺利的分娩，既与骨盆的大小有关，也和胎宝宝的大小有关。骨盆虽然形态正常，如径线小，胎宝宝即使正常也可能难产；然而当骨盆形态异常，而各径线都足够大时，分娩不一定困难。若骨盆大小正常，而胎宝宝过大，胎宝宝与骨盆不相称时，也会发生难产；若胎宝宝较小，即使骨盆小一些，也能顺利分娩。所以，骨盆大小及其形状对分娩有直接影响，是决定胎宝宝能否经阴道顺利分娩的重要因素。

为了准确了解准妈妈骨盆尺寸，减少因骨盆狭窄对分娩造成的危害，孕晚期还要对准妈妈骨盆进行内测量，进一步判断能否自然分娩。同时，如果准妈妈在第 1 次产检时骨盆外测量中发现异常，也应进行骨盆内测量，骨盆内测量的最适宜时间在妊娠 28 ～ 34 周。

进行骨盆内测量时，医生会把将手指伸入准妈妈的阴道，测量骨盆各个面的宽度。准妈妈可能会有些不适，但一定要放松，配合医生检查时做深呼吸运动，同时放松腹部肌肉，这样才会准确。有先兆流产史和早产史的准妈妈可以先做外测量，到临产时再做内测量。

### Point 专家解读：哪些重点检查结果提示异常

### ·妊娠肝内胆汁淤积症

■ 肝功能检查异常提示可能有妊娠肝内胆汁淤积症

– 血清总胆红素轻度升高且胆汁酸升高，可提示：可能有妊娠肝内胆汁淤积症。

– 血清胆汁酸升高（可为正常的 10 倍，为本病的特异性征象），可提示：可能有妊娠肝内胆汁淤积症。

– 碱性磷酸酶活性升高，可提示：可能有妊娠肝内胆汁淤积症。

– 氨基转移酶可轻、中度升高，可提示：可能有妊娠肝内胆汁淤积症。

妊娠肝内胆汁淤积症，是妊娠晚期并发症，发病率仅次于病毒性肝炎，约占妊娠期黄疸的 1/5。表现为妊娠中晚期出现瘙痒，或瘙痒与黄疸同时共存。分娩后迅速消失。

妊娠肝内胆汁淤积症对准妈妈来说是一种良性疾病，除表现皮肤持续瘙痒不适外，胆汁淤积可妨碍脂肪及脂溶性维生素的吸收，影响准妈妈的营养代谢，从而易引起产后出血。妊娠肝内胆汁淤积症的症状产后迅速消失，生化改变在产后 1 个月内也可恢复正常。

妊娠肝内胆汁淤积症的危害主要在胎宝宝，因为胎盘组织有胆汁淤积，胎盘血流灌注不足，胎宝宝缺氧，可引起早产、胎宝宝宫内窘迫及不能预测的胎宝宝突然死亡。此外，由于母体脂溶性维生素 K 吸收减少，影响胎宝宝的凝血功能，阴道分娩时，易发生新生儿颅内出血。如新生儿存活，可遗留神经系统损害。

妊娠胆汁淤积症是只有准妈妈才会发生的特殊病症，每 100 例准妈妈中有 2.3 ~ 3.4 人发生。皮肤瘙痒是首先出现的症状，大多发生在孕 28 ~ 32 周，但最早在孕 12 周即可发生。随着孕期的进展，皮肤愈来愈痒，以躯干及下肢为主，严重者可波及全身，夜间尤甚，影响睡眠，瘙痒难忍时抓痕累累。分娩后 1 ~ 2 天瘙痒迅速消失，少数持续 1 周。瘙痒数周后约有 50% 孕妇出现黄疸，但仅眼巩膜轻度黄染。部分准妈妈还有食欲减退、腹泻、乏力、腹胀等不适，但不严重。

## · 妊娠合并病毒性肝炎

### ■ 肝功能检查异常提示可能有妊娠合并病毒性肝炎

– 血清检查中抗 HAV–IgM 阳性并有消化道症状及黄疸，可提示：可能为甲肝。

– 血清检查中乙肝五项异常，血清丙氨酸氨基转移酶（ALT）升高并有消化道症状及黄疸，可提示：可能为乙肝。

– 血清检查中抗 –HCV 阳性，HCV–RNA 阳性，可提示：可能为丙肝。

– 血清检查中抗 HDV–IgM 阳性，抗 HDV–IgG 阳性，可提示：可能为丁肝。

– 血清检查中 HEV–RNA 阳性，抗 HEV–IgG 阳性，抗 HEV–IgM 阳性，可提示：可能为戊肝。

– 血清检查一周内血清胆红素升高，凝血酶原时间明显延长，黄疸严重（不同程度肝昏迷或腹水），可提示：可能妊娠合并重症肝炎。

病毒性肝炎是由多种肝炎病毒引起的、以肝脏炎症和坏死病变为主的一组传染病。主要通过消化道、血液或体液传播。临床上以疲乏、食欲减退、肝肿大、肝功能异常为主要表现，部分病例出现黄疸，无症状感染常见。

按病原分类，目前已发现的病毒性肝炎可分为甲、乙、丙、丁、戊等主要的类型。其中甲型和戊型主要表现为急性肝炎，乙、丙、丁型主要表现为慢性肝炎并可发展为肝硬化和肝癌。

妊娠合并病毒性肝炎是孕期常见的并发症，也主要包括甲型、乙型、丙型、丁型和戊型，可发生于妊娠的任何时期，以乙肝最为常见，甲型肝炎次之。此病严重威胁准妈妈的生命安全，占准妈妈间接死亡原因的第二位，仅次于妊娠合并心脏病，对母婴的危害较大。

妊娠期合并病毒性肝炎可使准妈妈早孕反应加重，妊娠晚期易患妊娠期高血压综合征；准妈妈分娩时因肝功能受损，凝血因子合成功能减退，产后出血率增加。若为重症肝炎，会出现全身出血倾向，直接威胁母婴的生命。

准妈妈如果患上了妊娠合并病毒性肝炎，胎宝宝畸形发病率及流产、早产、死胎、死产和新生儿死亡率明显增高。此外，肝炎还可以母—婴传播，比如乙肝可经胎盘传播、分娩时经产道接触母血传播、产后经唾液及母乳传播；丙肝也存在母—婴传播，感染后易导致慢性肝炎，最后发展为肝硬化及肝癌，直接危害宝宝的生命。

## · 乙肝

### ■ 肝功能和乙肝五项检查结果异常提示可能为乙肝

乙肝的实验室检查主要包括两个方面：①血液生化检验（肝功能检查）②病毒标记检测（乙肝五项）。

#### 肝功能

肝功检查常用的项目有蛋白质代谢功能试验、胆红素代谢功能试验以及血清酶检查。

血清总蛋白（TP）、白蛋白（ALB）、球蛋白（GLO），以及白蛋白和球蛋白的比值测定（A/G），主要反映的是肝脏的合成功能，是反映肝脏功能的重要指标。

血清丙氨酸氨基转移酶（ALT）、门冬氨酸氨基转移酶（AST）主要反映的是肝细胞受损的情况。

胆红素代谢功能试验：直接胆红素（DBIL）、总胆红素（TBIL）主要反映的是肝细胞的代谢功能。

－总蛋白（TP）低值时，可提示：可能为亚急性重型肝炎，且随病情进展相应地加重。

－白蛋白（ALB）低值时，可提示：正常或轻度减少可能为急性轻型肝炎；明显减少可能为重型肝炎，且与疾病严重程度成正比。

－球蛋白（GLO）高值时，可提示：可能为慢性肝炎，肝硬化时升高较明显。

－白蛋白/球蛋白比值（A/G）下降时，可提示：可能为慢性肝炎；肝硬化及重型肝炎时，比值明显下降以致倒置（A/G<1）。

－氨酸丙氨基转移酶（ALT）和天冬氨酸转氨基转移酶（AST）高值时，可提示：可能肝细胞受损。

－总胆红素（T-Bil）、直接胆红素（D-Bil）和间接胆红素（E-Bil）数值异常时，可提示：肝功能可能有问题。

#### 乙肝五项

乙肝五项指标的意义分别是：

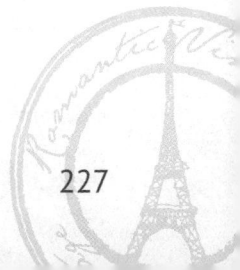

**表面抗原** 体内是否存在乙肝病毒。

**表面抗体** 是否有保护性。

**e 抗原** 病毒是否复制及具有传染性。

**e 抗体** 病毒复制是否受到抑制。

**核心抗体** 是否感染过乙肝病毒。

乙肝五项指标可出现不同的阳性组合模式，现将常见的十多种组合模式介绍如下：

| 临床意义 | HBsAg | 抗-HBs | HBeAg | 抗-HBe | 抗-HBc |
|---|---|---|---|---|---|
| 急性乙肝病毒感染的潜伏期后期 | + | - | - | - | - |
| 急性乙肝的早期（传染性强） | + | - | + | - | - |
| 急、慢性乙肝（传染性强，俗称大三阳） | + | - | + | - | + |
| 急、慢性乙肝 | + | - | - | - | + |
| 急、慢性乙肝，有一定传染性 | + | - | + | + | + |
| 急、慢性乙肝，传染性弱（俗称小三阳） | + | - | - | + | + |
| 乙肝进入恢复期，开始产生免疫力 | + | + | - | + | + |
| 急性乙肝感染恢复期，或有既往感染史 | - | - | - | + | + |
| 乙肝恢复期，已有免疫力 | - | + | - | + | + |
| 接种乙肝疫苗后，或乙肝病毒感染康复，已有免疫力 | - | + | - | - | - |
| 急性乙肝病毒感染窗口期，或既往乙肝病毒感染的痕迹 | - | - | - | - | + |
| 乙肝恢复，有免疫力 | - | + | - | - | - |

▲乙肝五项结果对照表

# 📷 准妈妈第 6 次产检的特殊检查

## ♥ 产道检查胎位

妊娠 28 周后需要经腹部、阴道检查胎位。尤其是之前胎位不正的准妈妈，需要检查一下胎宝宝是否"转正"，以及不正的胎位是何种情况。以预先诊断出胎位不正，及时治疗。如未转为头位，则先做好分娩方式选择，提前住院待产，预防分娩时胎位不正及避免因胎位不正造成的严重后果。

医生结合骨盆内外测量的结果，用双手触诊准妈妈腹部来判断胎宝宝身体的姿势。如果怀疑胎位不正，还要进一步进行超声波检查加以确定。

**腹型测量观察** 尺测耻骨上子宫长度及腹围；进一步进行超声波检查，观察胎先露与骨盆的关系，还可测量胎头双顶径、胸径、腹径、股骨长度，预测胎宝宝体重，判断能否顺利通过骨产道。

**估计头盆关系** 检查头盆是否相称的具体方法是：准妈妈排空膀胱，仰卧，两腿伸直，检查者将手放在耻骨联合上方，将浮动的胎头向骨盆腔方向推压。若胎头低于耻骨联合平面，表示胎头可以入盆，头盆相称，称为跨耻征阴性；若胎头与耻骨联合在同一平面，表示可疑头盆不称，称为跨耻征可疑阳性；若胎头高于耻骨联合平面，表示头盆明显不称，称为跨耻征阳性。对出现跨耻征阳性的准妈妈，应让其取两腿屈曲半卧位，再次检查胎头跨耻征，若转为阴性，提示为骨盆倾斜度异常，而不是头盆不称。

**异常胎位** 骨盆入口狭窄往往因头盆不称，临产后胎头仍未入盆；胎位异常如臀先露、肩先露发生率极高；中骨盆狭窄影响已入盆的胎头内旋转，导致持续性枕横位、枕后位等。

· 臀位的诊断——腹部检查子宫呈纵椭圆形，子宫底部可触到圆而硬、按压有浮球感的胎头。耻骨联合上方可触到软、宽而不规则的胎臀。胎心音在脐上方左或右侧听得最清楚。超声波检查胎头在肋缘下。耻骨联合上方为臀或为足。

· 横位的诊断——子宫呈横椭圆形，胎头在母体腹部一侧触及，耻骨联合上方较空虚。胎心音在脐周两旁最清楚。超声波检查胎头在母体腹部的一侧。

# 💜 血钙检查

孕晚期，有一些准妈妈会出现腿脚抽筋，这往往是由于孕期血钙水平低造成的。这时就需要检查血钙予以确认。此外，由于低血钙可能是引起妊娠期高血压的原因之一，低血钙的测定还可以给予低血钙准妈妈补钙治疗，以降低妊娠期高血压综合征的发生率。

## Point
## 专家解读：哪些重点检查结果提示异常

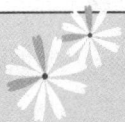

### · 胎位不正

#### ■ 产道或超声波检查胎位可提示胎位不正

胎位是指胎宝宝先露的指定部位与母体骨盆前、后、左、右的关系。孕8个月时，胎宝宝位置基本固定了，由于头重，一般头部自然朝下，多是头下臀上的姿势。在妊娠25～26周时，约有50%的胎宝宝胎位不正，即胎宝宝的头在上面、脚在下面。但是准妈妈不用紧张，有些胎宝宝会用自己的脚去踢子宫壁，在羊水中慢慢地掉头，变成头在下、臀在上。过了30

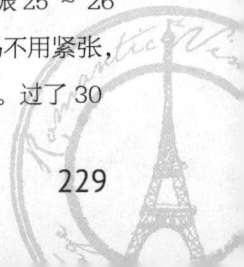

周以后，大约有 90% 的胎宝宝的胎位是正常的。

胎宝宝出生前在子宫里的姿势非常重要，它关系到准妈妈是顺产还是难产。胎位有以下几种情况：

**头位** 如果胎宝宝头在下方，臀在上方，就是头先露，这样的胎位叫头位。头位具体分为枕前位、枕后位、颜面位、额位。

**臀位** 如果胎宝宝头和臀颠倒过来，臀在下，头在上，是臀先露。

**横位** 当胎宝宝之长轴和母亲之长轴互相垂直，且胎宝宝的肩膀或手为先露部位，称为横位。当胎宝宝小于 1500 克时或是多胎，特别容易发生横位。横位具体分为胎宝宝臀位接近母亲骨盆，胎宝宝头部接近母亲骨盆。

正常的胎位应该是枕前位，即胎宝宝背朝前胸向后，两手交叉于胸前，两腿盘曲，头俯曲，枕部最低，医学上称枕前位的是正常胎位。只有胎宝宝是枕前位，在分娩时，才能自行完成"儿头回旋"的一系列动作，顺利娩出。不过，有些胎宝宝虽然也是头部朝下，但胎头由俯屈变为仰伸或枕骨在后方，就属于胎位不正了。至于那些分娩时臀部先露（臀位），或者脚或腿部先露，甚至手臂先露（横位）等，更是胎位不正。

这些不正常的胎位，等于在准妈妈本来就很有限的分娩通道中又设置了障碍，因而容易导致难产。以臀位为例，容易导致胎膜早破，造成脐带脱垂或分娩时的出头困难，从而危及胎宝宝的安全。再如横位，由于分娩时先露部分不能紧贴宫颈，对子宫的压力不均匀，容易导致子宫收缩乏力，致使胎儿宫内窘迫或窒息死亡。

妊娠 30 周后经产前检查，发现臀位、横位、枕后位、颜面位等就称为胎位不正，其中以臀位为常见。胎位不正如果不纠正，分娩时可造成难产。

一般而言，在妊娠 32 ～ 34 周还是胎位不正，就应该考虑决定采用何种方式生产。

比如，臀位有破水后脐带脱垂可能，分娩过程中有后出头危险，会造成宝宝宫内窒息，甚至死亡。所以臀位就应该决定或者人工外转胎位，或者自然臀位生产，或者直接剖宫产。一般初产准妈妈臀位多做剖宫产；经产妇，胎宝宝较小、骨盆够大者，可考虑阴道分娩。

再比如，横位如未及时处理，会导致脐带脱垂，胎死宫内，甚至有子宫破裂危险。所以，横位应择期做剖宫产。

## ·缺钙性抽搐

### ▓ 血钙浓度降低提示：可能缺钙

孕期缺钙的主要症状是：缺钙性抽搐、牙齿松动和妊娠期高血压综合征。

缺钙性抽搐是孕期最常见的一种情况。很多准妈妈在怀孕期间会出现腿部痉挛的情况，俗称抽筋，且多在小腿部位。抽筋不是自然生理反应，它的出现提示身体可能存在某些异常。

准妈妈缺钙还容易造成牙釉质发育出现异常，抗龋能力下降，使牙齿的硬组织结构变得疏松不结实。如果准妈妈出现牙齿松动的现象，并且医院化验血钙浓度低于正常值，就说明准妈妈缺钙了。此时应每天口服 2 片钙片以补充体内钙的需求。

妊娠期高血压的发生也常与准妈妈缺钙相关。如果出现妊娠期高血压的现象，准妈妈就该检查是否是缺钙造成的。

# 8个月准妈妈的保健调治

## ♥ 家庭监测胎位的方法

监护胎位主要是指检查胎头的位置，准妈妈可在医生指导下进行触摸。有浮球感的，则为胎头。正常胎位的胎头总是处于腹部中央、耻骨联合的上方。若在上腹部摸到胎头，则是臀位，若在腹侧部摸到胎头，则是横位。后两种胎位均属不正常胎位，监测时若发现异常胎位应去医院诊治，做胎位矫正。

## ♥ 妊娠肝内胆汁淤积症要加强监护

### 【孕期要加强对胎宝宝的监护】

患了妊娠肝内胆汁淤积症的准妈妈要加强监护，及早发现胎宝宝缺氧，如发现胎宝宝胎心率基线变平、变小或消失，应立即终止妊娠；定时胎动计数，若每日少于10次应疑胎儿有宫内窘迫；定期超声波监测羊水量、胎儿双顶经及胎盘成熟度，若羊水过少，应终止妊娠；应加强胎心监护，必要时立即行剖宫产术。

### 【进行适当治疗】

通过治疗缓解准妈妈瘙痒症状，恢复肝功能，降低血胆酸水平，及时发现胎宝宝缺氧并采取相应措施。可进行一般处理和药物治疗相结合的方法。

### 【产科处理】

若准妈妈出现黄疸，胎龄已达36周，或无黄疸、妊娠已足月或胎肺已成熟者，或有胎盘功能明显减退或胎儿窘迫者应及时终止妊娠。

终止妊娠应以剖宫产为宜，经阴道分娩会加重胎儿缺氧，甚至死亡。

## ♥ 改善腿部静脉曲张

静脉负责将血从全身的肢端送回心脏，由于血液上行要克服重力，静脉内有瓣膜装置能够阻止血液反流。当这些瓣膜关闭不全或不能同步工作时，血液便会聚积在静脉内，出现疙疙瘩瘩的症状，这就是所说的静脉曲张。

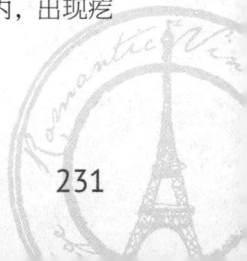

## 【腿部静脉曲张往往有遗传倾向】

准妈妈到了孕晚期，由于受增大的子宫压迫，腹腔大静脉血液回流受到影响，有一部分准妈妈会出现静脉曲张现象。有的准妈妈会发生在阴唇处，有的发生在肛门也就是痔，而大约有一半的准妈妈会发生在下肢，即腿部静脉曲张。

静脉曲张往往有家族遗传倾向，有静脉曲张家族史的准妈妈，可能更易患此病。静脉曲张症状轻微的准妈妈几乎不会觉得疼痛，只有随着症状的加重，形成了疙瘩才会感到很疼痛，这时腿变得更沉重，走起路来步履蹒跚。

## 【改善腿部静脉曲张】

为了避免在孕晚期出现这样的不适，准妈妈在生活中一定要多加防范，尽量减少静脉压力，改善血液循环。试试以下几点：

**不要穿紧身衣裤和高跟鞋** 避免使用过紧的腰带，不要穿带松紧的长袜，不要穿勒胸的乳罩，不要穿让脚部紧张的高跟鞋。如果已经出现静脉曲张，最好穿上孕妇专用的高弹力长袜。

**不要固定某一姿势太久** 不要总是以某一姿势站着或坐着，经常变换体位，坐久了走一走，伸伸腿，时常运动运动下肢。

**经常把膝关节抬高** 坐着时，注意把腿搭在椅子和靠垫上，或在脚下放个小板凳，把膝关节抬高，超过臀部；躺下时，用枕头或靠垫放在脚和腿下，尽量把腿脚支高点。平时注意多按摩腿部休息时可以经常揉搓按摩下肢，睡觉前还可以让丈夫帮助热敷，以改善血液循环。

如果曲张的静脉周围变得红、肿、热、痛，准妈妈要意识到也许曲张的静脉发生了感染，有可能导致静脉血栓。这时，准妈妈切记不要再按摩和热敷，而要去医院寻求医生的帮助，进行治疗。

**多活动** 每天坚持散步 20 ~ 30 分钟，改善腿部肌肉张力，增强腿部血液循环。

# ♥ 腿脚抽筋要补钙

## 【腿脚抽筋主要由缺钙造成】

半数以上的准妈妈在孕期尤其在晚上睡觉时会发生腿部抽筋。而且越到孕晚期越严重，医学上称为下肢痉挛。

准妈妈在妊娠晚期常常出现腿脚抽筋，大部分是由于母体缺钙造成的。怀孕后准妈妈对钙的需要大大增加，如果准妈妈孕期尤其是孕晚期钙摄入不足，将会造成体内低血钙；同时饮食中的维生素 D 含量不足或缺乏日照，更会加重钙的缺乏，低钙将增加神经肌肉的兴奋性，导致肌肉收缩，便容易发生腿脚抽筋。由于夜间血钙水平常比日间低，所以抽筋多在夜间发作。

其次，准妈妈血液循环不良会造成腿脚抽搐。由于夜里室温较低，准妈妈睡眠时盖的被子或过薄，或腿脚露到被外，或睡眠姿势不好（如长时间仰卧，被子压在脚面），或脚面抵在床铺上，都会造成血液循环不良，这也是引起抽筋的原因。

第三，准妈妈腿部肌肉负担增加，也会造成抽搐。孕晚期，随着胎宝宝一天天长大，准妈妈的身体负担越来越重，腿部肌肉负担也加大；如果准妈妈在怀孕期间走得太多或站得过久，都会导致腿部肌肉局部酸性代谢产物堆积，引起肌肉痉挛。但是，睡眠时间过长，同样会造成血液循环减慢，使二氧化碳等代谢废物堆积，也有可能诱发肌肉痉挛。

## 【注意补钙，注意饮食搭配】

为预防缺钙，准妈妈平时要注意多吃含钙丰富的食物，如牛奶、骨头汤、鱼汤、大豆及豆制品、坚果类、芝麻、虾皮等；在补钙的同时，还要注意保证饮食中维生素 D 的摄入；同时多晒太阳，保证适当的户外活动，促进钙的吸收和利用。

此外，建议准妈妈每天喝数杯新鲜橙汁，补充矿物质。病情严重者，需到医院治疗，补充钙剂。

要注意饮食搭配，防止钙与某些食品中的植酸、草酸结合，形成不溶性钙盐，以致钙不能被充分吸收利用。含植酸和草酸丰富的食物有菠菜、竹笋等，所以，不要将这些菜与含钙丰富的食物共烹。

此外，准妈妈补钙要适量，摄入钙过多会影响铁等其他营养素的吸收，可致准妈妈便秘和高钙血症，甚至导致结石。

## 【怎样减轻抽搐】

不要穿高跟鞋或过紧过硬的鞋子走路，应选择平稳舒适的软底鞋，以免加重小腿的负担；坐时可将脚适当垫高，每坐上 1 小时应起身走动 5 分钟，以保证腿部血流畅通。当站着突然抽筋时，可把小腿伸直，并旋转活动脚掌。

睡觉时脚不要伸直，如果是仰卧，则在膝盖下垫一软枕，侧卧时可将软枕夹在两膝之间；如小腿抽筋时，可尽力把小腿抬高，同时轻轻地活动脚掌以使小腿肌肉放松，腿高抬约 15 秒后放下。

如果是脚抽筋，先把腿绷直，然后把抽筋的脚使劲往回扳，一两分钟后就会缓解。

# ♥ 体重增加可引起水肿

## 【体重超重谨防水肿】

体重变化是准妈妈身体状况的标准，准妈妈过胖或过瘦对妊娠都无益，尤其在孕晚期。所以，准妈妈一定要注意自己体重的变化。孕晚期，准妈妈体重每周增加 500 克是正常的现象。如果体重的增加超过此范围，便可能是肾功能不佳造成的水肿。

体重过分增加的准妈妈，至 28 周以后，可去医院测定胎宝宝的体重，根据胎宝宝的正常发育曲线来实行饮食控制。不过控制饮食之前，应与妇产科医生多加商量。

## 【减轻水肿可以食疗】

＞赤豆山药粥

材料

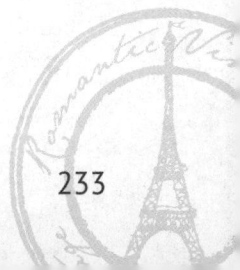

赤豆 50 克、鲜山药 50 克。

调料

白糖少许。

做法

先煮赤豆，待八成熟时，下鲜山药，熟后加糖少许，即可。

贴心小提示：具有健脾清热利湿的作用，妊娠水肿的准妈妈食之有益。

> 北芪红枣鲈鱼

材料

鲈鱼 1 条、北芪 25 克、红枣 4 颗。

调料

姜片、料酒、盐各适量。

做法

1. 鱼去鳞、内脏，洗净抹干。

2. 北芪洗净；红枣洗净，去核。

3. 将鱼、北芪、红枣、姜片、料酒一同放入炖盅内，倒入沸水，隔水炖 1 小时，加盐调味即可。

贴心小提示：北芪补气增血、改善睡眠、润肠通便，通畅气血；鲈鱼味美清香，营养和药用价值都很高，有滋补、安胎的功效。此菜是治疗妊娠水肿及胎动不安的最佳食品。

# ♥ 臀位妊娠可以纠正

## 【纠正归位】

最常见的异常胎位为臀位，臀位是指胎宝宝在子宫内不是倒挂，而是头朝上臀朝下，生产时臀或脚先出来，体积最大和最硬的胎头最后娩出。常易发生胎儿窒息死亡，所以十分危险。臀位一般还分为以下几种。

单臀位（单纯的只有屁股先出）胎儿的身体在臀部折成两半似的，双脚举到头顶上。生产时，由臀部先出来，这种生产方式是臀产中最安全的，因为只要子宫口开得够大，足够让臀部出来，那么就不必担心头部出不来了。

完全臀位（屁股与脚一起先出来）胎儿呈盘腿坐的状态，屁股和双脚一起先出来。虽然这也属于安全的生产方式，但有时只有一脚先出来，就是下面介绍的不全足位。

单足位（只有一脚先出）这种形态与前两种状态不同的是，容易提早破水，也因此脐带有时会从子宫口脱出。一旦发生这种情况，子宫壁与婴儿之间的脐带受压迫，将危及胎宝宝的生命。而且，这种生产方式即使屁股已先出，但子宫口无法全开，致使婴儿头夹在子宫口不易出来，即可能造成难产。

双足位（两脚先出）这种生产方式比起前者，脐带更容易脱出，加速婴儿血液循环的恶化，是胎位不正之中最难生产的类型。

如果准妈妈已经确诊为臀位妊娠，就要设法纠正，尤其在孕 32 周以后。

·艾灸至阴穴法：早晚各一次，每次 20 分钟，一周后复查。

·激光照射至阴穴：左右两侧各照射 10 分钟，每天一次，7 次为一疗程，应该有良好效果。

若以上办法失败，或者准妈妈腹壁较松子宫壁不太敏感者，可由医生施行胎儿外倒转术。

·改良外倒转术：适用于 32 ～ 36 周妊娠的转位。方法是术前 30 分钟先口服舒喘灵 4.8 毫克，以松弛子宫平滑肌，然后进行腹壁阴道双合倒转术，转位成功后用腹带加以固定。手术要慎重，严格筛选适应证和禁忌证。

有经验的医师执行时约有 60% 的成功率，但是若曾经有过剖宫产的准妈妈则不建议进行外转胎位术。并且，只有具备羊水量必须适中、胎宝宝的背部在两侧、准妈妈体重适中、胎宝宝的臀部并未进入骨盆深部等条件才适宜实施外转术。

## 【 剖宫产还是经阴道产 】

臀位是剖宫产还是阴道娩出，要根据不同情况区别对待。如果胎宝宝是足位或者胎宝宝过大或胎头仰伸等，以剖宫产为好；如果胎宝宝是单纯臀位，且准妈妈骨盆宽大、胎宝宝中等大小、产程进展也顺利，可以进行阴道分娩。

胎位不正的准妈妈，最后还是需要在预产期前 1 ～ 2 周住院待产，由医生根据准妈妈的具体情况决定分娩方式。

# 💜 做操矫正胎位

## 【 膝胸卧位法 】

方法　准妈妈趴在床上，脸朝侧面，手腕向前伸，膝和膝之间要分开，将胸部和膝盖着地，把屁股抬得比胸部高，使胎臀离开骨盆腔。如此一来，腹中的子宫腔会稍微变形，胎儿便往子宫底的方向移动，这个动作必须重复数次。

早晚各一次，每次15分钟。

贴心提醒　做前应排空小便，松腰带，在医生的指导下正确执行。胎位为臀位或横位者可以采用此法。这种胎儿自行归正的方法若从妊娠第28周开始持续到第34周左右，大约会有50%的胎儿可以自行把胎位归正过来。

## 【 侧卧位转位法 】

方法　准妈妈在睡眠中注意侧卧姿势，身体卧于胎宝宝身体肢侧，利用重力的关系使胎头进入骨盆。侧卧时还可同时向侧卧方向轻轻抚摸腹壁。

每日 2 次，每次 15 ～ 20 分钟。

贴心提醒　胎位为横位或枕后位可采取此方法。

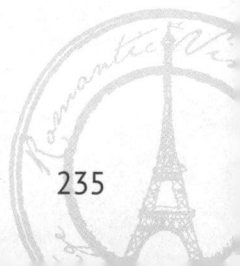

# 孕9月产检
# 胎心监护胎宝宝的生命(孕33～36周)

孕32周后每半月检查1次

## 9个月准妈妈和胎宝宝的生长变化

### 9个月准妈妈肚子像一个倒置的梨子

准妈妈的体重大约以每周0.5千克的速度增长，增加的重量几乎一半在胎儿身上，这主要因为胎儿在出生前最后七八周内体重猛增的缘故。这个月的准妈妈子宫呈倒梨状，在它的顶部也就是子宫最上面的部分称为子宫底。子宫底配合胎儿的成长逐渐变大，位置也逐渐往上升。子宫底升到最高位置大约是在第9个月的时候，此时已升到心窝附近而直接压迫到胃了。

由于胎头下降，压迫膀胱，准妈妈还会感到尿意频繁，会感到骨盆和耻骨联合处酸痛不适，腰痛加重。由于子宫底已经上升到心窝底压迫到胃，会造成准妈妈食欲缺乏，体重亦有急速增加的倾向。准妈妈除了胸部好像被什么东西顶住的感觉之外，身体也变得很难弯曲，浑身没劲而且不想动。特别是上下楼梯显得格外笨拙，步行也变得很容易跌倒。所以，此时准妈妈要不慌不忙，慢慢行走，尽量不要做弯腰和下蹲动作，更不能做危险的攀高的动作。尽管分娩前行动不便，准妈妈还是要坚持活动、散步，以有利于宫缩，但要注意，不能太Part疲劳。这时准妈妈还应了解有关临产征兆的知识，了解什么是宫缩见红、破水，以及如何处理等。

### 9个月胎宝宝能呼吸了

9个月的胎宝宝身长约为45～48厘米，体重大约为2500克。

胎宝宝全身开始长出皮下脂肪，身体逐渐变圆变大，皮肤有光泽和玫瑰般的肤色；长满全身的毳毛开始消退，指甲很快长出；男宝宝的睾丸下降至阴囊中，女宝宝的大阴唇隆起，左右紧贴在一起，也就是说，生殖器几乎已齐备；这时胎宝宝面貌定形，表情也变得丰富，或笑或哭，这正是胎宝宝心智已有明显成长的证据；眼睛时开时闭，眼球可以自由转动，头也可以左右回转。

到怀孕第9个月结束时，胎儿已经可以把自己的手指送到嘴里了，可将此行动视为随意运动的开始；统御呼吸器官的中枢神经、肺功能也基本成熟，听觉、视觉、触觉、痛觉等感觉也基本发育完全。胎宝宝对外界的反应也是从这个时候开始，不过这种反应与成人所认定的反应其间有相当大的差距。

到这时，胎宝宝肺和胃肠都很发达，已具备呼吸能力，喝进羊水，能分泌少量的消化液，尿液也排在羊水中。因此，胎宝宝若在这个时期娩出，有在暖箱中生长的能力。

# 准妈妈第7～8次产检的常规检查

## ♥ 常规项目检查

从孕9月开始，准妈妈需要每半个月进行一次产检，即这个月进行第7～8次产检。继续进行产前常规检查，包括体格检查，如测量体温、体重、血压和心率等；进行产前常规项目检测，包括血常规、尿常规、肝肾功能、妇科检查、胎心测量等，以了解准妈妈和胎宝宝在孕9月的发育状况和营养情况，并及时发现孕期出现的异常情况。

怀孕到了第9个月，准妈妈身体负担非常重，会出现一些意想不到的状况，比如便秘、痔疮等，产前检查也就需要更加细致了。

## ♥ 肛肠外科检查

准妈妈是痔疮的高发人群，准妈妈痔疮发生率高达76%。所以，孕晚期产检，有症状的准妈妈要进行肛肠检查，以确定是否有痔疮。

痔疮的检查在肛肠科进行，做直肠指诊一般即可明确有无痔疮、痔疮的类型、痔疮的严重程度等。如果没有特别情况，建议准妈妈不要采用肛肠镜检查，以免刺激和影响到胎宝宝。

---

## Point
### 专家解读： 哪些重点检查结果提示异常

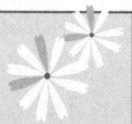

---

### · 痔疮

#### ■ 外科检查肛门可提示痔疮

痔疮通常出现在妊娠的第28～36周,特别是分娩前1对准妈妈来说痔疮是绝对的常见病，十人九痔，这句话对准妈妈来说有过之而无不及。

在怀孕期间，为了保证胎宝宝的营养供应，准妈妈盆腔内动脉血流量增多；随着胎宝宝发育，子宫日益增大，又会压迫盆腔，使痔静脉内的血液回流受到阻碍；加上准妈妈常有排便费力或便秘的情况，使直肠下端及肛门的痔静脉丛血液淤积，即可诱发痔疮或使其加重。

痔疮的症状有便血、痔块脱出、肛门瘙痒、坠痛，其中便血发生在排便过程中或便后，血色鲜红，血与粪便不混合；而若长期便血将会导致贫血的发生。

准妈妈痔疮如果长时间得不到改善，便会引起不同程度的贫血，从而影响胎宝宝的正常发育。同时，排便不顺畅除了容易引发痔疮外，也致使人体垃圾滞留在肠管内，时间长了体内代谢物中的水分被蒸发掉，就更难排出体外。同时还会散播出一些毒素，原本应该排泄的代谢产物又被人体吸收，因而会导致中毒。这对准妈妈和胎宝宝都会造成不小的危害。

### · 静脉曲张

#### ■ 外科检查可提示静脉曲张

妊娠末期，跟便秘、痔疮同样容易发生的就是静脉曲张。有些准妈妈由于体质的关系，下肢大静脉、骨盆部分的静脉受到子宫的压迫，因此外阴部、膝盖内侧、脚踝、足底等处的静脉部分会浮现出青色的肿块，这就是所谓的静脉曲张。阴道和外阴部的静脉曲张有时会伴有疼痛，在分娩时还有可能引起大出血。静脉曲张产生的原因和痔一样：妊娠后变大的子宫使血管受到压迫，血液循环不良，加上黄体激素的增加，使原本紧张的静脉松弛，致使静脉曲张的产生。

# 📷 准妈妈第 7 ~ 8 次产检的特殊检查

## ♥ 高危妊娠者需做胎心电子监测

到了妊娠第 9 月，准妈妈需要进行胎心电子监测。胎心电子监测是指通过电子胎心监护仪来检测胎儿心率的动态变化，并了解胎心与胎动及宫缩间的关系，从而为医生提供判断胎宝宝宫内是否缺氧以及胎盘的功能的依据。

正常情况下，20 分钟内应该有 3 次以上的胎动，胎动后的胎心率会增加到 15 次 / 分以上。

胎心电子监测一般在妊娠 33 ~ 34 周以后进行。建议孕 36 周后每周进行一次胎心监护，高危准妈妈应该每周进行 2 次正常胎心监护。

## ♥ 超声波检查脐带（特需人群）

脐带是从胚胎的体蒂发育而来的，是一条索状物，胚胎通过它悬浮于羊水中。它是连接母体和胚胎的枢纽。脐带的一端连接于胎宝宝腹壁的脐轮（就是以后的肚脐），另一端附着于胎盘。如果把胎盘比作一把雨伞的话，脐带就是伞把。

胎宝宝通过脐带和胎盘与母体连接，进行营养和代谢物质的交换。脐带如果受压，血液将被阻断，可危及胎宝宝的生命。在产前，脐带发生的主要问题是扭转、打结甚至缠绕。因此，产前进行一次超声（超声波）检查脐带是非常必要的。

## Point
## 专家解读：哪些重点检查结果提示异常

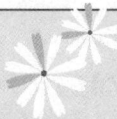

### ·脐带绕颈

#### ■ 超声波检查可提示脐带绕颈

脐带的表面被羊膜所遮盖，呈灰白色和螺旋状扭曲，里面有1条脐静脉和2条脐动脉。足月妊娠时，脐带长45直径1.5～2厘米，大多数为50厘米左右。1条脐静脉和2条脐动脉呈"品"字形排列，表面被覆羊膜，中间有胶状结缔组织充填，保护着血管。

脐带将胎宝宝排泄的代谢废物和二氧化碳等送到胎盘，由准妈妈帮助处理。这是由脐动脉完成的，也就是说，脐动脉中流的是胎宝宝的静脉血。脐带从准妈妈那里获取氧气和营养物质供给胎宝宝。这是由脐静脉完成输送的。也就是说，脐静脉中流的是胎宝宝的动脉血。

脐带是胎宝宝与准妈妈之间的通道，如果脐带受压，致使血流受阻，胎宝宝的生命就会受到威胁，所以说脐带是胎宝宝的生命线。

因脐带本身有代偿性伸展，不拉紧至一定程度不会发生临床症状，所以对胎宝宝的危害不大。但脐带绕颈后，相对来说脐带就变短了，如果胎宝宝在子宫内翻身或做大幅度运动时，可能会引起脐带过短的现象，导致胎宝宝缺氧窒息。另外，脐带绕颈对胎宝宝的影响与脐带本身的长短、绕颈的圈数及缠绕的松紧程度等诸多因素有关，其危险性需要医生根据检查时的具体情况来判定。

脐带绕颈是通过超声波发现的，有时脐带挡在胎宝宝的颈部，并没有缠绕到胎宝宝的颈部，但超声波可以显示出脐带绕颈的影像。所以，当发现脐带绕颈时，应复查，排除假性脐带绕颈。

# 9个月准妈妈的保健调治

## ♥ 痔疮最好保守治疗

### 【孕晚期选择保守治疗】

怀孕期间，准妈妈发生痔疮进行治疗是非常有必要的，但对于准妈妈痔疮的治疗，需要考虑到药物对胎宝宝的影响，或者孕晚期是否会引发早产等，因此可以先进行保守疗法，非危及生命的情况下一般不进行手术治疗。而且，由于产后腹内压力降低，静脉回流障碍解除，痔疮常在3～4个月内可自行变小萎缩，不再需要手术治疗。即使病情非常严重，也要等到产褥期后再进行手术治疗。

吃辛辣刺激的食品 为预防便秘的发生，要停止食用有刺激性的食物，如酒、辣椒、花椒、胡椒、姜、葱、蒜等；少吃不易消化的食物，以免引起便秘，加重痔疮；多吃含膳食纤维、有润畅通便作用的蔬菜和水果，如芹菜、韭菜、苦瓜、萝卜、小白菜、菠菜、黄花菜、木耳和苹果、桃、梨、香蕉核桃仁等。

熏洗坐浴 可用大黄、黄柏、黄岑、苦参煎水，每日便后或早晚2次，趁热先熏后洗患处，每次15～20分钟。

还可用艾叶、花椒、槐角或槐花、马齿苋、无花果、侧柏叶等煎汤熏洗坐浴。

保守用药 为了预防便秘，可以少量口服或外用缓泻药，如蜂蜜、开塞露（遵医嘱）等，不宜服用大黄、番泻叶等泻下药，以免引起早产。准妈妈便秘严重时，可以在医生指导下使用药膏及软便剂，首选对身体没有太大刺激性的药物，避免如厕时用力过度而加重痔疮脱出的情况。

## 【痔疮重在预防】

适当的户外活动 准妈妈应减少长期站立或坐的时间，防止久坐不动。提倡适当的户外活动，如散步、做操及打太极拳等。适量的体力活动可增强体质，促进肠蠕动而增加食欲，让血液循环更顺畅，防止便秘。

防止便秘和腹泻 不要久忍大便，要养成定时良好的排便习惯，大便时不要在厕所看书读报，避免久蹲厕所，久蹲容易引起肛管静脉扩张或曲张，每次蹲厕所时间一般不要超过10分钟。如果一次排不出来，可起来休息一会儿再去，排便困难时可用些润肠通便的药物，如麻仁润肠丸、果导片等。不宜用泻药，更不应用压力较大的灌肠等方法来通便，以免造成流产或早产。

要注意肛门卫生，不要用不干净的纸和硬纸擦肛门，便后用温水洗肛门，养成良好的定时排便的习惯。

可做肛门保健 平时卧床休息时可将骨盆部抬高20～25厘米。每日早晚可做2次缩肛运动，每次30～40遍。这样有利于增强盆底肌肉的力量和肛门周围的血液循环，有利于排便和预防痔疮。

还可经常做肛门按摩来改善局部的血液循环，方法是：排便后先用温水清洗局部，再用热毛巾按压肛门，按顺时针和逆时针方向各按摩15次。

此外，还可做提肛运动，加速肛门周围组织的血液循环，增强骨盆底部肌肉的力量，起到预防痔疮的作用。具体做法是：全身放松，端坐，将大腿夹紧，吸气时腹部隆起，呼气时腹部凹陷。呼吸5次后舌舔上腭，同时肛门上提，屏气，然后全身放松。如此反复，每天做2次，每次重复20遍。

## 【治疗痔疮的偏方】

>偏方一

材料

槐花、地榆、枳壳各10克，仙鹤草、胡麻仁、墨旱莲、侧柏叶各15克，黄芩5克，勒莱苋30克。

制作

水煎。

用法

口服，每日一剂，日服2次。也可用此药煎液熏洗肛门。

贴心小提示：本方能清肠利湿止血，适用于痔疮的治疗。

> 偏方二

材料

乌梅、五倍子各12克，苦参15克，射干、炮山甲各10克，煅牡蛎30克，火麻仁11克。

制作

水煎。

用法

口服，每日一剂，日服2次。

贴心小提示：此方能清热解毒、润肠通便，适用于痔疮的治疗。

> 偏方三

材料

生豆腐渣9克（一服）。

制作

锅内炒干为末。

用法

加白糖汤服下，每日3次（服）。

贴心小提示：适用于已出血痔疮的治疗。

> 偏方四

材料

菊花10克、枸杞子20克、糯米100克。

制作

菊花、枸杞子、圆糯米洗净，熬煮成粥，加蜂蜜调味。

用法

口服，每日一次。

贴心小提示：适用于湿热而致的痔疮。

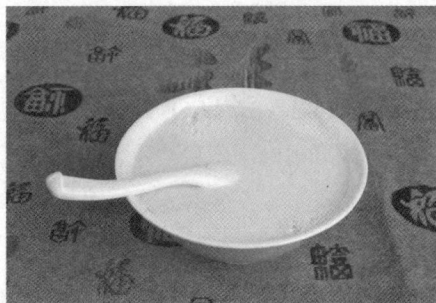

# ♥ 孕晚期发生静脉曲张不必手术

## 【轻微静脉曲张不需要特别治疗】

如准妈妈出现了静脉曲张，会随着妊娠时间的增加有越来越严重的倾向，轻型的静脉曲张仅表现为水肿部分的静脉略有青筋而已，没有其他特别的症状，不需做特别的治疗，只要注意使它不致恶化即可，但必须注意防治。

首先，尽量避免长时间的站立，休息时尽量把脚抬高；其次，每天睡觉前可进行热水足浴，睡觉时可在脚下垫一个枕头，将水肿的部位抬高；最后，可以穿特殊的弹力袜，但要注意不要过紧，以免弄破皮肤形成溃疡，或者也可以用布由足部往上缠裹小腿，也可以缓解静脉曲张。

此外，准妈妈出现静脉曲张后，要禁忌过食辛辣刺激之品如葱、蒜、辣椒等；并在日常生活中多注意摄取富含蛋白质、维生素 $B_1$ 和维生素 C 的食物。

## 【严重静脉曲张使用药物】

然而随着准妈妈妊娠月数的增加，静脉曲张则会扩大范围，从大腿的根部到外阴部和阴道壁等处都可能出现。

静脉曲张严重时，准妈妈体内会感觉到膨胀，有受到压迫的感觉，发痒微灼，并且在静脉曲张的部分一旦由于血液淤积而产生炎症的话，该部位就会呈红色，略微感到疼痛。

静脉曲张极严重而发痒疼痛时，准妈妈服用可以治疗血管病的维生素 $B_1$、维生素 C 等也是一个好办法。注射药剂可以使症状减轻。

静脉曲张大多在分娩结束后，随着子宫的自然回缩、静脉血液回流的顺畅会逐渐消失，所以一般不必进行手术治疗。

# ♥ 孕晚期尿频尿失禁不是病

## 【单纯尿频：少喝水少吃盐】

孕晚期，增大的子宫或胎头下降会压迫膀胱，使膀胱的容量减少，引起准妈妈小便次数增多，而且总有尿不完的感觉，这就是尿频。怀孕越到后期，肾脏的工作量也会逐日增加，尿频现象也就越明显。如果准妈妈仅仅是小便多，不伴有发热、腰痛、尿混浊等症状，均为妊娠期正常的生理现象，不需要特殊处理，等宝宝出生后症状自然会消失，准妈妈不要紧张。

为了缓解尿频的现象，准妈妈可以适当控制水分和盐分的摄入。

## 【尿频疼痛：多饮水多清洁】

如果准妈妈出现尿频并且伴有尿急、尿痛或小腹疼痛等症状，往往是由于发生了泌尿道上行性感染所致。这时，准妈妈千万不要大意，要及时到医院诊治。准妈妈要注意预防泌尿道感染的发生，要多饮开水，增加尿量，排出毒素；每日早晚用温开水清洗外阴部，换洗内裤；

并且节制性生活。

## 【尿失禁不是病】

孕晚期，有的准妈妈在大笑、咳嗽或者打喷嚏时，会有尿液漏出，令人十分尴尬。怀孕8个月后，由于胎头与骨盆衔接，妊娠子宫或胎头向前压迫膀胱，使得膀胱变"扁"了，自然容易"逼出"尿液；同时，随着子宫增大，盆底肌变得柔软且被推向下方，对盆腔内器官的承托、节制、收缩及松弛功能减退也会造成尿失禁；此外，压力性尿失禁也是妊娠晚期一个正常且常见的生理现象，准妈妈在大笑、咳嗽或打喷嚏等增大腹压的活动时，不可避免地发生压力性尿失禁也就不足为奇了。

## 尿失禁的自我治疗

及早发现与治疗 对付尿失禁的最好办法是及早发现与治疗，对于骨盆受力过大的准妈妈，如胎宝宝过大或多胞胎，要通过产前检查进行事先防范。

注意日常生活习惯 饮食习惯要正常，多吃蔬菜、水果，以防止便秘，也要控制体重的增加；经常排掉小便，尽量控制水分和盐分的摄入。如果排尿时疼痛或尿混浊，要及时去医院检查。

提早进行骨盆底肌肉的锻炼 对有骨质疏松的准妈妈或者已发生尿失禁的准妈妈，建议做骨盆收缩运动，以强化骨盆肌肉张力。

方法是：收缩肛门，坚持数到 10 后，由口缓缓吐气，放松。10 ~ 12 次为一组，反复进行。每天最少做 5 组才会有效果。当然这五组不必连续做，可分为数次进行。

# ♥ 脐带绕颈要加强胎动自测

## 【脐带"纠缠"胎宝宝绕颈最常见】

如果准妈妈腹壁太松、子宫本身弹性不良或由于某些原因患羊水过多症时，会使胎宝宝浮游在羊水中转动过于频繁，造成脐带扭转、打结甚至缠绕于胎宝宝颈部或肢体，从而使脐带内血管的血运受阻甚至中断，直接威胁胎宝宝的生命，严重的甚至会造成胎宝宝在宫内死亡。一般来说，引起脐带绕颈的主要原因是脐带过长、羊水过多。因为羊水多、脐带长给了胎宝宝更多的活动空间及缠绕的机会。脐带可以缠绕胎宝宝颈部、四肢或躯干，但常常以绕颈多见，称为脐带绕颈，通常会缠绕 1 ~ 2 圈。

## 【脐带绕颈的预防】

缠绕松紧与缠绕周数及脐带长短有关，如果缠绕松弛者，对胎宝宝影响较小；缠绕过紧者，脐带血运受影响，对胎宝宝危害较大。

脐带绕颈过紧可使脐血管受压，致血循环受阻或胎宝宝颈静脉受压，使胎宝宝脑组织缺血、缺氧，造成宫内窘迫甚至死胎、死产或新生儿窒息。这种现象多发生于分娩期，如同时伴有脐带过短或相对过短，往往在产程中影响先露下降，导致产程延长，加重胎宝宝缺氧，危及胎宝宝。

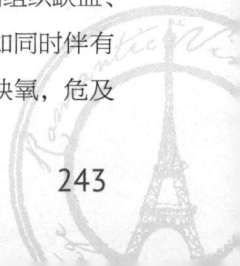

# 孕10月产检

## 产前做一次安全检测(孕37~40周)

孕36周后每周检查1次

## 10个月准妈妈和胎宝宝的生长变化

### 10个月准妈妈身体非常笨重

这个月的准妈妈身体变得非常笨重,即使只是轻微的活动也会显得相当困难,动作显得十分吃力。体重增加十分迅速,同时下肢、腰部等处也很容易水肿。

在分娩前的7~14日,准妈妈会感觉胎宝宝似乎在急速下降、尿频、腰部酸软慵懒、肚子发胀,有时有不规则的子宫收缩,阴道排出的黏液中掺有少许的血丝,胎动变少。

此时期也是产道软化和子宫颈管短缩的时期,若是初产准妈妈,则会在此时感到好像要开始真正生产的子宫收缩情况;若是经产准妈妈,则子宫颈管短缩,同时发生子宫口开大的倾向增强,此时千万疏忽不得。

随着生产临近,准妈妈的身心负担越来越重。准妈妈在期待孩子出生的同时,会担心分娩是否疼痛、选择顺产还是剖宫产、孩子生下是否健康、奶水是否充足、如何养育孩子等问题。这种紧张的心理负担如不及时加以疏导,就会产生忧郁的心理障碍。忧郁主要表现为情绪不好,常为一点小事而感到委屈甚至落泪,烦躁焦虑,睡眠不好。这时,预防忧郁就显得尤为重要。

当准妈妈在孕末期出现忧郁心理时,准爸爸、家人及准妈妈本人要有足够的认识,尽量早做心理准备,主动排遣忧郁情绪,平安度过分娩的关口,迎来健康、可爱、聪颖宝宝的诞生。

### 10个月胎宝宝红润丰满

怀孕到第10个月,胎宝宝的体重已达3100~3400克,身长也有50厘米左右。此时胎宝宝皮肤表面的皱褶已消失,变成淡黄色的、胖乎乎的宝宝了;头颅骨变硬,指甲也长到超出手指尖,头发长2~3厘米;毳毛几乎看不见了,胎脂在后背、屁股、关节等处已达稍许可以看到的程度;皮下脂肪已相当丰富,骨骼也长得十分结实,肌肉相当发达,身体维持在一定的张度,而非弛缓状态;循环、呼吸、消化、泌尿等器官已全部发育完备,已经可以在母体外独立生活了。还有的胎宝宝头部已进入母亲的骨盆之中,身体的位置稍有下降。这个时期，由于胎宝宝的头部已在骨盆入口或已进入骨盆中，所以剧烈运动的情况已经较少了，但是有些胎宝宝在分娩之前还是动得厉害，所以也不能一概而论。与9个月相比较，胎动的次数已减少很多，感觉上似乎稳重多了。此时期的胎宝宝以睡眠为主，非必要的时候是很少活动的；各种成熟的动作是胎宝宝本身自主性地发挥，并且已表现出随时准备好要面对外面世界的姿态。从这一阶段一直过渡到胎宝宝足月，胎宝宝的神经系统仍处于混沌未开的状态，整个的宫内生命只靠反射性控制方式来维持和推动。

# 准妈妈第9~12次产检的常规检查

## ♥ 常规项目检查

10个月准妈妈已经进入怀孕的最后一个月，也即将进入临产期。从第10个月开始，准妈妈需要每周进行一次产前检查。继续进行产前常规检查，包括体格检查，如测量体温，体重、血压和心率等；进行产前常规项目检测，包括血常规、尿常规、肝肾功能、妇科检查、测量胎心等，以了解准妈妈和胎宝宝在临产前的发育状况和营养情况，并及时发现临产前出现的异常情况。

由于临近产期，准妈妈要密切监测胎动，必须进行最后一次超声波检查，以确定胎宝宝临产前的生长情况，同时为生产做好准备（胎位不正的准妈妈可能还要做好剖宫产准备），进行一次血小板的测定。

## ♥ 血小板

准妈妈血小板减少的症状最早出现在孕20周，大部分准妈妈血小板减少出现在妊娠晚期。因此，临产前准妈妈必须进行一次血小板检测，以检查血小板是否正常，为生产过程中可能出现的意外做准备，以防产程中准妈妈阴道撕裂或剖宫产时血液不易凝固而发生意外。

## ♥ 胎动监测

妊娠晚期对胎动的严密监测就是监护胎宝宝的生命安全，准妈妈一定要关注宝宝的胎动。正常胎动在每天30~40次为正常范围。怀孕的28~32周，胎动最强烈；孕晚期，尤其临近产期的孕38周后胎动幅度、次数也有所减少，准妈妈感觉为蠕动感。准妈妈应该以24小时作为一个周期，来观察宝宝的胎动是否正常。

一般早晨胎动最少，准妈妈数胎动的时间最好固定在每天晚上8~11时，每天要坚持数宝宝胎动3次，每次1小时，1小时胎动3~5次就表明胎宝宝情况良好，晚上常常活动6~10次。

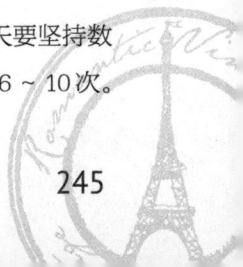

当胎动的规律出现变化时，胎动次数少于或者超出正常胎动次数，要格外小心。如果一天内发现宝宝的胎动规律明显异于平时，比如1小时胎动次数少于3次，应再数1小时；如仍少于3次，则应立即去医院做进一步检查。

## Point
## 专家解读： 哪些重点检查结果提示异常

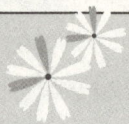

### · 胎动异常

#### ■ 胎动减少或停止提示可能脐带绕颈

宝宝的胎动一般有4种模式：

全身性运动 整个躯干的运动，例如翻身。这种运动力量比较强，而且每一下动作持续的时间比较长，一般为3~30秒。

肢体运动 伸伸胳膊、扭一下身子等，每一个动作持续时间5~15秒。

下肢运动 也就是我们常常能感觉到的宝宝的踢腿运动。这种动作很快，力量比较弱，每一下胎动持续时间一般在1秒以内。

胸壁运动 比较短而弱，一般准妈妈不大容易感觉得到。

如果急促胎动后突然停止，往往是脐带绕颈，胎宝宝被脐带缠住后因缺氧而产生窒息的现象。

#### ■ 胎动突然加剧随后减少提示：可能宝宝缺氧

如果胎动突然增多加剧，1小时超过20次，12小时超过200次，随后慢慢减少，往往是胎宝宝缺氧或受到外界不良刺激时的反应。

### · 血小板减少症

#### ■ 血小板检查中，血小板计数少于$100 \times 10^9$/L，提示可能有血小板减少症

血小板是由骨髓产生的，在血液中的寿命大约是7~10天，主要由脾脏破坏。

正常女性血小板为（100~300）$\times 10^9$/L。血小板对毛细血管壁有营养和支持作用，而血小板减少症是指血小板数低于正常范围。血小板数量减少时，毛细血管易破裂，皮肤黏膜就会出现出血点（紫癜）。

正常准妈妈妊娠后血小板数目、外形、功能均无明显改变。准妈妈血小板减少症有2种情况：一种是原发性的血小板降低，另一种是继发性的血小板降低。如果是继发性的，要治疗引起血小板降低的原发病。如果是原发性的，也称为特发性，往往是免疫功能异常引起的，主要进行免疫治疗。如准妈妈在孕期合并血小板减少症，必须先排除诸如妊娠高血压疾病或免疫系统疾病等导致的继发性血小板减少症。

准妈妈妊娠期血小板减少症，一般有以下一些特点：

－血小板减少症相对较轻，血小板计数通常仍高于 $70 \times 109/L$。

－准妈妈无症状，无出血史。血小板减少症通常在常规产前检查中被发现。

－妊娠前无血小板减少症病史。

－血小板计数通常在分娩后 2 ~ 12 周内恢复正常。准妈妈患血小板减少症时，一般表现为皮肤及黏膜出血，体表可见出血点，或皮下成片出血而成紫斑，刷牙时牙龈、口腔出血，或者是便血、尿血等。出血反复发生，可引起贫血。

准妈妈患有血小板减少症对胎宝宝一般没什么影响，主要是易造成出血。准妈妈如发现自己身上有皮下出血点或黏膜出血，血小板计数小于 $50 \times 109/L$ 时则需要去医院进行激素治疗，且很有可能在整个孕期内需要持续治疗。如果经过治疗血小板仍然无法提高，只好在生孩子时输血小板治疗。

准妈妈生完孩子后要监测血小板是否能恢复正常。

## ·羊水混浊

### ■ 超声波检查中，羊水中可见浓稠、致密的光点提示可 能羊水混浊

所谓羊水混浊一般指羊水呈草绿色，说明胎儿已经排出胎粪，羊水被胎宝宝粪便污染。

早期妊娠羊水为无色，随胎宝宝器官成熟羊水中有形成分增加而稍有混浊。足月时羊水较混浊可见由胎膜、体表脱落上皮细胞等所形成的小片状悬浮。如羊水被胎粪污染，超声波下可见浓稠、致密的光点。此外，准妈妈胆汁淤积也会使羊水混浊。

超声波检查如果发现羊水比较混浊，这就表明胎儿的情况不是很好，因为胎宝宝只有在缺氧时才会排出胎粪，所以需要尽快分娩。如果准妈妈没有临产或宫缩无力，可能剖宫产会好一些。

## ·过期妊娠

### ■ 妊娠超过预产期14天而不生产提示过期妊娠

准确地说，从受孕到胎宝宝分娩出世，平均应是 280 天。有的胎宝宝在母腹中已超过 280 天，仍然没有任何降生的征兆，有8% ~ 10% 的准妈妈妊娠超过预产期 14 天而不生产，称为过期妊娠。过期后出生的胎儿，称为过期儿。

过期妊娠，最大的是问题是胎盘的功能会随着过期而老化，也就是说超过的时间愈久，胎盘老化的可能性愈大。对于妊娠已到期、尚未生产的准妈妈，应坚持自己监测胎动次数。准妈妈如果已经超过预产期 2 周还未生产，首先要再次核实末次月经日期，弄清月经是否有规律、早孕反应及胎动开始时间，以及检查子宫增大的记录，以确定是否是过期妊娠。有的准妈妈逾期不产，是因为月经周期延长，这时就要将生产日期向后推算，千万不可因判断失误而导致早产。

当然，由于人们生活条件越来越优越，很多准妈妈在孕期比较注重养胎，造成逾期不生产的情况也开始增多。为了防止"瓜熟蒂不落"的现象发生，优生专家主张，准妈妈在怀孕

期间既要注意休息,注重营养,又要注意活动,切不可过分养胎。尤其到了孕晚期,要多散散步,坚持活动,缓解胎盘老化,有利于"瓜熟蒂落"。

## · 胎盘老化

### ■ 超声波检查,过期妊娠胎盘Ⅲ级提示可能胎盘老化

所谓胎盘老化是指胎盘的作用低落、减退,其结果是造成胎宝宝缺氧、营养不良、发育迟缓以及胎儿窘迫,甚至死胎、死产、新生儿窒息等,其远期后果是造成胎宝宝脑细胞坏死、发育不良,最终生出弱智儿。

胎盘的成熟度共分四级:0级、Ⅰ级、Ⅱ级和Ⅲ级。正常情况下,越接近足月,胎盘越成熟,而胎盘功能则随胎宝宝成熟逐渐下降。

多数准妈妈将近足月时,胎盘成熟度都在Ⅱ、Ⅲ级,这很正常。

胎盘功能减退,多是过期妊娠,或准妈妈存在妊娠并发症,如妊娠高血压、糖尿病等,都会导致胎盘血液供应减少,加速胎盘老化。胎盘老化会使胎盘功能不足,使母体输向胎儿氧气及营养物质的能力下降,可能造成胎宝宝缺氧。胎宝宝若缺氧,则容易在子宫内死亡,或者出生以后发生脑部病变;还可能使胎宝宝的体重过重,而生下巨婴。巨大的胎宝宝在生产的过程当中,发生难产的概率增加,锁骨骨折、臂神经丛受伤、脑颅内出血、新生儿窒息以及产后出血的概率皆会大增。

## · 剖宫产

### ■ 下面这些情况,准妈妈适宜剖宫产

准妈妈方面 骨盆狭窄或畸形;疤痕子宫;前置胎盘或胎盘早期剥离等原因引起的产前出血;生殖道有尖锐湿疣病毒感染;有多次流产史或不良产史;严重妊娠并发症和并发症等。

胎宝宝方面 胎位异常,如横位、臀位,尤其是胎足先入盆;胎儿过大,头盆不称;胎儿宫内窘迫,胎心异常提示胎儿缺氧;多胎妊娠等。

剖宫产就是剖开腹壁及子宫,取出胎儿。若病例选择得当,施术及时,不但可挽救母婴生命,且能使母亲保持正常的生产性能和继续繁殖后代的能力,剖宫产是一个重要的手术助产方法。

剖宫产按照实行手术的不同时期,可以分为选择性剖宫产和急诊剖宫产。前者是指在产前阶段产科医生综合多种因素,充分考虑产妇阴道分娩的风险后,在准妈妈分娩发动前事先安排的手术。后者是指在阴道分娩过程中,产科医生发现了不适合阴道分娩的情况而决定的剖宫产术。

总体来说,剖宫产是一种较为成熟和安全的手术分娩方式,但是仍然存在一些手术的近、远期并发症。这些手术风险包括术中出血、损伤周围脏器、伤口感染及麻醉意外等。另外,对于准妈妈来说,手术当时可能出现子宫收缩乏力出血,妊娠合并心血管疾病时可能出现心、脑血管意外,还有突然发生的难以预测的羊水栓塞等并发症。当然,由于没有经过产道的有效挤压,剖宫产的宝宝比较容易发生肺透明膜病,而出现呼吸窘迫。

剖宫产需要准妈妈配合做一些术前准备。

术前检查 包括测量体温、脉搏、呼吸、血压，向医生提供既往病史，同时医护人员将进一步确认准妈妈的血型、肝功能和各项免疫指标。

术前饮食 准妈妈在手术前一天，晚餐要以清淡为主，适量进食。午夜 12 时以后不要再吃东西，以保证肠道清洁，减少肠道胀气，同时也可以减少手术中发生呕吐的情况。

配合护士 手术前准妈妈要取下所有身上的饰品，包括假牙、隐形眼镜等。护士在备血、备皮、插尿管时一定要放松。

剖宫产腹壁皮肤的切口有竖切口和横切口 2 种，一般都在 10 厘米左右。有些准妈妈认为横切口美观，一味要求医生采取腹部横切口。其实，在胎位异常和一些紧急情况下，竖切口对母亲的损伤更小，娩出胎宝宝更快，更为安全。

# 准妈妈第 9~12 次产检的特殊检查

## ♥超声波检查确定产前胎情

这是准妈妈在产前检查中进行的最后一次超声波检查，主要为了全面检查和了解胎宝宝接近完全成熟、即将分娩前的宫内情况，主要包括确定最终的胎位、胎宝宝大小、胎盘成熟程度、有无脐带绕颈、羊水是否混浊等，以进行临产前的最后评估。

在预测准妈妈正常顺产可能性的同时，对异常情况及时进行判断和处理，决定是顺产还是剖宫产。

# 10 个月准妈妈的保健调治

## ♥ 胎动异常的 2 种处理方法

### 【严重胎动异常要及时中止妊娠，采取剖宫产】

到了妊娠的最后一个月，准妈妈仍然要严密监测胎动，因为胎动是胎宝宝安危的晴雨表。

如果准妈妈过期妊娠或胎盘老化，输送氧气与养料的能力低下时，可造成胎宝宝宫内缺氧甚至无氧，胎宝宝在子宫内就会躁动不安，表现为胎动次数增多。

如果由于脐带绕颈、打结、扭转等原因造成胎宝宝宫内缺氧时，胎宝宝可发生宫内窘迫，也会有胎动增多的现象，这些现象继续发展，准妈妈甚至无法忍受。

如果胎宝宝宫内缺氧继续加重，胎动反而会逐渐变弱，次数减少，这是胎宝宝缺氧较严重的信号。

如果胎宝宝缺氧仍未得到有效治疗即补给充足的氧气，胎宝宝就会因严重缺氧而胎动消失，最终由胎动消失发展为胎心音消失，再发展为心跳停止，直至死亡。

一般来说，从胎动停止到胎宝宝死亡，需要经过 12 ~ 48 小时。只要准妈妈严密监测胎动，每日认真记录胎动情况，一旦胎宝宝发生宫内缺氧、胎动出现异常、胎动突然增多的同时还伴有剧烈的腹痛和大量不规则阴道流血，就立即去医院检查，还是有时间采取相应措施比 Part 如及时终止妊娠、采取剖宫术，来挽救胎宝宝的生命的。

### 【偶然胎动异常准妈妈可以自我调节】

在排除胎宝宝出现异常的情况下，胎动偶尔减少，准妈妈可以通过自我保健进行调节。

准妈妈要注意休息，注意随气温变化增减衣物，避免感冒；尽量避免到人多的地方去；经常开窗通风，保持室内的空气流通，适当进行锻炼；多喝水、多吃新鲜的蔬菜和水果。

患有妊娠高血压综合征的准妈妈，应该定时到医院做检查，并注意休息，不要过度劳累；无论是走路还是乘公共汽车，尽量和他人保持距离，不到嘈杂的环境中去，防止外力冲撞和刺激；保持良好的心态，放松心情，控制情绪。

## ♥ 胎膜早破及时处理

### 【是尿漏还是破水】

胎膜早破是指准妈妈临产前胎膜破裂，胎膜渗出的现象，是分娩期常见的并发症。胎膜早破后可引起早产和脐带脱垂，增加围生儿死亡率、宫内感染率及产褥感染率。

发生胎膜早破时，很多准妈妈常会以为是自己小便尿湿了内裤，并不知道是胎膜早破。尽快确定胎膜早破是非常重要的，可以避免细菌沿着阴道上行到子宫里感染胎宝宝，避免发生脐带脱垂、早产等并发症。

判断胎膜早破最简便的方法是：准妈妈可以将特定的化学试纸放入阴道里，如果是胎膜早破，流在阴道里的胎膜会使橘黄色的试纸变成深绿色。在接近分娩的时间里，准妈妈要及时准备一些试纸。

### 【提前破水立即躺下】

一旦发生胎膜早破，准妈妈及家人不要慌张，

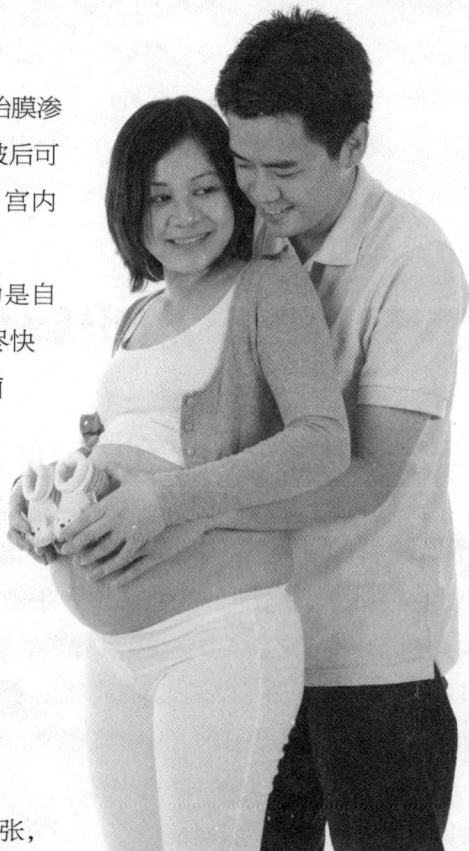

要让准妈妈立即躺下，并让准妈妈把臀位抬高，以防胎宝宝的脐带脱垂；同时，让准妈妈在外阴垫上一片干净的卫生巾，注意保持外阴的清洁；随后，必须立即把准妈妈送往医院就诊。

## 【自我预防胎膜早破】

**坚持定期进行产前检查** 严格进行产前检查，注意产前检查频率，即孕 4 ~ 6 个月每个月去检查一次；孕 7 ~ 9 个月每半个月检查一次；孕 9 个月以上每周检查一次，有特殊情况时应随时去做检查。

**孕中晚期不要进行剧烈活动** 准妈妈孕中晚期要注意锻炼强度，不要过于剧烈，适当散步即可；生活和工作都不宜过于劳累，不宜走长路，走路要当心，以免摔倒。

**孕晚期尽量减少性生活** 特别是怀孕最后一个月禁止性生活，以免刺激子宫造成胎膜早破。

# ♥ 孕晚期出血可能早产

## 【孕晚期突然出血要尽快去医院】

孕晚期，如果发生出血现象，准妈妈要立即就诊。妊娠晚期的剧烈性交会使阴道内的非病原性菌活性化，并透过子宫颈在子宫内引发炎症，产生子宫内膜炎等而造成出血、破水以引发子宫收缩。如果似流水般流出新鲜的血液，血块的量也在中等以上，应立即到医院就诊。有些时候由于外阴部或阴道内的静脉曲张破裂，也会大量出血，这时应加以止血，然后急诊治疗。倘若胎盘位于正常位置却突然剥落，也会造成大量出血，这就是常位胎盘早期剥离，必须施行紧急手术。

## 【孕晚期少量出血可能早产】

临近预产期时，由于子宫短缩或软化所产生的子宫黏液或宫颈管部位的胎膜与子宫壁分离，毛细血管破裂产生少量出血是分娩开始的征兆，一般情况下不必惊慌。但上述的情况如果发生在妊娠 37 周以前的话，一定要赶快接受诊察治疗。

除了阴道流血或点滴出血，如果准妈妈孕晚期（37 周以前）出现以下任何症状，也有可能是早产。

1. 阴道分泌物增多，或分泌物性状发生改变。性状改变指分泌物变成水样、黏液状或带血色（即使仅仅是粉红色或淡淡的血迹）。

2. 腹部疼痛，类似月经期样的痛，或者 1 小时内宫缩超过 4 次（即使是宫缩时没有疼痛的感觉）。

3. 盆底部位有逐渐增加的压迫感。

4. 腰背部疼痛，特别是在以前没有腰背部疼痛史的情况下。一旦发现早产征兆，准妈妈不要紧张，先放松心情，如深呼吸、听音乐；卧床观察与休息，最好左侧卧；补充水分。若有见红及破水现象，须立刻就医。

若使用以上方法经过半小时都无法改善的话，应立刻到附近医院就诊，以便及早提供最

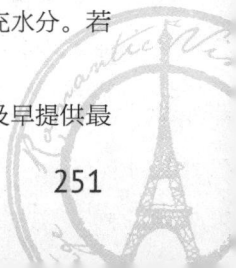

完善的检查、确定治疗方向及必要的处理，缓解早产危机。

# ♥ 宫缩、见红、破水是分娩的信号

随着预产期的来临，准妈妈的身体会表现出一些即将分娩的征兆。每位准妈妈都要经历产前等待的紧张时刻，当出现这些产前征兆时不要慌。

在正式分娩前 2 周左右，准妈妈孕妇会出现子宫底下降、腹部向前下部凸出现象。此时胎动减少，准妈妈感觉上腹部较为舒适，但有尿频及下腹坠感或腰酸腿痛感，阴道分泌物增加。这对初产准妈妈来讲预示胎头已入盆固定，经产准妈妈胎头入盆或接近入盆，即将临近分娩。

一般初产准妈妈大多数从最初感觉到临产征兆至真正分娩往往还有 1 ~ 2 周时间。分娩前子宫的收缩大概为 10 分钟一次，1 小时内有 6 ~ 7 次，如果准妈妈宫缩还没频繁到这个程度，就不需要立即去医院。因为第一胎产程常常持续 12 ~ 14 小时，准妈妈可以先在家中边休息边等待，如果羊水未破，还可以洗个温水澡，再吃一些点心。

## 【子宫收缩】

宫缩的全称应为子宫收缩。从孕 8 个月末开始，准妈妈往往会感到腹部一阵一阵地发紧变硬，这就表示子宫开始收缩了，但每次宫缩的间隔时间没有规律，持续时间短强度也不大，且不能使子宫口开大，称之为假性宫缩。

假性宫缩往往没有规律，有时准妈妈长时间用同一个姿势站或坐，就会感到腹部一阵阵地变硬，偶然地发生几次宫缩，而后又消失，有时也会变得较强烈。假宫缩常常让准妈妈误认为已进入临产，但它与真正的分娩宫缩不一样，分娩宫缩很规律，并且逐渐增强且频繁，所以准妈妈要加以辨别。

在孕 38 ~ 40 周进入分娩活动期时，这段时间内宫缩伴随宫口进行性开大，才是临产前的宫缩。产前宫缩刚开始时有点像钝性的背痛或者刺痛，放射到大腿。随着时间的进展，腹部也会感到疼痛，一阵阵的剧烈疼痛。宫缩开始是不规则的，强度也较弱；然后逐渐变得有规律，强度越来越大；再发展下去，持续时间延长至 50 ~ 60 秒，间隔时间缩短在 2 ~ 3 分钟。当宫缩发展到有规律时，准妈妈及其家人就可以去医院准备待产了。

## 【见红】

一般在分娩开始前 24 至 48 小时内，准妈妈阴道会出现血性分泌物，俗称"见红"。这是由于子宫颈口扩张使宫颈内口附近的胎膜与子宫壁分离致毛细管破裂形成的黏稠、

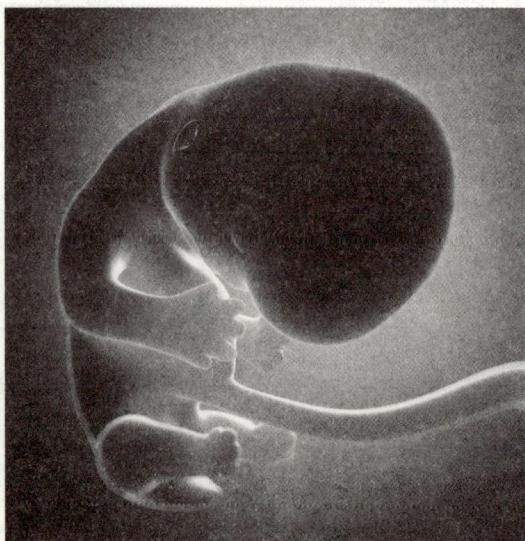

带有血迹的子宫黏液从阴道流出来的结果，它是分娩开始的征兆，一般情况下不必惊慌，准妈妈可以静心等待，直到腹部或背部出现有规律的疼痛时再去医院。

## 【破水】

破水是指环绕在胎宝宝周围充满液体的羊膜破裂，于是囊内液体可能突然大量涌出。但因为已经进入骨盆腔的胎儿头部阻塞了它的涌出，所以经常是液体一滴滴地流出来。如果准妈妈出现了破水，即使没有任何宫缩也要立即去医院，因为羊膜破裂后会增加感染、脐带脱垂的危险。

# ♥ 分娩的 3 个阶段

分娩是一个过程，从强而有力的宫缩开始到宫颈管消失、宫颈扩张直至胎宝宝脱离母体为止。产程长短取决于诸多因素，如胎宝宝大小、准妈妈是否有过阴道分娩史、准妈妈年龄等。有的准妈妈在宫缩增强后开始分娩，有的准妈妈宫缩较弱，几小时后才增强，也有的准妈妈在破水后才进入分娩状态。一般来说，第一产程最长，为 10 ~ 12 小时；第二产程大多 1 ~ 2 小时；第三产程最短，多数准妈妈在 10 ~ 30 分钟内结束。

虽然有个体差异，但分娩一般可分以下三个阶段。

## 【第一产程】（或宫颈扩张期）

第一产程是从正规宫缩开始算起至子宫口完全张开的阶段。第一产程的主要变化是在子宫收缩的作用下，宫颈口逐渐开大，最后开大到直径 10 厘米左右，以保证胎头通过。这一时期开始的标志是，每间隔 10 分钟左右出现的规律性子宫收缩，以后稳定为每 2 ~ 3 分钟收缩一次，每次持续 1 分钟左右。当宫颈口扩大到最大限度时，第一产程宣告结束，这时由于子宫口附近的胎膜和子宫壁分离，常有血性分泌物从阴道排出，胎膜也往往破裂，流出约 50 毫升温暖而清亮的液体，称为"破水"。

## 【第二产程】（或胎儿娩出期）

第二产程是从宫颈开大到 10 厘米至准妈妈把胎宝宝娩出的阶段。这一阶段准妈妈感到一种急迫感，迫使向下用力使胎宝宝娩出阴道。它持续 30 ~ 45 分钟，但也可达 2 ~ 3 小时。当胎先露压迫骨盆底部时，准妈妈有

排便的感觉，反射性屏气并向下用力，每次宫缩可用力 2 ~ 3 次，胎宝宝娩出后又有少量血液及羊水涌出。

## 【第三产程】（或胎盘娩出期）

第三产程是从胎宝宝出生后到胎盘娩出阴道为止的阶段。

胎宝宝娩出后，宫缩暂停几分钟后又恢复，迫使胎盘从子宫壁分开剥离下来。一般在胎宝宝娩出后 10 ~ 30 分钟内，胎盘自子宫娩出，同时有少量出血。

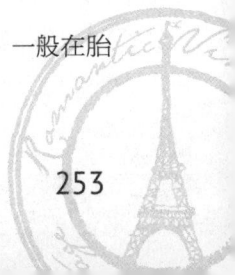

## ♥ 准妈妈要配合好生产

在分娩过程中，子宫要一阵阵收缩，宫口才能一点一点地张开，宝宝才能生下来，这就需要一定的时间，也需要准妈妈配合好才能顺利生产。在这段时间里，准妈妈产道产生的阻力和子宫收缩帮助胎宝宝前进的动力相互作用，给准妈妈带来一些不适，这是十分自然的现象。可是，有些准妈妈还是过于害怕、紧张和着急，从而造成了产程的延长及滞产，后果是十分可怕的。因此，准妈妈仅仅有了充分的心理准备还不够，准妈妈还必须在了解产程的基础上积极配合医生，帮助胎宝宝顺利娩出。

### 【放松心情调整呼吸】

第一产程每间隔 10 分钟左右出现规律性的子宫收缩，以后稳定为每 2 ~ 3 分钟收缩 1 次，每次持续 1 分钟左右。在这一阶段中，由于子宫收缩与宫颈扩张将导致不同程度的阵发性腹痛，所以准妈妈可能过分紧张而大喊大叫或用力屏气。其实这样做是无济于事的，其结果只能引起疼痛，并妨碍宫颈扩张，使产程延长，而且还将消耗准妈妈的体力，影响生产时的用力。

准妈妈在这期间要保持镇静和放松，顺其自然，可采取侧卧位使全身肌肉放松，在每次宫缩开始时做深呼吸，之后随着宫缩的节奏转入浅呼吸，宫缩过去后慢慢吸气，然后深呼吸，并用力收缩腹部。

### 【坚持不懈再加把劲】

第二产程的持续时间比较短，初产准妈妈为 1 ~ 2 小时，经产准妈妈则只需 0.5 ~ 1 小时。这一时期，准妈妈应主动帮助胎宝宝用力，参与子宫的工作，帮助胎宝宝穿过障碍，来到人间。

准妈妈在宫缩到来前要深呼吸，宫缩发生时闭住嘴深吸气，之后屏住呼吸，同时用力收缩腹肌，像解大便那样向下使劲用力，帮助胎宝宝向前推进。在每一次宫缩的间歇，准妈妈要抓紧时间放松肌肉，积蓄力量，为下次宫缩做好准备。在胎头娩出的一瞬间，准妈妈可以听从助产士的吩咐不再用力，以免撕裂会阴。准妈妈经过一次又一次不懈的努力，将迎来新生儿的降临。伴随着新生儿刚落地时响亮的哭声，第二产程结束了。

### 【稍作调整坚持到底】

第三产程是胎盘排出期。在胎宝宝娩出后，子宫又一次收缩，使胎盘从子宫壁上剥落下来，随之排出体外，至此，分娩彻底结束。

## ♥ 分娩期及时进食

### 【保证足够的营养】

到了妊娠第 10 个月，准妈妈即将迎来宝宝的诞生，这时候保证足够的营养，不仅可以供应胎宝宝生长发育的需要，还可以满足自身子宫和乳房增大、血容量增多以及其他内脏器官变化的额外需求。如果营养不足，不仅所生的婴儿比较小，而且准妈妈自身也容易发生贫血、骨质软化等营养不良症，这些病症会直接影响临产时的正常子宫收缩，导致难产。

准妈妈这时要坚持少吃多餐的原则，一定要增加进餐的次数，而且吃一些容易消化的食物，尤其是越接近临产，就越应多吃些含铁质的蔬菜，如菠菜、紫菜、芹菜、海带、黑木耳等。

为避免胎宝宝过大，在妊娠的最后一个月，准妈妈还应适当限制食用脂肪和糖类，尽量少吃粮谷类食物和甜食。

## 【分娩期及时进食】

准妈妈在分娩期由于受到阵痛的干扰和体力的消耗，所以需要适当补充食物。

第一产程的阵痛会打乱准妈妈的正常饮食节奏，大部分准妈妈食欲较差，有的准妈妈还会因为恐惧和频繁的阵痛出现呕吐。但无论如何，准妈妈都要坚持定时进食，避免胃中排空时间过长，造成胃酸过多；同时，按时进食还能及时补充营养，恢复体力，有助于接下来的用力。

由于第二产程需要准妈妈腹肌、四肢乃至全身用力，所以准妈妈需要消耗大量的体力，会感到口渴和极度疲劳。在宫缩的间隙，家人可以给准妈妈及时补充一些水分和高热量的食物，比如巧克力。

第三产程会让准妈妈感到相对轻松，但经过这么长时间的体力消耗，准妈妈往往已经精疲力竭，这时大部分准妈妈会感到饥饿。家人可以多为准妈妈准备一些补充营养和体力的易消化的食物，如鸡蛋、挂面、营养粥等。

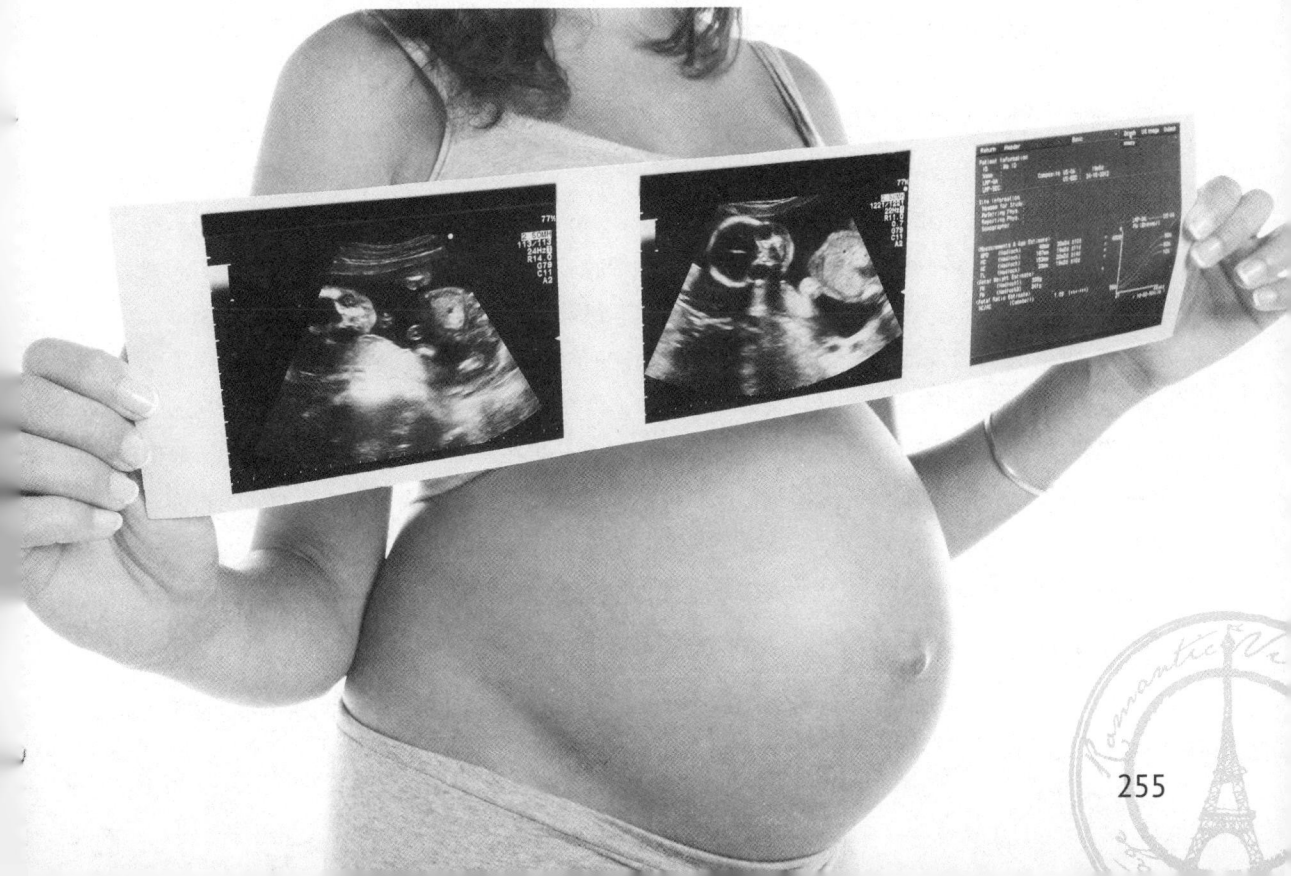

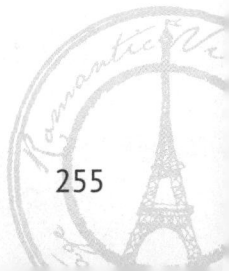

# 产后复查
# 新妈妈身体全修护（产后42天）

## 产后妈妈和新生宝宝的生长变化

### 产后妈妈身体发生了大变化

**【生殖器官的变化】**

子宫 产后变化最大的是子宫。随着胎宝宝及胎盘排出后，子宫开始收缩、复旧，主要表现为子宫的肌纤维恢复和子宫内膜再生。4周后，子宫恢复到正常大小，重50～70克；子宫完全恢复到原来的大小，需要6～8周。子宫的缩小，主要是肌细胞体积的缩小而不是数目的减少。

子宫内膜 产后，残留的蜕膜开始分化成两层，表层会坏死，随恶露排出；底蜕膜则为重建子宫内膜的来源，在产后第3周左右，除了胎盘所在处以外宫腔表面完全由新生内膜覆盖，胎盘所在部位完全重建在产后6周。

子宫颈 分娩后，子宫颈呈现松弛、充血、水肿状态，随后子宫颈腺体的增生也渐渐地退化，约4周可回复到未怀孕前状态。由于分娩挫伤，子宫颈会由未产时的圆形变成横裂口。

阴道及会阴 生产时阴道会较为松弛、宽阔，产后妈妈的阴道腔逐渐缩小，阴道壁肌张力逐渐恢复；分娩过程中胎儿在通过阴道时造成局部肿胀和小的撕裂，需要1周左右的时间就能恢复；产后约3周后，黏膜皱襞重新出现，但达不到原先的紧张度。整个恢复过程约需6周，但阴道一般不能完全恢复到未生产前的原状，要比怀孕前松弛。

输卵管 产后输卵管内细胞数目及体积都减少，需6～8周才能回复到未怀孕时的构造。

卵巢 产褥期会有相对性地不排卵，未哺乳的妈妈一般在产后6～8周时才会排卵，最早则可在产后6周排卵；而哺乳的妈妈，何时排卵、何时来月经则取决于其哺喂时间的长短，一般在28周左右才排卵。此外，产后第一次月经的来临，经常是不排卵的。

盆底组织 分娩后，盆底肌及筋膜因分娩过度拉抻使弹性减弱，且常伴有肌纤维部分撕裂。

**【心脏血管系统的变化】**

产后因胎盘消失及周边组织间液回到血管，促使多余的液体回到循环中，产后短时间内心血管输出量很高,随后心血管输出量降至生产前的 40%,约 2 ～ 3 周可恢复到未怀孕时状态。

## 【 泌尿系统的变化 】

怀孕时导致肾盂、输尿管的扩张在产后 2 ～ 8 周内逐渐恢复正常,由于孕期准妈妈的体内滞留了大量水分,所以产褥初期尿量明显增多。

## 【 消化系统的变化 】

产后,肠道的正常蠕动会逐渐恢复,约 2 周,胃肠道的蠕动就可以恢复正常。但由于产后妈妈大多躺在床上,加上腹部肌肉松弛,肠蠕动弱而慢,产后最初几天,新妈妈几乎都有便秘的困扰。所以产后要适当活动,除蛋白质外还应注意多吃蔬菜和水果,如遇到排便不顺的情况可给予软便剂或灌肠。

## 【 乳房的变化 】

一般来说,产后第 2 ～ 4 天乳房开始充血、鼓胀、发硬、压痛,随之有灰白色或淡黄色的乳汁分泌,这是初乳。初乳一般在产后第二天开始排出,可持续 5 天左右。初乳中含有大量蛋白质、矿物质及免疫球蛋白,也有少量糖和脂肪,可使婴儿获得对某些传染病的抵抗力,应尽可能地让宝宝充分吸吮,不要因为这时妈妈的奶量不多而放弃母乳喂养;数日后乳汁变为白色,脂肪含量增多、变稠,称为成熟乳。

乳汁的多少与乳腺的发育、妈妈的身体状况及情绪有关。产后妈妈要注意摄取充分的营养,保证充足睡眠,保持愉快情绪,增加宝宝吸吮妈妈乳头的频率,适当地按摩乳房等都将有利于乳汁的分泌。

此外,有的妈妈产后在腋窝下可以摸到硬块,挤压时可见少许乳汁,这是副乳腺,一般在产后可自行消退。

# ♥ 新生宝宝皮肤红润,哭声响亮

宝宝从出生后脐带结扎开始到满 28 天前这一段时间称新生儿期,这一时期的小儿统称为新生儿。

正常新生宝宝指胎龄满 37 周;体重 2500 克以上,通常约 3000 克;身长 47 厘米以上,平均约 50 厘米;无任何畸形和疾病、各器官功能已相当成熟的活产新生儿。

正常新生宝宝有如下外貌特点:皮肤红润,胎毛少,肩背部残余少量胎毛,头发粗,耳郭软骨发育良好;可见乳头及乳晕,乳房可摸到结节;指(趾)甲超过指(趾)端;四肢活动有力,有一定肌张力,呈屈曲状态;足底有较深的足纹;男婴睾丸下降至阴囊,女婴大阴唇盖住小阴唇;呼吸有规律,哭声响亮。头部相对较大,约为身长的 1/4,头围为 33 ～ 34 厘米,前囟尚开放,可通过触摸辨认骨缝。

刚出生的新生宝宝并不都一样,胎龄(在胎内的时间)有长有短,体重有轻有重。新生宝宝的分类方法有许多种,最常用的是依据胎龄和体重分类。

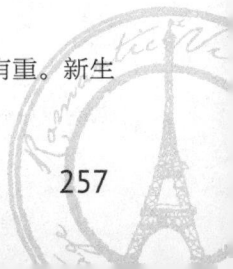

## 【按胎龄分类】

**足月儿** 指胎龄满 37 周（即 259 天）至 42 周（即 293 天）的新生宝宝。足月儿出生体重绝大多数在 2500 ~ 4 000 克，平均为 3200 克，各器官、系统发育基本成熟，对外界环境适应能力较强。

**早产儿** 胎龄满 28 周但不满 37 周的新生宝宝，不管体重多少，都称为早产儿。早产宝宝由于各器官、系统未完全发育成熟，对外界环境适应能力差，各种并发症多。

**过期产儿** 胎龄满 42 周以上的新生儿。过期产儿并不一定比足月儿发育得更成熟，一部分过期产儿是由于母亲或胎宝宝患某种疾病造成的。

## 【按出生体重分类】

**低体重儿** 出生体重不到 2500 克的新生儿，统称低体重儿。低体重宝宝大部分为早产儿，部分为过期产儿。

**正常体重儿** 出生体重在 2500 ~ 4 000 克的新生儿，称为正常体重儿。

**巨大儿** 出生体重超过 4 000 克的新生儿，称巨大儿。胎儿在母体内获得了良好的营养，就出现了体重越来越重的巨大儿。但部分巨大儿是由于准妈妈或胎宝宝患某些疾病所致，如准妈妈患糖尿病、胎宝宝有 Rh 溶血病等。

# 产后妈妈和新生儿的常规检查

产后 42 天体检时，医生会询问新妈妈一些问题，并进行各项检查，可以确定产后的恢复状况，如是否出现乳房、子宫、附件和阴道等部位的感染，以及产后心理、情绪状况是否正常等。产后检查还能及时发现产后妈妈的多种疾病，及时避免对宝宝健康造成的伤害，同时还能获得产后营养及避孕指导。

## ♥ 一般检查

一般检查主要包括身体基本状况的检查，如测血压，测量体重，检查血常规、尿常规等，了解哺乳情况。

如果发现体重增加过快，就应适当调整饮食，减少主食和糖类，增加含蛋白质和维生素较丰富的食物。同时应该坚持锻炼，体重较产前偏低的则应加强营养；其次是测血压，如果血压尚未恢复正常，应该及时查明原因，对症治疗。

如果血、尿常规检查有异常，就需要有针对性地进一步进行超声波检查、阴道分泌物检查、外科检查、心电图检查等。

对于有产后并发症的新妈妈如患有肝病、心脏病、肾炎等，应该到内科检查；对于怀孕期间有妊娠高血压综合征的新妈妈，则需要检查血和尿是否异常，检查血压是否仍不正常，如有异常应积极治疗，以防转为慢性高血压。另外，对于产后无奶或奶少的新妈妈，应请医生进行饮食指导，或给予食物、药物治疗。

## 💜 妇科检查

妇科检查主要是对产后妈妈身体和生理恢复的检查，主要检查外阴、阴道、伤口愈合情况；检查盆腔器官，看子宫是否恢复正常、阴道分泌物的量和颜色是否正常、子宫颈有无糜烂；检查内生殖器，即会阴和阴道的裂伤或缝合口是否愈合和已恢复情况等。

## 💜 新生儿检查

主要是对婴儿进行身体发育、健康情况和营养状况的检查，并建立婴幼儿健康档案。比如观察婴儿面色、精神、吸吮等情况，了解营养、发育状况，进行体格检查等。

新生儿检查项目包括：测量身长和体重在内的全身体格检查、心肺功能检查、脐部的愈合情况、营养状况和智力发育等方面。同时，根据是采用母乳喂养、人工喂养还是混合喂养等具体情况，医生确定是否需要补充维生素或其他营养成分。

## 💜 阿普加评分

宝宝出生后，医生会用阿普加评分来衡量宝宝的健康状况。这一评分法主要用于对新生宝宝窒息程度的判断，窒息即缺氧，是一种非常紧急的状态，该方法有助于医生确定宝宝是否已经做好了迎接外部世界的准备，还能为小宝宝今后神经系统的发育提供一定的预测性。如果宝宝出现窒息现象，需要立即进行抢救。

新生宝宝阿普加评分从皮肤颜色、心率（脉搏）、对刺激的反应（导管插鼻或拍打脚底）、肌肉张力和呼吸状况这五个方面进行评价，分别用 0、1、2 分来表示，五项总分最高为 10 分。

### 新生宝宝阿普加评分

| | 0 分 | 1 分 | 2 分 |
|---|---|---|---|
| 皮肤颜色 | 青紫或苍白 | 身体红，四肢青紫 | 全身红 |
| 心率（次/分） | 无 | <100 | >100 |
| 对刺激的反应 | 无 | 有些动作，如皱眉 | 哭，喷嚏 |
| 肌肉张力 | 松弛 | 四肢略屈曲 | 四肢能活动 |
| 呼吸状况 | 无 | 慢，不规则 | 正常，哭声响 |

通常，在新生宝宝出生后需立即（1分钟内）评估一次，5分钟再评估一次。必要时10

分钟、1小时再各做一次重复评估。如果1分钟内评分为8分或是8分以上则是正常的新生宝宝，约90%的新生宝宝为这种情况；如果1分钟内评分为4～7分为轻度窒息，0～3分为重度窒息。

## 新生宝宝阿普加评分标准

| | |
|---|---|
| 10分 | 属正常新生儿 |
| 7～9分 | 需要进行一般处理 |
| 4～7分 | 缺氧较严重，需要清理呼吸道，进行人工呼吸、吸氧、用药等措施才能恢复 |
| 4分以下 | 缺氧严重，需要紧急抢救，行喉镜在直视下气管内插管并给氧 |

## Point
## 专家解读： 哪些重点检查结果提示异常

### · 恶露不绝

#### ■ 妇科检查血性恶露淋漓不断提示可能恶露不绝

准妈妈分娩后，子宫组织破裂脱落时会有分泌物排出，与量多的经血相似，称为恶露。这种现象在产后可持续2～4周。

恶露按阶段可分为以下几种：

血性恶露 分娩后2～4天分泌出。量最多，含有血、小血块和蜕膜碎片，呈红色，像平时的经血，以后颜色逐渐变淡。

浆液性恶露（褐色恶露） 分娩后5～8天分泌出。因为分泌物变得比较稀薄，恶露颜色变浅，呈粉红色或褐色，说明子宫出血减少。

白色恶露 分娩2周左右分泌出，含有大量白细胞，恶露呈黄白色，以后颜色越来越浅，接近白色，恶露量也越来越少，持续了3周干净。

正常恶露有血腥味，但不臭。每位产后妈妈的恶露量不尽相同，平均总量为250～500毫升；血性恶露、浆液性恶露及白色恶露的划分也非绝对，三者之间有过渡状态。

一般而言，顺产的产后妈妈需要等待恶露自行排出，因此排出的时间为10～20天；而剖宫产的产后妈妈，由于在生产后医生即会帮忙清理，恶露排出的时间会缩短许多。

中医将产后恶露持续20天以上仍淋漓不断，称为恶露不绝。恶露不绝的主要症状为：下腹疼痛，用手按之疼痛加剧，痛处可触及肿块，恶露极少等症状。产后恶露不绝的原因有以下几种。

宫缩不佳 因为宫缩不佳造成的恶露不绝的特点是：恶露排出时间延长，量少，无臭味，无明显不适。如果产后妈妈平素身体虚弱，分娩过程中耗伤太过，或者产后未能很好休息，都可能导致宫缩不佳，子宫恢复时间延长，从而使恶露排出时间拉长。

妊娠组织残留 特点是出血量时多时少，内夹血块，可伴有阵阵腹痛。曾经做过人流、生育了多个宝宝、生殖道感染、子宫畸形等情况的产后妈妈较易发生这种现象。

宫腔感染 特点是恶露有臭味，腹部有压痛，可伴有发热。经过分娩新妈妈元气受损，宫口由开放状态逐渐才能复原，如果护理不慎病原体很容易乘虚而入，引发宫腔感染。

## ·子宫复旧不全

■ **超声波检查，见到子宫较大且子宫腔内有残留胎盘或残留胎膜影像，提示可能子宫复旧不全**

生产后当胎盘排出子宫外时，子宫会立刻收缩，以减少胎盘剥离后的出血，子宫底的高度会随着产后的天数而发生改变。生产后，子宫底高度降于脐平或脐下一指；产后第二天会稍高于脐；以后每日下降约一指宽度；约2周后，子宫即下降至骨盆腔，从腹部无法摸到；大约6周后，子宫即恢复至怀孕前大小。

子宫复旧不全的表现是：产后6周后，子宫仍然大而软，并有压痛，说明子宫复旧不全。

子宫复旧不全时，血性恶露持续时间延长至7～10天，甚至更长。若病因为胎盘残留，则血性恶露持续时间长，而且血量也明显增多，此时恶露常混浊或伴有臭味。有时能见到坏死的残留胎盘组织和（或）胎膜组织随恶露一起排出。

在血性恶露停止后，若有脓性分泌物流出，提示伴有子宫内膜炎。患者在该期间常有腰痛及下腹部坠胀感，但也有少数患者血性恶露量极少，而主要是下腹部出现剧烈疼痛。若因子宫内膜炎、子宫肌炎或盆腔感染所致的子宫复旧不全时，子宫压痛更明显，甚至附件区也有不同程度的压痛。

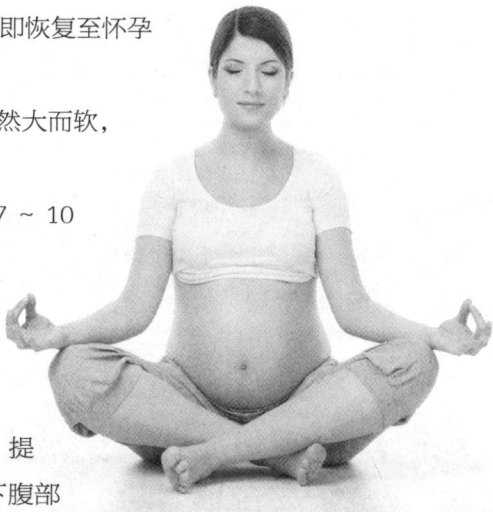

## ·外阴炎

■ **妇科常规检查，结合阴道分泌物实验室检查呈炎性反应，提示可能有外阴炎**

由于外阴部在生理上位置特殊——前面是尿道，后面是肛门，中间是阴道，所以局部皮肤常被尿液、阴道分泌物浸渍，特别容易污染；加上产后分泌恶露和抵抗力下降，局部皮肤容易受卫生巾摩擦损伤，引起细菌感染而发炎。

发生急性外阴炎时，外阴局部皮肤会出现红肿热痛，严重时还可引起发热、淋巴结肿大。如果急性外阴炎未及时治疗，就会转为慢性炎症，引起局部皮肤粗糙，产生外阴瘙痒，造成日常生活的不适。

要预防产后外阴炎的发生，必须 Part 经常保持外阴皮肤的清洁，大小便后应由前向后用纸擦净，大便后最好用水冲洗外阴；恶露未净时应勤换卫生巾，勤换内裤。

如果已经患上外阴炎，要吃清淡食物，忌吃辛辣味重等刺激性食物；如果发现外阴局部有红色小点，可在局部涂擦 2% 碘酒或局部热敷；病情严重时，要及时去医院治疗。

### ·乳腺炎

**■ 外科检查乳房疼痛脓肿，可有结块，并伴有全身不适或发 热现象提示可能患乳腺炎**

乳腺炎是产褥期常见的疾病，急性乳腺炎是以乳房部的急性化脓性感染为常见，尤以初产妈妈为多见，常发生于产后 3 ~ 4 周的哺乳期妈妈，故又称为哺乳期乳腺炎。

乳腺炎的症状：急性乳腺炎在开始时患侧乳房胀满、疼痛，哺乳时尤甚，乳汁分泌不畅，乳房结块或有或无；随着炎症加剧，局部乳房变硬，肿块逐渐增大。此时可伴有明显的全身症状，如高热、寒战、全身无力、大便干燥等。常可在 4 ~ 5 日内形成脓肿，可出现乳房搏动性疼痛，局部皮肤红肿、透亮。

产后妈妈发生乳腺炎的原因，除了抵抗力下降外，主要是因为乳汁淤积和细菌感染所致。初产妈妈由于乳头皮肤娇嫩，耐受不了婴儿吸奶时对乳头的来回牵拉、摩擦及刺激，易造成乳头皮肤损伤，形成裂口。乳头裂口后，乳母哺乳时会引起乳头痛，所以往往因疼痛而缩短喂哺时间，甚至不让婴儿吸奶，造成乳汁淤积在乳腺内，以致乳汁在乳腺内逐渐分解，分解后的产物最适合细菌的生长。此时，若外面的化脓性细菌从乳头裂口侵入，便会在乳腺内大量繁殖，从而引发乳腺炎。

## 📷 产后妈妈的健康养护

## 💗 恶露不绝重在养护

### 【恶露不下需要保暖治疗】

分娩时，如果准妈妈受凉，或食用了生冷食物或者累劳过度、忧悲过极等，都会引起产后恶露凝滞、小腹胀痛、恶露不绝症状。对恶露不绝症，一般可采取热熨、食物疗法以及辅助保暖进行治疗。

对于因寒凉所致的恶露不绝：可选艾叶、陈皮、柚子皮、生姜、小茴香、桂皮、花椒、葱、川芎、红花、乳香等中的 2 ~ 3 味炒热或蒸热，用纱布包扎，外熨痛处，若药中再加少量白酒，其效果更好；也可以多吃可活血散寒的醪糟蛋，通阳下恶露，或用鲤鱼煮醪糟、当归 30 克煮熟，去渣取汁和鲤鱼同煮熟食之，一剂料分 2 天服完。此外，还要注意卧室保暖，防止风寒外袭。

对于因肝气郁结、血凝气滞的恶露不绝：可用陈皮、生姜、小茴香、柚子皮、花椒、葱、乳香等中的选 1～2 味，炒热包熨下腹；也可以用薄荷 6 克、生姜数片，泡开水当茶饮；此外，还要保持精神愉快，避免各种影响情绪的不良因素。

经调理治疗仍不见好转者，应及时去医院诊治。

### 【预防感染为主】

一般的恶露不会有恶臭，如果恶露有异味，并发现较大凝块，或伴有腹痛、发热症状，提示可能发生了感染，要及时诊治。预防感染的最好方法就是注意卫生。因此，处理恶露前要先洗手，同时要用消毒纸或药棉由阴道向肛门方向擦拭消毒，阴道或会阴有伤口 Part 应特别注意不要擦拭伤口处；卫生巾或药棉不可重复使用，每次使用过后必须换新的，可以使用医用药棉；勤换卫生巾和内衣、内裤，保持会阴部的清洁，避免阴道、子宫感染发炎。

## ♥ 会阴愈合期需要护理

### 【盆浴治疗预防感染】

如果在分娩时会阴部有了伤口要注意护理。在产后的头几天恶露量较多，如果不注意清洁，容易造成会阴部伤口感染。

预防感染的最好办法就是注意清洁。产后妈妈应选用消毒过的卫生垫，并经常更换；大小便后要用清水清洗外阴，以保持伤口的清洁干燥；洗后用棉签或纱布轻轻拭干伤口，有必要的话可用棉签将预防感染的药膏由前往后涂于伤口上，再垫上干净的卫生巾；伤口愈合情况不佳时，要坚持盆浴治疗，盆浴的药液可选用无刺激性且疗效较好的纯中药制剂或 1:5 000 的高锰酸钾溶液，每天 1～2 次，持续 2～3 周，以促进伤口愈合。此外，要注意睡觉体位对伤口的影响，如果伤口在左侧，应当向右侧睡；如果伤口在右侧就应向左侧睡。一般来说，会阴伤口的完全愈合需要 6～8 周，而会阴伤口内的缝线需要更长的时间才会被完全吸收。

### 【避开伤口减轻疼痛】

经阴道的自然分娩常常造成会阴部受伤，其疼痛程度因裂伤大小、范围以及有无并发血肿、感染有关，一般伤口疼痛在分娩刚结束数小时至 24 小时内最为严重，剖宫产的伤口疼痛一般比自然分娩要厉害。大多数情况下只要采取不直接压迫伤口的姿势坐卧，并适当服用止痛药或注射止痛剂就可以帮助止痛。比如尽量侧卧不要坐得过久，排尿时身体向前倾或是采取半蹲的方式，都可以避免过度的疼痛。

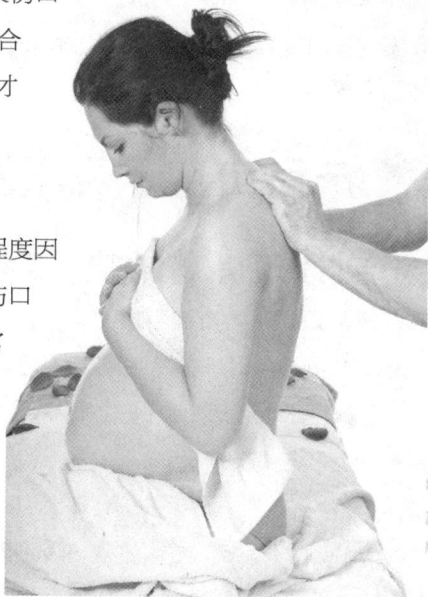

对于肿痛较严重者，可以先使用冰袋敷，然后再用热敷或药水坐浴来进行治疗。如果并发伤口血肿、淤青，就要进行手术止血和引流了。如果伤口并发感染，就必须加用抗生素进行治疗，并保持伤口干燥或重新缝合裂开的伤口。

## ♥ 产后乳腺炎以预防为主

### 【防止乳头皲裂】

乳腺炎初发时，产后妈妈会感到突然发冷、寒战并同时伴有发热，局部和整个乳房有刺痛或抽痛、跳痛并逐渐加剧；随后，乳量明显减少，乳房皮肤发红，整个乳房肿大形成硬块。如果能及时用抗生素和清热解毒的中药治疗，病情会很快得到控制，可不致化脓；如治疗不及时或不治疗，病情会很快加重，导致局部化脓甚至发生败血症。因此，积极预防是防治乳腺炎的第一步。

预防急性乳腺炎的发生主要是防止乳头皲裂。为此，在怀孕早期就要开始纠正乳头凹陷，孕 5 个月后每天用 75% 酒精擦拭乳头或用肥皂水清洁乳头，然后用清水冲洗干净，涂上食用油，防止产后哺乳时发生乳头皲裂；其次，定时喂奶，每次喂奶时间不宜过长，10 ~ 15 分钟为宜，每次喂奶先吸空一侧，再吸另一侧乳房；下次喂奶时先吸另一侧，这样交替喂哺，每次喂奶将乳汁吸空；若婴儿吸不完可用吸奶器吸空，不要让乳汁淤积在乳房中，以减少细菌繁殖的机会。

### 【治疗可外涂药膏或排脓】

如果发生了乳头疼痛，就要尽早治疗。哺乳时感到乳头疼痛，就要在喂奶后涂药如抗生素软膏、鱼肝油之类进行预防性治疗；若乳头已皲裂，可暂停直接授乳，可用吸奶器将奶吸出再喂养婴儿，同时煎药外搽乳头裂口；如已经发生了急性乳腺炎，可用抗生素如青霉素、红霉素等治疗；若已化脓则需切开排脓。另外，还可配合进行中药疏肝通乳、清热解毒等治疗，效果会更佳。

## ♥ 产后自查，及早发现乳腺疾病

### 【产后自查乳房，预防乳腺疾病发生】

产后妈妈还要重视预防乳房疾病的发生，经常自查乳房可有效预防乳房病变。乳房的自我检查方便易行，一般有下面几个步骤。

目测 面对镜子双手下垂，仔细观察乳房两边大小是否对称，有无不正常突起，皮肤及乳头是否有凹陷或湿疹。

手触 站立，先用手按压乳房组织，接着在乳房上画圈，然后继续按压乳房组织。

卧查 躺下，检查左乳时在左肩下垫个枕头，同时把左手放到脑后。用右手检查左乳，以中间的三个手指指腹从乳头向外呈放射状轻压乳房,感觉是否有硬块;然后,由乳头开始做顺时针方向环状画圈检查,逐渐向外三四圈,至全部乳房检查完为止。用同样方法检查右乳。

如果新妈妈在自查中发现双侧乳房不对称,乳房有新出现的肿块且肿块质地变硬、体积和位置比较独立,同时乳房皮肤有水肿、凹陷或乳晕有湿疹样改变,应立即去医院请专科医生检查。新妈妈在自查中应注意区别正常组织和乳腺增生的区别,轻度乳腺增生可不必惊慌,因为30岁以上的女性都会或多或少地罹患此病,但如果增生进一步加剧则要提高警惕。

乳房自查贵在重视和坚持,尤其是新妈妈一定要坚持每月一次的自查,因为过了30岁的女性是乳房疾病的高发者。

## 【 科学哺乳,维护乳房健康 】

**科学度过哺乳期** 哺乳能使乳腺充分发育,并在断奶后良好退化,不易增生。产后妈妈要重视妊娠和哺乳期的乳房科学保养,利用妊娠和哺乳来加强对乳房的健康维护,避免乳腺疾病的发生。

产后妈妈哺乳时,应两个乳房交替喂奶,避免一侧哺乳时间过长形成下垂;避免每次哺乳时间过长,每次不超过20分钟。有些妈妈让宝宝含着乳头睡觉,一喂就是1小时,对断奶后乳房的健美是十分不利的;选择合适的乳罩并注意佩戴方法,胸罩要选择大小合适、有钢托的款式,但也不宜太紧,以免影响胸部血液循环。

**心情愉快** 良好的心情是卵巢保持正常排卵、孕激素分泌正常的重要保证,只有这样,乳腺才不会因受到雌激素的刺激而出现增生,即使是已增生的乳腺也会在孕激素的作用下逐渐复原,恢复乳房的健康。

**饮食健康** 健康的饮食是乳房健康的基础,所以产后妈妈应遵循"低脂高纤"的饮食原则,多吃全麦食品、豆类和蔬菜,控制动物蛋白质摄入,同时注意补充适当的微量元素,为预防乳腺疾病提供营养保证。

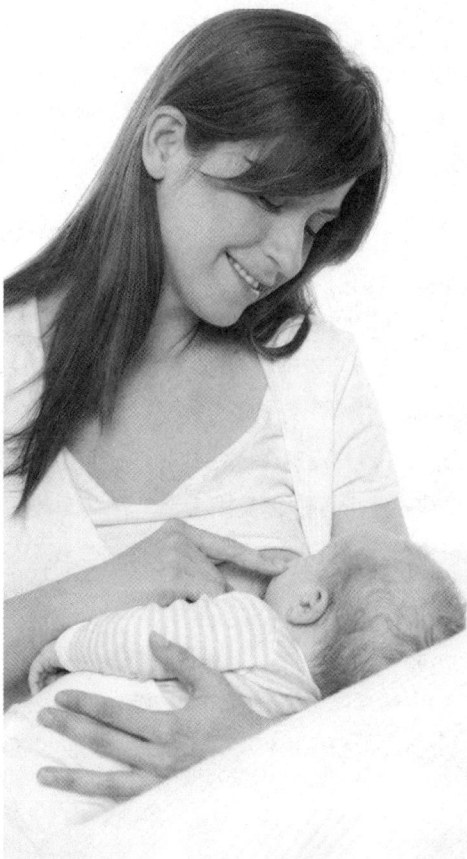

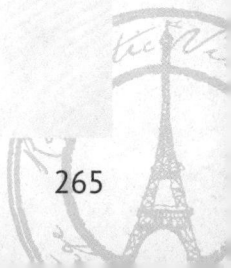

# 附录 1

## 保养卵巢常见问题TOP12

### <医生邮箱，卵巢常见问题在线解答>

中国四大名著之一的《红楼梦》中贾宝玉说过"女人是水做的"，这是形容年轻女子水灵动人，其实在女性身体中有一样激素确实可以让女人像水一样灵气动人，少了这种激素，女人就会"干瘪"、"萎枯"了，这种激素就是雌激素。雌激素是由卵巢分泌的，因此，女性对卵巢的保护不容忽视。随着生活质量的提高，已经有越来越多的女性更加注重健康保健，卵巢保养也越来越受到关注。那么，究竟怎样做才是真正的卵巢保健呢？美容院里的香薰精油真的对卵巢有用吗？当出现意外情况卵巢不得不手术时，经过伤害的卵巢又该怎样去保养？这就是本章想要告诉大家的内容。

······ Case1 ······

### 卵巢早衰的预防

**患者提问：**

我是一名教师，今年 30 岁。作为班主任，平时的工作比较忙碌，近来觉得情绪总是很不稳定，易暴躁、易怒，对待学生、孩子以及老公常常失去以往的耐心。皮肤也觉得干燥，没有了以往的光泽，月经也来得很少，不适症状颇多，虽然卵巢早衰症状还不是很明显，但是由于我平时就比较敏感，因此没有迟疑地就去医院进行了检查，得出的结论是我有卵巢早衰的倾向。我很恐惧，不知卵巢早衰到底还会给我带来多少麻烦，我又该怎样治疗和防止它继续老化呢？

**医生解答：**

很高兴能为你解答你心中的疑惑。

首先，身体出现卵巢早衰的症状时不要过分担心，只要在日常生活中稍加注意并通过合理正确的治疗，一般是会痊愈的。那么，在日常生活中要注意些什么才能加快病情痊愈呢？

### ● 强健身体，娱乐身心

坚持体育锻炼，增强身体健康，是女性保持旺盛生命力的最直接的途径。健康的身体能有效保证全身各器官系统正常工作与互相协调作用，保证体内神经和内分泌系统功能正常，自然可以有效减缓卵巢的衰老。

精神放松，尽量保持心情舒畅，这是保养卵巢一定要牢记的。特别是现在你由于工作过度劳累而出现卵巢早衰的现象。你一定要以积极的心态对待病情，消除无谓的忧虑和恐惧感。同时采取积极有效的心理调节方法，还要善于从家人那里得到安慰与鼓励，这样可以让你压抑的心情得以缓解。

### ● 食养调理

注意日常生活饮食，保证摄入足够的营养成分，可以帮助你获得维持卵巢生理功能的必要营养。适当多吃一些优质蛋白质、B族维生素、铁、钙等营养物质，如鸡蛋、猪肝、牛奶、豆类及其制品、新鲜蔬菜、蘑菇、木耳、海带、紫菜、鱼类等。同时还要保持饮食清淡，不要过腻、过咸、过甜。饮食有规律，按时进餐，不暴饮暴食。

### ● 性爱滋润

首先，性爱可以促进女性雌激素分泌。在夫妻做爱时，随着全身爱抚和阴茎插入阴道的刺激，女性雌激素的分泌会增加，有利于维持女性的生理调节。其次，性爱能缓解痛经，有利于卵巢的健康。再次，性爱有利于消除卵巢内细菌。精液中所含的精液胞质素有近似青霉素的杀菌作用，对阴道炎、宫颈炎、子宫内膜炎、输卵管炎等疾病都有抑制作用。

······ Case2 ······

## 中西医结合更有效

**患者提问：**

我是一名卵巢早衰的患者，已经在医院得到了确诊，但是在关于如何治疗的问题上我现在还犹豫不定。总是听说西药见效快，但是缺点就是不良反应大，对身体不太好，而中药则是见效慢，却不伤身体，所以我更倾向于中药，只是不知对于卵巢早衰来讲，寻求中药治疗是不是最好的选择？

**医生解答：**

很高兴能为你提供帮助。

当今社会，由于工作和生活等方面的压力，患有卵巢早衰的人越来越多。卵巢早衰并不可怕，关键是你要以积极的心态去配合治疗，这样才能很快地好转。对于治疗卵巢早衰是采用中医还是西医，这要依个人的病情而定，下面我就介绍下中医与西医的不同之处，以方便你做参考。

在中医范畴内，卵巢早衰多为肾气虚、天癸竭、气血虚引起，其主要原因为肾虚。治疗卵巢早衰的中医方法主要采用补肾健脾法、补肾疏肝法、补肾活血法和补肾养阴法。

| | |
|---|---|
| 补肾健脾 | 调经之要，贵在补脾胃以滋血之源，养肾气以安血之室。尤其在改善患者潮热多汗、阴道干涩等绝经期症状方面疗效显著。 |
| 补肾疏肝 | 卵巢早衰主要从肝入手，选用具有益肾养肝、调补气血、活血通经之功的煎药治疗，可促使卵巢排卵功能的恢复。 |
| 补肾活血 | 应采用具有补肾活血、化淤补肾、益精血的中药，使冲任通畅，经水满盈，自通而下，可有效缓解临床症状，能诱导排卵成功。 |
| 补肾养阴 | 女性以血为主，且"阴常不足，阳常有余"，故治疗应重在补肾养阴。可采用补肾养阴方以及补血调经汤来调理。补精血以维持身体阴阳的相对平衡，这是卵巢早衰治疗的根本。 |

综上所述，我们可知补肾健脾法、补肾疏肝法、补肾活血法和补肾养阴法四大法是治疗卵巢早衰的中医方法中最为行之有效的。

与中医相对的西医，他们是从不同的角度入手，采取不同的方法来进行调理和治疗的。

| | |
|---|---|
| 雌激素治疗 | 卵巢早衰患者在大多数的情况下是因为体内雌激素缺乏导致的，而且雌激素有刺激卵泡发育的作用，还有间接促进或抑制促性腺激素的释放，因而可以影响卵巢功能。因此，补充雌激素的治疗方法在一定程度上效果很好。 |
| 免疫治疗 | 查明有抗体因素存在者可行免疫治疗。注射免疫疫苗也是一种较可靠的治疗手段。 |

| 手术治疗 | 对于因卵巢血管因素导致卵巢营养缺失而产生该病症的患者，在治疗的过程中，可以选择在卵巢功能丧失前尽早进行血管搭桥手术，如将卵巢动脉与肠系膜下动脉或肾动脉等吻合，恢复卵巢血管供应，使卵巢再现生机。 |
| --- | --- |

还有一点就是，现在医院治疗卵巢早衰的方法很多，往往不再是单一的中医治疗或西医治疗，中西医结合是最佳的选择。你可以根据自己的情况，去咨询一下主治医生，以明确哪种方式比较适合你的病情。

······ Case3 ······

# 美容院中的卵巢保养是对是错

**患者提问：**

我是一个计算机工作者，每天都要长时间面对着电脑，因为平时喜欢看一些保健类的书，所以知道这样的工作状态对身体十分不利，对卵巢也十分不好，心中总是不安。前段时间看见我们这新开了好多按摩店，其中有一个项目就是卵巢护理，我犹豫很久，不知道这种方式是否真的可以护理卵巢，按摩对卵巢真的有修复的作用吗？

**医生解答：**

很高兴你的信任，向我寻求帮助，我将尽力为你排解疑虑。

现在对于美容院中的卵巢保养存在着两种观点。

一种观点认为美容院中的卵巢保养为香薰美容和古老的中医疗法的结合，用具有药理性作用的植物精油按摩腹部，并配合远红外线温灸仪进行穴位治疗，能够起到活血化淤、温补子宫、改善卵巢功能的作用，从而达到驻颜美容的目的。

但这种疗法对取穴、按摩等手法有很高的要求，需要经过正规医疗培训的专业医生操作。如果取穴不准确或按摩手法不到位，不仅起不到保养的作用，反而可能会引起腹痛，甚至还会影响月经周期。

另一种观点认为美容院中的"卵巢保养"有炒作之嫌，卵巢保养只是一种"心理美容"罢了。

他们还认为，卵巢位于盆腔深处，前面有膀胱，后面是直肠和肾，女性平躺时是摸不到的。因此，一般的按摩手法根本接触不到卵巢，精油更不可能渗入，最多能渗入到皮肤，不可能对卵巢有作用。因而，体表用药及按摩对卵巢没有任何直接作用。

就我个人而言，我更倾向于后者。不能否认仍然有一些女性称接受美容院的治疗后从中受益。她们认为自己的皱纹减轻了，皮肤因此变得有光泽。在这一点上，我觉得更多的是从业人员良好的服务态度、热情周到的心理疏导起到了关键作用。那些愁容满面的女士，经过舒适的按摩后，怀着愉悦的心情和对美丽的憧憬而去，皱纹自然舒展了，显得容光焕发。美容师对下腹部轻柔有序的推拿按摩，对求美者的肠道功能也起到了一定的调节作用。因此，从某种意义上讲，"卵巢保养"是一种不错的心理美容手段。

在这里，我的建议是，美容院中的卵巢保养虽说不能起到真正的"美容"作用，但是对人身心的放松还是可以起到一定辅助作用。如果时间和条件允许，去体验体验也未尝不可，但是想真正的保养卵巢，保住美丽，还是得从平时的饮食起居等方面做起。

要知道，能否延缓衰老并不是单由卵巢一个器官就可以决定的，而是多个器官协作完成的。平时，注意服用补养肝肾、滋补气血的药物，如何首乌、熟地黄、黄芪，多吃豆制品、牛奶、果蔬，注意维生素 E、维生素 D 及矿物质如铁、钙的补充，加上适当的体育锻炼，保持良好的心态，才是保持青春的关键。

## ······ Case4 ······
# 卵巢囊肿手术后的呵护让你更美丽

**患者提问：**

我是一名白领，前几天刚刚做了卵巢囊肿手术，当时医生告诉我手术之后要注重保养，但是我不知道这种手术到底对身体有没有什么严重的伤害，更不清楚在手术后应该做些什么，是不是需要注意的事情很多？冒昧给你写了这封信，希望能得到你的一些指点。

**医生解答：**

很高兴为你解答疑惑。

事实上，每个女性都有可能存在卵巢囊肿，只不过程度轻重不同，一般情况下，囊肿是有可能自行消失的，但是若没有消失，反而渐渐增大，那么，一般就需要进行手术治疗。

虽说这种手术不见得会是多么复杂，但是毕竟是在身上开过口留过疤的，对身体也会有一定的损害，尤其是对卵巢本身的伤害更大。因此，在卵巢手术后，一定要注意调养，以便身体及时恢复。

接下来，就跟你介绍一下关于卵巢手术后应该注意的地方。

## ● 饮食方面

手术后应避免食用油腻的食物。应多进食粗粮。少吃激素类食品及高脂肪、高蛋白质食品和精加工食品，如鸡蛋、大豆、蜂王浆、罐头等。因为脂肪会形成堆积，使伤口不能快速愈合，伤口对细菌的抵抗能力也会减弱。不要吃容易胀气的食物，比如洋葱、豆制品和高丽菜等。

卵巢手术后，在饮食上一定要注意，一日三餐都应有合理的安排，一些忌口的东西千万不要吃，以免影响身体的恢复。

增加蛋白质的摄入量。蛋白质可以帮助伤口快速愈合，增加体力。可以选择鱼类，因为鱼肉比较容易消化和吸收。

食用适量的蔬菜和水果。蔬菜和水果中含有丰富的矿物质和维生素，可以提高自身的抵抗力，帮助伤口快速愈合。

多补充水分。俗话说，多喝水能治百病。避免辛辣刺激的食品、浓茶、可乐、咖啡等这类能使神经兴奋的食物。

## ● 生活方面

术后应适度锻炼，但是避免过度疲劳。要注意保暖不要受凉。同时要保持愉快的心情以减轻压力。当然，个人的清洁卫生也必不可少。若是肥胖女性，最好适当减肥，有利于调节内分泌，减少复发的可能性。

另外，要定期做妇科检查，保持着最低一年一次的频率，一旦发现身体异常，应及时治疗。

## ······ Case5 ······

# 流产后的卵巢需耐心保护

**患者提问：**

我刚刚结婚不久就怀孕了，还没准备好做妈妈，所以只好去医院做了人工流产。总是听说人工流产对身体的伤害是非常大的，我现在月经量非常少，还总是有一些怪怪的感觉，不知是我多疑还是真的存在，我想知道这个究竟是不是由于人工流产引起的呢？人工流产对身体到底有哪些影响呢？

**医生解答：**

人工流产是医生使用器械进入子宫腔吸刮或钳刮来终止妊娠的方法。人工流产后体内的内分泌水平会急剧下降，没有一个缓慢的适应过程，因此会给机体带来种种不良后果，甚至引起月经失调和卵巢功能下降。

至于流产后月经量会减少，可能有两种原因。一是宫颈粘连或宫腔粘连，导致经血不能排出或排出不畅。若流产后月经规律，可以每天清晨测基础体温一个周期，以进一步证实是否排卵正常。二是子宫内膜局部损伤后导致月经少。可以在月经中期做超声波测子宫内膜厚度，必要时做宫腔镜检查，如有内膜粘连，可在宫腔镜下加以分离，然后再用大剂量雌激素促使内膜增长。是否会影响以后妊娠，要根据检查及治疗结果而定。

排卵后因卵巢有黄体形成，产生的孕酮作用于下丘脑体温调节中枢，使体温上升0.3～0.5℃，一直持续到经前1～2日或月经第一日，体温又降到原来的水平。

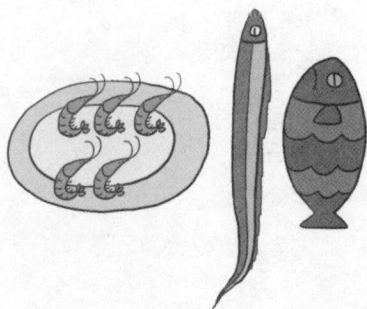

一旦做了人工流产手术，一定要注意身体的调养，否则，容易留下病根。

● 加强营养

流产术后应卧床休息1～2天，注意增加营养，多吃些鱼类、肉类、蛋类、豆制品等蛋白质丰富的食物和富含维生素的新鲜蔬菜，以加快身体的康复。术后禁用冷水洗头、擦澡、洗手及洗衣物等，否则冷水刺激可诱发关节炎，遗留下受冷部位关节、肌肉疼痛的毛病。

● 观察出血状况

人工流产术后如果阴道流血超过一周以上，甚至伴有下腹痛、发热、白带浑浊有臭味等异常表现，就应及时到医院复查诊治。

● 保持外阴清洁

勤换洗内衣、内裤，每日清洗外阴，经常更换卫生纸，血未净者绝对禁止灌洗阴道及坐浴，以免引起上行性感染。

● 禁止性生活

人工流产术后子宫口还没有完全闭合，子宫内膜也有一个修复的过程。术后半月内不要坐浴，术后1个月内严禁房事。

# 卵巢切除不等于美丽不再

**患者提问：**

我是一名35岁的普通白领，前段时间做了卵巢切除的手术，我知道卵巢对于女人非常重要，虽然我现在已经有了家庭和孩子，但是还是会担心卵巢切除后会给自己带来意想不到的伤害和影响，因此，你能告诉我卵巢切除后会带来哪些变化吗？我需要注意些什么？

**医生解答：**

卵巢切除就意味着女性性腺的"退役"，但它不同于更年期卵巢功能的自然衰退，也不同于子宫切除。卵巢切除首先遇到的是雌激素突然减少，所有受雌激素作用的器官都将受到不同程度的影响，如月经停止、生殖器萎缩、乳房变小、性功能减退、皮肤弹性降低，出现如同更年期的一些变化，如自主神经功能紊乱的症状，骨质代谢及脂肪代谢等也会受到影响，而且发生冠状动脉粥样硬化和骨质疏松症较自然绝经者要高。

那么，在这种情况下，又该注意些什么呢？下面我们就来讨论一下。一旦出现需要切除卵巢的情况，一般要在手术后即开始用激素替代治疗，同时补充钙剂，这样可延缓更年期的到来，减轻更年期综合征的不利影响，降低骨折的危险性，提高生命质量。但并非每个术后病人都需要用外源性雌激素替代自身失去的卵巢激素，因为女性体内还有一个肾上腺腺体，能分泌少量类似雌激素的物质，这些物质具有雌激素的功能，因此有些病人仅在刚切除卵巢短时期内有些不适，渐渐这些症状会消失，并不出现明显的更年期综合征。

卵巢切除手术后要多补充水分；避免油腻的食物；增加蛋白质的摄入，如鱼、肉、豆类、蛋、奶类；适量吃蔬菜水果。另外，吃完饭后可适度运动，这样有助于身体的康复。

---

**温馨小提示**

由于卵巢对女性至关重要，一般情况下卵巢的各种良性疾病，如卵巢囊肿、卵巢炎症、卵巢结核等，不建议轻易切除卵巢。但是卵巢肿痛有转移指征者，或者尚未转移而怀疑将有可能转移者，均应切除卵巢。对一部分乳腺癌患者，为了防止卵巢大量分泌雌激素而引起乳腺癌复发，有时也需要切除卵巢。有严重性盆腔炎，经久不愈，双侧卵巢炎相当严重，对身体的不良影响超过了卵巢所带来的好处时，也往往考虑切除卵巢。

# 乱用卵巢补品不会增添你的魅力

**患者提问：**

我近一段时间来月经量都特别少，也不知是怎么回事，有朋友告诉我说，可能是气血两亏的表现，让我多买一些补品来补补身子，可市场上琳琅满目的补品，我又不知该如何选择，也不知这些补品究竟对身体好不好，能不能改善我的状况，希望你能给我指点迷津。

**医生解答：**

你关注自己的卵巢是一种很好的现象，因为你对自己的身体负责。卵巢功能不好，月经一定不调；但是月经不调，并非一定是代表卵巢功能不好，所以不能盲目吃含激素的补品。

女性卵巢分泌雌激素和孕激素相辅相成，共同作用，任何一个出现了问题，都会造成整体不协调。因此，维持雌激素与孕激素的平衡是卵巢功能正常的前提条件。所以女性朋友在选择卵巢补品的时候一定要留心，不要贸然服用含有激素的保健品，以免导致身体内的激素不平衡。其实，若是卵巢没有发生意外的状况，药物补品最好不要选择，在生活中很多食物都可以起到滋补、养护卵巢的作用。平时多吃一些含高钙的食物以及含叶酸和胡萝卜素丰富的食物，也可适当服用维生素 C 和维生素 E。除此之外，生活要有规律，晚上 22 点前睡觉，锻炼首选瑜伽、慢跑等有氧运动，保持健康平和的心态等都可以有效避免内分泌失调。

希望我的回答能给你一些启示，祝你早日调理好自己的身体。

# 得了卵巢炎，一定要重视

**患者提问：**

我前段时间突然感到下腹压痛，并伴有紧张和反跳痛的感觉，因此去医院做了妇科检查。检查结果为宫颈剧痛，后穹窿饱满，有时附件区可触见压痛明显、边界不清、质软的包块；初步诊断为急性卵巢炎。看到这一结果后我非常的紧张，我应该怎么办呢？

**医生解答：**

卵巢炎通常是由于人体防御机制遭到破坏或抵抗力低下，使病原体趁机侵入卵巢所引发的炎症。分为急性卵巢炎和慢性卵巢炎，其中慢性卵巢炎比较常见。卵巢炎常包含在盆腔炎内，故临床常有以下体征和症状：

急性卵巢炎症状可能有发热、腹痛、腰骶部疼痛、肛门坠胀感等。慢性卵巢炎症状则表现为腰骶部不适酸痛、肛门坠胀感、全身疲乏无力、精神欠佳、月经量改变，甚至下腹出现包块等症状。

卵巢炎在治疗的过程中一般以药物治疗为主，急性发作时用抗生素治疗；若伴有卵巢周围粘连或卵巢输卵管包裹等症状，可考虑剖腹手术或腹腔镜下粘连分解术。

急性卵巢炎如果耽误治疗的话，可能转变成慢性卵巢炎，甚者还可能引起盆腔炎，最终导致不孕。另外，卵巢炎对卵巢损伤很大，可能造成卵巢功能衰退，形成卵巢早衰。因此，你一定要重视自己的病症，配合医生积极治疗。

慢性卵巢炎的症状有腰骶部不适酸痛、肛门坠胀感、全身疲乏无力、精神欠佳、月经量增多或减少、下腹包块等。慢性卵巢炎由于卵巢感染了细菌，导致卵巢发炎，产生卵巢粘连、卵巢输卵管包裹、卵巢输卵管脓肿及输卵管梗阻、卵巢排卵障碍等病症，严重者可致不孕。

建议无论是急性卵巢炎还是慢性卵巢炎患者，都应及时、有效、彻底地治疗，尤其是慢性卵巢炎，一定要防止其复发，以免给你的身心和家庭带来更大的伤害。

······ Case9 ······

# 卵巢黄体破裂很危险

**患者提问：**

我已经是一个孩子的母亲了，身体状况一直很好。但前几天突然下腹剧痛，到医院检查才知道患了卵巢黄体破裂，在医院进行了一段时间治疗。现在虽然出院了，但我还是担心这个病是否真的治愈了呢？还有，我怎么会得卵巢黄体破裂这个病呢？

**医生解答：**

感谢你对我的信任，我会尽量解答你的疑问。

卵巢黄体一般是不会毫无征兆地突然破裂的。大多数情况下在破裂之前，都伴有卵巢充血、肿大的过程，只是很多时候，这种症状没有引起患者自身的注意而已。

腹部脂肪过多、经常性阴道灌洗、患有盆腔炎症等病症的女性都有可能出现卵巢充血。当这种出血的症状出现后，卵巢受到外力或间接外力下，特别是月经前期时，很容易因大便用力、恶心呕吐、用力过度等因素发生意外。

卵巢黄体破裂有一定的危险性。卵巢黄体破裂绝大部分发生在月经周期的第20～26天，发病时可出现下腹部疼痛，轻重不一。如果右侧卵巢破裂，便与阑尾的部位相近，和阑尾炎的那种腹痛逐渐加重、拒按等表现相似，常被误诊为阑尾炎。

对于黄体囊肿破裂出血不多者，经保守治疗破裂口可自行闭合。患者一定要卧床休息，可以适当地服用中药以活血祛淤，攻坚破积，清热解毒。症状严重者一定要手术治疗，以免延误治疗时机。希望你早日康复！

······ Case10 ······

# 卵巢癌要预防，根治防复发

**患者提问：**

我今年35岁，最近几个月出现了闭经的症状，刚开始以为是太劳累造成的，就没有特别注意。后来又出现了外阴和下肢水肿、食欲缺乏等症状，只能去医院做检查，结果医生说我患上了卵巢癌。我当时感觉天塌下来了一样，我年纪也不算大，怎么会得这种病呢？你能跟我讲下这种病的病因以及它的治疗方法吗？

**医生解答：**

得知你得病的消息，替你感到焦虑。但是庆幸的是你在早期就发现了问题，因此，只要你配合医生积极治疗，治愈的希望还是很大的。

首先我先跟你讲一下卵巢癌的病因。主要有两方面因素：

| 外部因素 | 不良的饮食和生活习惯，以及由于化学、物理、生物等致癌因子所致。 |
| --- | --- |
| 内部因素 | 免疫低下、内分泌失调、遗传、精神因素等。 |

中医上也有一种说法，认为卵巢癌主要是脏腑失调，气血不和，因经行不慎，伤于风冷，或情志内伤所致。我可以把这句话给你解释一下。卵巢癌的发病原因，主要是由于人体气血不足，导致外界湿寒等邪气侵入体内引起的。

中医上有一种辅助治疗预防早期卵巢癌的基本按摩手法，下面我就给你介绍一下。

1. 患者仰卧，用单掌揉按小腹10次，手法应柔和，不能过度用力，然后施掌振法3～5分钟。

2. 将双手的大拇指放在血海穴上，其余四指点揉膝上肌肉，点按拿揉并行，操作3～5分钟。

3. 点按、弹拨三阴交、阴陵泉穴各 1 分钟。

4. 这个动作必须找人帮忙。患者取俯卧位，另一人单掌按抚于患者腰骶部，上下搓按，反复揉搓，以热透小腹为宜。

5. 将食、中指并拢，点按患者长强穴 5 ～ 10 次。

6. 揉按肾俞、命门穴各 1 分钟。

另外，经过治疗后的卵巢癌患者病情是很容易复发的。因此，为了减少卵巢癌复发要注意以下几点：

| | |
|---|---|
| 减少<br>卵巢<br>癌的<br>复发 | 彻底清除病灶。在卵巢癌手术中应尽可能切除原发肿瘤及所能看到的盆腹腔转移灶，若非必须，只能保留直径小于 1.5 厘米的癌症灶。 |
| | 坚持长期化疗。卵巢癌的化疗应该是较长时期、持续性的，特别是晚期和手术不切除者。 |
| | 中药辅助治疗。中医认为治疗癌症要以"软坚散结"为原则。现代研究表明，卵巢恶性肿瘤患者运用中医药治疗有两方面的作用：一是有抑杀癌细胞的作用；二是增强宿主的免疫力。这些作用对患者术前控制病情，术后预防复发均有好处。 |

常用的治法有清热解毒法及活血化瘀法。清热解毒中药有白花蛇舌草、白毛藤、蒲公英、臭牡丹、山豆根、断肠草、青黛、黄柏、黄芩、半枝莲等；活血化瘀中药有莪术、鸡血藤、五加皮、赤芍、红花、三棱、庶虫、水蛭、川芎、归尾、胆南星等。

······ Case11 ······

# 卵巢囊肿蒂扭转，后果严重

**患者提问：**

前一段时间在家里做家务，突然感到一侧的下腹剧痛，而且还伴有恶心、呕吐症状的出现。躺到床上休息了一会儿，可是情况并没有好转。我怀疑是卵巢囊肿，我想问下你，我的这种症状是卵巢囊肿的症状吗？

**医生解答：**

首先，我建议你先去医院做一个详细的检查，因为很多妇科病症的出现可能伴有其他疾病的发生。拖延时间只会让病情更加严重。

从你所述说的症状来讲，与卵巢囊肿蒂扭转的发病症状极其相似。

卵巢囊肿蒂扭转是因为卵巢肿瘤蒂部较长，囊实部位不一，重心或者极性发生改变，再在体位改变，肠蠕动，或在空间变化范围相对较大等原因引起的。如在进行跳跃、转身、翻滚、倒立等动作时，或妊娠中期，或产后囊肿或肿瘤有较大的活动空间的时候都可以造成蒂扭转。

而且发生蒂扭转的程度每个人也不相同。扭转的角度小于 360° 时称为"不全扭转"，有自然松解回复的可能；如扭转 360° 以上则称"完全扭转"，这个时候蒂是不能自主恢复的，长期扭转的话可使瘤蒂中的静脉受到压迫，导致静脉血不能正常回流，而动脉则会继续供血，进而造成囊肿或肿瘤充血、肿胀，甚至有渗血。如果发展到肿瘤呈紫褐色，蒂部再进一步扭转的话，可使动脉血流闭塞，最后导致囊肿或肿瘤缺血、坏死和破裂，也可继发感染。

因此，建议你立刻去医院检查，要对自己的身体负责。

卵巢囊肿蒂扭容易重心偏于一侧，有的扭转一周，有的可扭好几周。

······ Case12 ······

# 长期胃痛、便秘要小心

**患者提问：**

我最近一段时间经常感到腹胀、胃痛、背痛等，而且腹围也增大了，并且出现了便秘、疲乏、尿频或尿急等症状。去医院进行了胃镜检查，但没有查出什么毛病，这时医生建议我进行卵巢检查，我暂时没有去，觉得不可思议，肠胃不适与卵巢有什么关系呢？

引起便秘的原因有很多，卵巢癌也是其中之一，因此，便秘决不能忽视。

**医生解答：**

医生的说法我认为是正确的，因为看病的过程并不是"头痛医头，脚痛医脚"的过程，许多病症的出现可能是身体其他部位病变的结果。因此我建议你立即去医院进行详细的检查，以免耽误病情。

从临床上看，在排除器质性病变后，久治不愈的胃疼、腹胀很可能是卵巢癌的早期症状。卵巢癌是发生于卵巢组织的恶性肿瘤。临床上可出现下腹不适、腹痛、腹部肿块、月经紊乱、压迫等症状。卵巢癌具有起病隐匿、早期不易发现、易转移、预后差等特点。占所有妇科恶性肿瘤的 15% 左右，可以发生于任何年龄。

因为卵巢深深地藏在骨盆的内部，而此部位是人体是消化吸收食物的主要场所，营养极其丰富，癌细胞也特别喜欢"游走"到这里，所以一定要警惕。

综上所述，你一定要听从医生的建议，去医院做一个详细的检查。

腹胀、胃痛、背痛等，看似常见的病症，很可能是卵巢癌的早期症状。

附录 2

# 保养卵巢必吃的食物 TOP18

## ＜保养卵巢必吃的黄金食物＞

食物中含有丰富的营养，淀粉、蛋白质、膳食纤维、多种维生素、矿物质和特殊的活性物质等，还能提供人体所需的各种氨基酸和必需的脂肪酸，促进人体内的各器官的生长发育，稳定各器官的生理功能，从而充分保障卵巢的健康。

不同的食物所含的营养成分各不相同，如豆类富含植物蛋白，荞麦富含氨基酸和脂肪酸等，不同的营养成分对卵巢的保养功效也不尽相同，不能互相替代，所以饮食做到全面合理的搭配，才能为卵巢提供充足的营养。

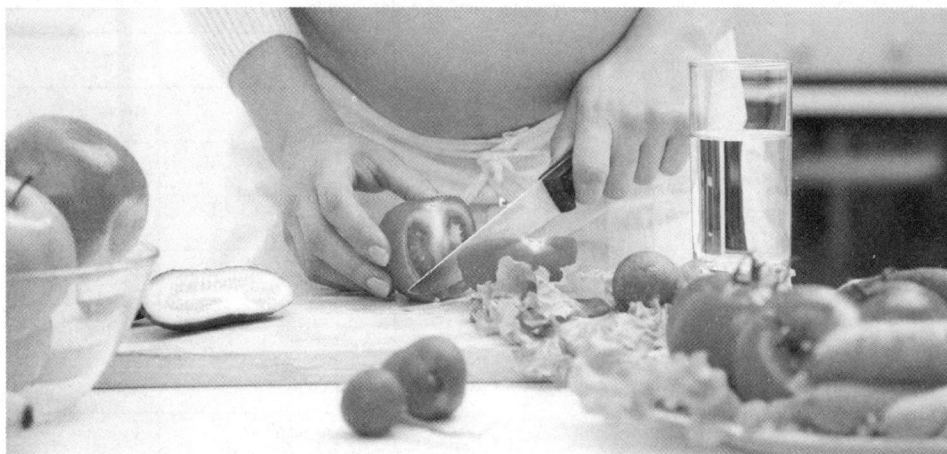

# 玉米

## 性平味甘

## 食材功效

玉米的脂肪、钙、磷、维生素 $B_2$ 的含量居谷类食品之首，有"黄金作物"之称，常食能降低卵巢癌的发生率。

玉米胚尖所富含的营养物质能促进人体新陈代谢，对抗细胞氧化，从而延缓卵巢老化。

玉米还含有一种叫谷胱甘肽的长寿因子，它在微量硒的参与下，能生成谷胱甘肽氧化酶，能延缓卵巢功能的衰退。

据最新科学研究，玉米中还含有植物雌激素 α-玉米赤霉醇，它可提高卵巢内卵泡生成水平，稳定卵巢的内分泌功能。

## 营养师提醒

1. 淘洗大米时，为了避免水中的氯破坏 B 族维生素，一定要将自来水放置一会儿再用。

2. 为了防止米饭粘锅，可在锅中滴入几滴植物油，再煮大米。

3. 在熬米粥时一定不要加碱，碱会破坏大米中的营养素。

## 保养卵巢的贴心美食

玉米汁／玉米面窝头／玉米饭团／玉米虾仁水饺／奶香玉米饼

## 营养成分含量

每 100 克中

| | | |
|---|---|---|
| 营养素 | 热量 | 196 千卡 |
| | 蛋白质 | 4 克 |
| | 脂肪 | 2.3 克 |
| | 碳水化合物 | 40.2 克 |
| | 胆固醇 | 无 |
| | 膳食纤维 | 10.5 克 |
| 矿物质 | 钙 | 1 毫克 |
| | 铁 | 1.5 毫克 |
| | 磷 | 187 毫克 |
| | 钾 | 238 毫克 |
| | 钠 | 1.1 毫克 |
| | 铜 | 0.25 毫克 |
| | 镁 | 96 毫克 |
| | 锌 | 0.9 毫克 |
| | 硒 | 1.63 微克 |
| 维生素 | $B_1$ | 0.21 毫克 |
| | $B_2$ | 0.06 毫克 |
| | $B_6$ | 0.11 毫克 |
| | E | 1.7 毫克 |
| | A | 63 微克 |
| | $B_{12}$ | 15 微克 |
| | K | 1 微克 |
| | 生物素 | 216 毫克 |
| | 叶酸 | 12 微克 |
| | 胡萝卜素 | 0.34 毫克 |
| | 泛酸 | 1.9 毫克 |
| | 烟酸 | 1.6 毫克 |

# 小麦
## 性凉味甘

### 食材功效

　　小麦是世界上分布最广的谷物，麦粒富含淀粉、蛋白质、多种矿物质和维生素等。经常食用小麦可以降低血液中雌激素的含量，从而对抗由于高雌激素所诱发的乳腺癌、卵巢癌等。

　　食用未经精细加工的小麦还能缓解卵巢压力，预防和治疗妇女更年期综合征。

　　以小麦为原料的胚芽油中还特别含有一般谷物中较短缺的赖氨酸，赖氨酸可以有效地促进卵巢和婴幼儿的生长发育。

### 营养师提醒

　　面粉并不是越白越好。因谷粒由外向里可分为谷皮、糊粉层、谷胚和胚乳四个部分，其营养成分不尽相同。如果为了面粉白而加工过细，谷粒的糊粉层和谷皮被去掉太多，这就损失了大量营养素，特别是 B 族维生素和矿物质。

### 保养卵巢的贴心美食

　　家常饼 / 金银馒头 / 黑豆小麦莲枣汤 / 糯米小麦粥 / 小麦通草粥

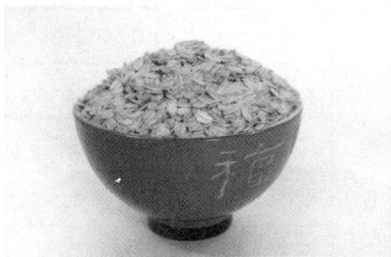

## 营养成分含量

每 100 克中

| | | |
|---|---|---|
| 营养素 | 热量 | 350 千卡 |
| | 蛋白质 | 9.4 克 |
| | 脂肪 | 1.4 克 |
| | 碳水化合物 | 75 克 |
| | 胆固醇 | 无 |
| | 膳食纤维 | 2.8 克 |
| 矿物质 | 钙 | 25 毫克 |
| | 铁 | 0.6 毫克 |
| | 磷 | 162 毫克 |
| | 钾 | 127 毫克 |
| | 钠 | 0.2 毫克 |
| | 铜 | 0.26 毫克 |
| | 镁 | 32 毫克 |
| | 锌 | 0.2 毫克 |
| | 硒 | 0.32 微克 |
| 维生素 | $B_1$ | 0.24 毫克 |
| | $B_2$ | 0.07 毫克 |
| | $B_6$ | 0.05 毫克 |
| | E | 0.3 毫克 |
| | A | 11 微克 |
| | $B_{12}$ | 17.3 微克 |
| | 泛酸 | 0.7 毫克 |
| | 烟酸 | 0.47 毫克 |
| | 生物素 | 185 微克 |
| | 叶酸 | 8 微克 |

# 荞麦

## 性凉味甘

### 食材功效

荞麦的蛋白质、脂肪含量和各种膳食纤维明显高于一般谷物，含有 18 种氨基酸和 9 种脂肪酸，所含的必需氨基酸中赖氨酸含量高而蛋氨酸的含量低，可以促进卵巢的发育，稳定卵巢的功能。

荞麦含有的烟酸成分能促进机体的新陈代谢，增强卵巢解毒能力，能够预防卵巢肿瘤的发生。

荞麦含有其他谷类作物所不含有的叶绿素、芦丁（维生素 P、芸香苷），能够降低血脂和胆固醇，软化血管，促进卵巢的血液流通，保障卵巢的正常供血。

### 营养师提醒

1. 荞麦一次不可食用太多，否则易造成消化不良。

2. 脾胃虚寒、消化功能不佳及经常腹泻的人不宜食用荞麦。

3. 选购时应注意挑选米粒大小均匀、质实饱满、有光泽的荞麦粒。

### 保养卵巢的贴心美食

小米荞麦鱼／麻酱荞麦凉面／荞麦蒸饺／农家烩荞面／炒荞面猫耳朵

## 营养成分含量

每 100 克中

| | | |
|---|---|---|
| 营养素 | 热量 | 324 千卡 |
| | 蛋白质 | 9.3 克 |
| | 脂肪 | 2.3 克 |
| | 碳水化合物 | 66.5 克 |
| | 胆固醇 | 无 |
| | 膳食纤维 | 6.5 克 |
| 矿物质 | 钙 | 47 毫克 |
| | 铁 | 6.2 毫克 |
| | 磷 | 297 毫克 |
| | 钾 | 401 毫克 |
| | 钠 | 4.7 毫克 |
| | 铜 | 0.56 毫克 |
| | 镁 | 258 毫克 |
| | 锌 | 0.56 毫克 |
| | 硒 | 3.62 微克 |
| 维生素 | $B_1$ | 0.28 毫克 |
| | $B_2$ | 0.16 毫克 |
| | $B_6$ | 0.35 毫克 |
| | E | 4.4 毫克 |
| | A | 13 微克 |
| | P | 0.03 微克 |
| | $B_{12}$ | 0.02 微克 |
| | 泛酸 | 1.54 毫克 |
| | 烟酸 | 2.2 毫克 |
| | 生物素 | 0.2 微克 |
| | 叶酸 | 44 微克 |
| | 胡萝卜素 | 2.4 毫克 |

# 绿豆

## 性凉味甘

## 食材功效

绿豆营养丰富，籽粒富含蛋白质和人体必需的各种氨基酸，能够为卵巢的生长发育提供各种必需的营养物质。

绿豆中的某些成分有抑菌作用，所含的绿豆蛋白、鞣质和黄酮类化合物可与卵巢中残留的重金属铅、汞、砷等化合物结合形成沉淀物，使它们减少或失去毒性，帮助卵巢排出毒素。

绿豆所含的生物活性物质中有不少都具有抗氧化作用，还可以抑制癌细胞的生长，能够降低卵巢肿瘤的发生。

## 营养师提醒

1. 绿豆有解毒功效，但体质虚弱、正在服用中药者不宜多吃。

2. 绿豆性凉，脾胃虚寒、肾气不足、腰痛的人不宜多吃。

3. 煮绿豆不能用铁锅，豆皮中所含的单宁遇铁后会生成黑色的单宁铁，还会使绿豆的汤汁变为黑色，影响味道及人体的消化吸收。

## 保养卵巢的贴心美食

绿豆冰沙／绿豆奶昔／绿豆百合粥／绿豆芹菜汤

## 营养成分含量

每 100 克中

| | | |
|---|---|---|
| 营养素 | 热量 | 326 千卡 |
| | 蛋白质 | 20.6 克 |
| | 脂肪 | 1 克 |
| | 碳水化合物 | 58.6 克 |
| | 膳食纤维 | 5.2 克 |
| 矿物质 | 钙 | 162 毫克 |
| | 铁 | 22.8 毫克 |
| | 磷 | 336 毫克 |
| | 钾 | 1900 毫克 |
| | 钠 | 1.9 毫克 |
| | 铜 | 1.08 毫克 |
| | 镁 | 125 毫克 |
| | 锌 | 2.48 毫克 |
| | 硒 | 4.28 微克 |
| 维生素 | $B_1$ | 0.25 毫克 |
| | $B_2$ | 0.11 毫克 |
| | $B_6$ | 0.41 毫克 |
| | E | 10.95 毫克 |
| | A | 75 微克 |
| | K | 6 微克 |
| | 泛酸 | 1.26 毫克 |
| | 烟酸 | 2 毫克 |
| | 叶酸 | 130 微克 |
| | 胡萝卜素 | 0.45 毫克 |

# 花生

### 性平味甘

## 食材功效

　　花生含有大量的蛋白质和脂肪，特别是不饱和脂肪酸的含量很高，热量也高，故有"素中之荤"之称，它的营养价值比粮食类作物高出很多，可与鸡蛋、牛奶、肉类等动物性食物相媲美，能够促进母亲产后乳汁分泌，保护卵巢。

　　花生红外衣含有大量的维生素 K，有较强的止血作用，能够防止产后出血所致的卵巢功能衰退。

　　花生中的另一种生物活性物质白藜芦醇可以防治卵巢肿瘤类疾病，还能对心血管疾病有一定的预防作用。

## 营养师提醒

　　1. 花生炒熟或油炸后，性质热燥，不宜多食。

　　2.在花生的诸多吃法中以炖吃为最佳。这样既避免了其招牌营养素的破坏，又具有不温不火、口感潮润、入口好烂、易于消化的特点，老少皆宜。

## 保养卵巢的贴心美食

　　老醋花生／花生仁肉丁／花生红枣鸡爪汤／黄芪花生粥

## 营养成分含量

每 100 克中

| | | |
|---|---|---|
| 营养素 | 热量 | 298 千卡 |
| | 蛋白质 | 12.1 克 |
| | 脂肪 | 25.4 克 |
| | 碳水化合物 | 5.2 克 |
| | 胆固醇 | 无 |
| | 膳食纤维 | 7.7 克 |
| 矿物质 | 钙 | 8 毫克 |
| | 铁 | 3.4 毫克 |
| | 磷 | 250 毫克 |
| | 钾 | 1004 毫克 |
| | 钠 | 3.7 毫克 |
| | 铜 | 0.68 毫克 |
| | 镁 | 110 毫克 |
| | 锌 | 1.76 毫克 |
| | 硒 | 4.5 微克 |
| 维生素 | $B_1$ | 0.85 毫克 |
| | $B_2$ | 0.1 毫克 |
| | $B_6$ | 0.46 毫克 |
| | E | 2.93 毫克 |
| | A | 6 微克 |
| | K | 100 微克 |
| | 泛酸 | 17 毫克 |
| | 烟酸 | 14.1 毫克 |
| | 叶酸 | 76 微克 |
| | 胡萝卜素 | 0.01 毫克 |

# 胡萝卜

性凉味甘

## 食材功效

胡萝卜含有大量的胡萝卜素，被人体吸收后可转化为维生素 A，维生素 A 是骨骼、细胞等正常生长发育的必需物质，有助于细胞增殖与生长，是卵巢及机体生长的要素。

胡萝卜还具有突出的防癌抗癌作用，甚至对已经转化的癌细胞也有阻止它发展或使其逆转的作用。

胡萝卜中含有较丰富的叶酸和木质素，也有提高机体抗癌的免疫力和间接杀灭癌细胞的功能，对卵巢癌的防治也有一定的作用。

营养学家发现：经常吃胡萝卜及其他富含维生素 A 的女性，其患卵巢癌发生的概率比普通女性降低 50% 以上。

## 营养师提醒

1. 在食用胡萝卜时，不宜切碎后再水洗，也不宜加太多醋，以免使营养流失。

2. 胡萝卜不宜与酒同食，会造成胡萝卜素与酒精一同进入人体，在肝脏中产生毒素，引起肝病。

## 保养卵巢的贴心美食

凉拌胡萝卜丝／糖醋胡萝卜／咖喱胡萝卜／胡萝卜果蔬汁／胡萝卜炒鸭肝／胡萝卜饼

## 营养成分含量

每 100 克中

| | | |
|---|---|---|
| 营养素 | 热量 | 38 千卡 |
| | 蛋白质 | 0.9 克 |
| | 脂肪 | 0.3 克 |
| | 碳水化合物 | 7.9 克 |
| | 胆固醇 | 无 |
| | 膳食纤维 | 1.2 克 |
| 矿物质 | 钙 | 65 毫克 |
| | 铁 | 0.4 毫克 |
| | 磷 | 20 毫克 |
| | 钾 | 232 毫克 |
| | 钠 | 105.1 毫克 |
| | 铜 | 0.03 毫克 |
| | 镁 | 7 毫克 |
| | 锌 | 0.14 毫克 |
| | 硒 | 2.8 微克 |
| 维生素 | $B_1$ | 0.04 毫克 |
| | $B_2$ | 0.04 毫克 |
| | $B_6$ | 0.11 毫克 |
| | E | 0.5 毫克 |
| | A | 802 微克 |
| | C | 12 毫克 |
| | K | 3 微克 |
| | 泛酸 | 0.07 毫克 |
| | 烟酸 | 0.4 毫克 |
| | 叶酸 | 28 微克 |
| | 胡萝卜素 | 4.18 毫克 |

# 茄子

**性凉味甘**

## 食材功效

茄子含有丰富的 B 族维生素，在维生素 E 的协同作用下，能够延缓卵巢细胞的衰老；茄子中所含有的龙葵碱，能够抑制肿瘤细胞的增殖，对于防治卵巢癌有一定效果。

茄子性凉，具有清热杀菌的作用，还能有效清退由于癌症所引发的发热等症状。

茄子可使血液中胆固醇水平下降，对维持稳定的血流、延缓人体衰老具有积极的意义

## 营养师提醒

1. 茄子适用于烧、焖、蒸、拌等烹调方法，但油炸茄子会造成维生素P大量损失，如挂糊上浆后再炸制，能减少营养损失。

2. 茄子切成块或片后，由于氧化作用会很快由白色变成褐色。可将切好的茄子立即放入水中浸泡起来，待做菜时再捞起滤干，就能有效避免茄子变色。

3. 老茄子，特别是秋后的老茄子含有较多茄碱，对人体有害，不宜多吃。食用后可能会出现恶心、呕吐、腹泻、肠绞痛、意识模糊、抽搐等中毒症状。

## 保养卵巢的贴心美食

红烧茄子／蒸茄子／鱼香茄子／炸茄盒

## 营养成分含量

每 100 克中

| | | |
|---|---|---|
| 营养素 | 热量 | 23 千卡 |
| | 蛋白质 | 0.8 克 |
| | 脂肪 | 0.3 克 |
| | 碳水化合物 | 4 克 |
| | 膳食纤维 | 1.3 克 |
| 矿物质 | 钙 | 32 毫克 |
| | 铁 | 0.4 毫克 |
| | 磷 | 19 毫克 |
| | 钾 | 152 毫克 |
| | 钠 | 11.3 毫克 |
| | 铜 | 0.1 毫克 |
| | 镁 | 13 毫克 |
| | 锌 | 0.23 毫克 |
| | 硒 | 0.48 微克 |
| 维生素 | $B_1$ | 0.03 毫克 |
| | $B_2$ | 0.04 毫克 |
| | $B_6$ | 0.06 毫克 |
| | E | 1.13 毫克 |
| | A | 63 微克 |
| | P | 700 微克 |
| | K | 9 微克 |
| | 泛酸 | 0.6 毫克 |
| | 烟酸 | 0.5 毫克 |
| | 叶酸 | 19 微克 |
| | 胡萝卜素 | 0.04 毫克 |

# 番茄

## 性凉味甘

### 食材功效

番茄含有丰富的糖类、维生素、矿物质、碳水化合物、有机酸及少量的蛋白质，具有抑菌、促进消化、利尿等多种生理功能。

番茄中含番茄红素，番茄红素的作用类似于胡萝卜素，是一种很强的抗氧化剂，有抗氧化损伤和保护血管内壁的作用，可以清除人体内导致衰老和疾病的自由基，对抗卵巢的衰老，保护皮肤的弹性。

番茄红素还具有抗癌和防癌的作用，能有效减少卵巢癌和乳腺癌的发病概率。

番茄中还有谷胱甘肽，也有推迟细胞衰老的作用。

### 营养师提醒

挑选番茄时，不要挑选有棱角和分量很轻的那种，因为这样的番茄经常是使用了催熟剂的；要选择蒂的部位圆润，表面有一层淡粉样感觉的。

### 保养卵巢的贴心美食

苹果番茄汁／番茄菜花／番茄焖大虾／番茄炒鸡蛋

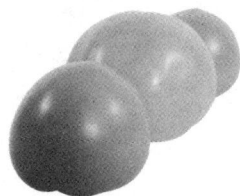

### 营养成分含量

每 100 克中

| | | |
|---|---|---|
| 营养素 | 热量 | 15 千卡 |
| | 蛋白质 | 0.9 克 |
| | 脂肪 | 0.2 克 |
| | 碳水化合物 | 3.54 克 |
| | 胆固醇 | 无 |
| | 膳食纤维 | 0.5 克 |
| 矿物质 | 钙 | 10 毫克 |
| | 铁 | 0.8 毫克 |
| | 磷 | 24 毫克 |
| | 钾 | 191 毫克 |
| | 钠 | 5 毫克 |
| | 铜 | 0.06 毫克 |
| | 镁 | 9 毫克 |
| | 锌 | 0.13 毫克 |
| | 硒 | 0.15 微克 |
| 维生素 | $B_1$ | 0.03 毫克 |
| | $B_2$ | 0.03 毫克 |
| | $B_6$ | 0.08 毫克 |
| | E | 0.57 微克 |
| | A | 92 微克 |
| | P | 700 微克 |
| | C | 8 微克 |
| | 泛酸 | 0.17 毫克 |
| | 烟酸 | 0.6 毫克 |
| | 叶酸 | 22 微克 |
| | 胡萝卜素 | 0.37 微克 |

# 大蒜

性温味辛

## 食材功效

大蒜被誉为"天然的植物抗生素"，具有极高的药用价值，是世界上最具潜力的抗癌植物之一。大蒜中含具有特殊生物活性的物质大蒜素及其同类的含硫化合物，这些强氧化物的成分能有效地抑制癌细胞活性，激活巨噬细胞的吞噬能力，增强人体的免疫功能，能预防包括卵巢癌在内的肿瘤的发生。

大蒜中的锗和硒等元素也有良好的消炎杀菌或抗癌作用，能保护卵巢；大蒜含有多种氨基酸，它的抗氧化性甚至优于人参，经常食用还能延缓衰老。

## 营养师提醒

1. 大蒜对防病治病虽有如此功能，但绝不是吃得越多越好。过多生吃大蒜，易动火，耗血，影响视力，对胃肠道也有刺激作用。

2. 由于大蒜有较强的杀伤力，过多食用大蒜在杀死肠内致病菌的同时，也会把肠内的有益菌杀死，引起维生素 $B_2$ 缺乏症，易患口角炎、舌炎、口唇炎等皮肤病。

3. 大蒜不能空腹食用，也不可与蜂蜜同食。

## 保养卵巢的贴心美食

蒜香土豆泥／蒜蓉菠菜／蒜泥白肉

## 营养成分含量

每 100 克中

| | | |
|---|---|---|
| 营养素 | 热量 | 117 千卡 |
| | 蛋白质 | 7 克 |
| | 脂肪 | 1 克 |
| | 碳水化合物 | 22.1 克 |
| | 膳食纤维 | 0.8 克 |
| 矿物质 | 钙 | 4 毫克 |
| | 铁 | 1 毫克 |
| | 磷 | 138 毫克 |
| | 钾 | 538 毫克 |
| | 钠 | 17.6 毫克 |
| | 铜 | 0.22 毫克 |
| | 镁 | 21 毫克 |
| | 锌 | 1.06 毫克 |
| | 硒 | 3.09 微克 |
| 维生素 | $B_1$ | 0.19 毫克 |
| | $B_2$ | 0.07 毫克 |
| | $B_6$ | 1.5 毫克 |
| | A | 5 微克 |
| | K | 0.5 毫克 |
| | C | 10 毫克 |
| | 泛酸 | 0.7 毫克 |
| | 烟酸 | 0.55 毫克 |
| | 叶酸 | 92 微克 |
| | 胡萝卜素 | 0.03 毫克 |

# 山楂

## 性温味甘酸

## 食材功效

山楂中果胶的含量居所有水果之首，果胶能够消除人体内的放射性元素和自由基，清除卵巢内残留的有害物质，从而保护卵巢。

山楂还能软化血管和利尿，促进血液流通，在保护心、肾血管的同时，进一步维持卵巢的正常功能。

山楂能开胃消食，增进食欲，促进营养素的吸收，从而增进人体及卵巢的生长发育。

山楂还对子宫有收缩作用，能帮助产后子宫的恢复，从而保养卵巢。

## 营养师提醒

1. 中医认为，山楂只消不补，脾胃虚弱者不宜多食。

2. 健康的人食用山楂也应有所节制，尤其是儿童，正处于牙齿更替时期，长时间贪食山楂或山楂片、山楂糕等，对牙齿生长不利，食用后要及时漱口刷牙。

## 保养卵巢的贴心美食

山楂鸭／炒红果／山楂白菜心／拔丝山楂糕／山楂莲叶／山楂排骨汤／山楂粥

## 营养成分含量

每 100 克中

| | | |
|---|---|---|
| 营养素 | 热量 | 98 千卡 |
| | 蛋白质 | 无 |
| | 脂肪 | 1.5 克 |
| | 碳水化合物 | 20.7 克 |
| | 胆固醇 | 无 |
| | 膳食纤维 | 2.9 克 |
| 矿物质 | 钙 | 162 毫克 |
| | 铁 | 0.8 毫克 |
| | 磷 | 24 毫克 |
| | 钾 | 299 毫克 |
| | 钠 | 0.9 毫克 |
| | 铜 | 0.11 毫克 |
| | 镁 | 19 毫克 |
| | 锌 | 0.02 毫克 |
| | 硒 | 1.22 微克 |
| 维生素 | $B_1$ | 0.02 毫克 |
| | $B_2$ | 0.01 毫克 |
| | $B_6$ | 0.08 毫克 |
| | A | 8 微克 |
| | E | 7.32 毫克 |
| | C | 19 毫克 |
| | 烟酸 | 0.4 毫克 |
| | 生物素 | 52 微克 |
| | 胡萝卜素 | 0.05 毫克 |

# 苹果

## 性平味甘

## 食材功效

苹果的营养价值和医用价值都很高，苹果汁中的很多成分都具有较强的杀菌作用。

苹果中独有的草果酚，也有较强的抗氧化作用，能抑制黑色素的产生，抑制活性氧的发生，使卵巢处于功能旺盛的状态。

苹果中的多糖、钾离子、酒石酸等物质，能够中和人体内过多的酸性体液，从而缓解机体及卵巢的疲劳。

苹果中的一些物质成分如黄酮类化合物等，能够降低卵巢癌的发病率。

## 营养师提醒

1. 吃苹果时要细嚼慢咽，这样不仅有利于消化，还可以减少疾病。

2. 胃寒病者忌食生冷苹果，患有糖尿病者忌食。

3. 不要在饭前吃水果，以免影响正常的进食及消化。

## 保养卵巢的贴心美食

柠檬苹果汁／苹果焖猪肉／苹果大米粥／苹果什锦饭／苹果炒牛肉片

## 营养成分含量

每 100 克中

| 分类 | 成分 | 含量 |
|---|---|---|
| 营养素 | 热量 | 57 千卡 |
| | 蛋白质 | 0.1 克 |
| | 脂肪 | 0.3 克 |
| | 碳水化合物 | 13.4 克 |
| | 膳食纤维 | 0.5 克 |
| 矿物质 | 钙 | 11 毫克 |
| | 铁 | 0.1 毫克 |
| | 磷 | 11 毫克 |
| | 钾 | 2 毫克 |
| | 钠 | 0.9 毫克 |
| | 铜 | 0.06 毫克 |
| | 镁 | 5 毫克 |
| | 锌 | 0.01 毫克 |
| | 硒 | 1 微克 |
| 维生素 | $B_1$ | 0.01 毫克 |
| | $B_2$ | 0.03 毫克 |
| | $B_6$ | 0.06 微克 |
| | A | 100 微克 |
| | E | 1.46 毫克 |
| | C | 8 毫克 |
| | 烟酸 | 0.1 毫克 |
| | 叶酸 | 5 微克 |
| | 生物素 | 66 微克 |
| | 胡萝卜素 | 600 毫克 |

# 草莓

性凉味酸

## 食材功效

草莓果肉中含有大量的糖类、有机酸、蛋白质和果胶等营养物质，维生素C的含量也很丰富，被誉为"水果皇后"，有助于人体及卵巢的生长发育。

草莓中的一些有效成分如鞣酸、草莓胺等，在人体内可吸附和阻止各种致癌化学物质的吸收，具有防癌作用，可抑制卵巢肿瘤的生长。

草莓中还含有一定量的天冬氨酸，可以自然平和地清除人体内的重金属离子，能够维持卵巢的各项功能，使之处于稳定的分泌状态。

## 营养师提醒

1. 不吃畸形草莓。正常生长的草莓外观呈心形，但有些草莓色鲜个大，颗粒上有畸形凸起，咬开后中间有空心。这种畸形莓往往是在种植过程中滥用激素造成的，对健康不利。

2. 把好清洗关。由于草莓植株较矮，在生长过程中容易受到泥土和细菌的污染，所以在食用前一定要清洗干净。

## 保养卵巢的贴心美食

草莓苹果汁／草莓果冻／草莓红豆派／草莓拌酸奶／草莓牛柳

## 营养成分含量

每 100 克中

| | | |
|---|---|---|
| 营养素 | 热量 | 25 千卡 |
| | 蛋白质 | 0.8 克 |
| | 脂肪 | 0.1 克 |
| | 碳水化合物 | 5.2 克 |
| | 胆固醇 | 无 |
| | 膳食纤维 | 1.6 克 |
| 矿物质 | 钙 | 15 毫克 |
| | 铁 | 2.2 毫克 |
| | 磷 | 27 毫克 |
| | 钾 | 170 毫克 |
| | 钠 | 6.5 毫克 |
| | 铜 | 0.04 毫克 |
| | 镁 | 12 毫克 |
| | 锌 | 0.11 毫克 |
| | 硒 | 0.7 微克 |
| 维生素 | $B_1$ | 0.03 毫克 |
| | $B_2$ | 0.03 毫克 |
| | $B_6$ | 0.04 毫克 |
| | A | 2 微克 |
| | E | 0.4 毫克 |
| | C | 35 毫克 |
| | 泛酸 | 0.33 毫克 |
| | 烟酸 | 0.4 毫克 |
| | 叶酸 | 90 微克 |
| | 生物素 | 115 微克 |
| | 胡萝卜素 | 0.01 毫克 |

# 木瓜
### 性平味甘

## 食材功效

　　木瓜又叫万寿果，营养丰富，它所含有的木瓜酶是一种蛋白质分解酶，具有类似于生长激素的作用。

　　木瓜酶能刺激卵巢分泌雌激素，促使乳腺腺泡发育，乳腺管畅通，达到丰胸的目的；还可以促进新陈代谢和肌肤代谢，让肌肤显得光洁清新。

　　木瓜独有的番木瓜碱和齐墩果酸，具有降低转氨酶活性、抗炎抑菌、增强免疫力、促进脂肪再生和抗衰老的能力，能够预防卵巢肿瘤的产生。

## 营养师提醒

　　1. 成熟的木瓜果肉很软，不易保存，购买后需立即食用。若不是马上食用，则可选购尚未熟透的果实，并将其放在通风阴凉处储藏。

　　2. 木瓜性味甘平、微寒、无毒，适合大部分人食用。但体质虚弱及脾胃虚寒的人，不宜吃过冷的木瓜；孕妇及过敏性体质的人不宜食用。

## 保养卵巢的贴心美食

　　木瓜橘子汁／木瓜牛奶蒸鸡蛋／木瓜蜂蜜糖水／凉拌木瓜／木瓜烧带鱼

## 营养成分含量

每 100 克中

| | | |
|---|---|---|
| 营养素 | 热量 | 27 千卡 |
| | 蛋白质 | 0.4 克 |
| | 脂肪 | 0.1 克 |
| | 碳水化合物 | 6.2 克 |
| | 胆固醇 | 无 |
| | 膳食纤维 | 0.8 克 |
| 矿物质 | 钙 | 17 毫克 |
| | 铁 | 0.2 毫克 |
| | 磷 | 12 毫克 |
| | 钾 | 18 毫克 |
| | 钠 | 28 毫克 |
| | 铜 | 0.03 毫克 |
| | 镁 | 9 毫克 |
| | 锌 | 0.25 毫克 |
| | 硒 | 1.8 微克 |
| 维生素 | $B_1$ | 0.02 毫克 |
| | $B_2$ | 0.04 毫克 |
| | $B_6$ | 0.01 毫克 |
| | A | 145 微克 |
| | E | 0.3 毫克 |
| | C | 50 毫克 |
| | 泛酸 | 0.42 毫克 |
| | 烟酸 | 0.3 毫克 |
| | 叶酸 | 44 微克 |
| | 生物素 | 38 微克 |
| | 胡萝卜素 | 0.87 毫克 |

# 红枣

性温味甘

## 食材功效

红枣又称"百果之王"，它所含维生素C和维生素P的含量在果品中占首位，这两种物质能增强人体细胞间的附着力，增强毛细血管的弹性，降低血液中胆固醇的浓度，使心血管和卵巢的血管保持正常的功能。

红枣含有的环磷酸腺苷和三萜类化合物，能抑制癌细胞的生长，有较强的抑癌和抗过敏的作用，能有效降低卵巢疾病的发生率。

红枣还能益气补血，促进睡眠，有助于血液循环和对抗衰老，是天然的养颜果品。

## 营养师提醒

1. 生吃红枣时，应细细咀嚼，因为枣皮易滞留在肠道中不易排出。

2. 枣虽然可以经常食用，但一次最好别超过20枚，过量食用会有损消化功能，引发便秘。过多食用大枣会引起胃酸过多和腹胀。

3. 腐烂的大枣在微生物的作用下会产生果酸和甲醇。吃后会出现头晕、视力障碍等中毒反应，重者可危及生命。

## 保养卵巢的贴心美食

蜂蜜红枣茶／木耳红枣汤／红枣枸杞粥／何首乌红枣粥／红枣煨羊肉

## 营养成分含量

每 100 克中

| 分类 | 成分 | 含量 |
|---|---|---|
| 营养素 | 热量 | 139 千卡 |
| | 蛋白质 | 1.4 克 |
| | 脂肪 | 0.1 克 |
| | 碳水化合物 | 33.1 克 |
| | 胆固醇 | 无 |
| | 膳食纤维 | 2.4 克 |
| 矿物质 | 钙 | 16 毫克 |
| | 铁 | 0.7 毫克 |
| | 磷 | 51 毫克 |
| | 钾 | 127 毫克 |
| | 钠 | 7 毫克 |
| | 铜 | 0.06 毫克 |
| | 镁 | 25 毫克 |
| | 锌 | 1.82 毫克 |
| | 硒 | 1.02 微克 |
| 维生素 | B$_1$ | 0.06 毫克 |
| | B$_2$ | 0.05 毫克 |
| | B$_6$ | 0.14 毫克 |
| | A | 2 微克 |
| | E | 0.1 毫克 |
| | P | 320 毫克 |
| | C | 297 毫克 |
| | 泛酸 | 1.6 毫克 |
| | 烟酸 | 0.86 毫克 |
| | 叶酸 | 140 微克 |
| | 生物素 | 16 微克 |
| | 胡萝卜素 | 0.01 微克 |

# 海带
性寒味咸

## 食材功效

在所有食物中，海带中微量元素碘的含量是最高的。碘是人体内合成甲状腺素的主要原料，能够促进卵巢的生长发育。

碘还能作用于垂体，纠正体内雌激素分泌的失调状态，恢复卵巢的正常生理功能。

海带还含有大量的钙和胶质，能促进体内放射性元素的吸收，减少卵巢疾病的发生。

## 营养师提醒

1. 海带中的碘化物易被人体吸收，有促进有害物质排出的作用。

2. 海带中还含有一种多糖物质，它能够吸收血管中的胆固醇，并把它们排出体外，使血液中的胆固醇保持正常含量。

3. 海带表面有一层略带甜味儿的白色粉末，是极具医疗价值的甘露醇，具有良好的利尿作用，可以治疗药物中毒、水肿等症。

## 保养卵巢的贴心美食

凉拌海带丝／海带炖排骨／海带烧肉／海带猪蹄汤

## 营养成分含量

每 100 克中

| | | |
|---|---|---|
| 营养素 | 热量 | 64 千卡 |
| | 蛋白质 | 4 克 |
| | 脂肪 | 0.1 克 |
| | 碳水化合物 | 11.9 克 |
| | 胆固醇 | 无 |
| | 膳食纤维 | 5.2 克 |
| 矿物质 | 钙 | 445 毫克 |
| | 铁 | 10.2 毫克 |
| | 磷 | 52 毫克 |
| | 钾 | 1338 毫克 |
| | 钠 | 353.8 毫克 |
| | 铜 | 0.14 毫克 |
| | 镁 | 129 毫克 |
| | 锌 | 0.97 毫克 |
| | 硒 | 5.84 微克 |
| 维生素 | $B_1$ | 0.04 毫克 |
| | $B_2$ | 0.23 毫克 |
| | $B_6$ | 0.07 毫克 |
| | E | 0.85 毫克 |
| | 泛酸 | 0.33 毫克 |
| | 烟酸 | 0.8 毫克 |
| | 叶酸 | 19 微克 |
| | 胡萝卜素 | 0.24 微克 |

# 虾

性温味甘

## 食材功效

虾肉味道鲜美，营养价值高，是一种很好的滋补食品，虾皮中钙的含量为所有动植物食品之最，磷、镁的含量也较高，能够参与人体各种细胞的代谢，促进各器官的生长发育。

虾含有大量的动物性蛋白质，能够促进卵巢中雌激素的分泌，稳定卵巢的内分泌功能。

虾能滋阴壮阳，促进乳汁分泌，对于气血虚弱、体倦乏力及产后乳汁不下或无乳的产妇有一定的滋补作用。

虾对于良好性功能的维持也有一定的作用，从而有助于保养卵巢。

## 营养师提醒

清洗虾是我们在烹煮前必做的事，那么要怎样才能彻底把虾清洗干净呢？虾的胃及卵巢都在头部，不易清洗，可用剪刀将头的前部剪去，挤出胃中的残留物。虾的直肠中布满了黑褐色的消化残渣，含有细菌。可将虾煮至半熟，剥去甲壳，把直肠去掉，再加工成各种菜肴。较大的虾，可在清洗时用刀沿背部切开，直接把直肠取出洗净，再加工成菜。

## 保养卵巢的贴心美食

干烧大虾／虾仁豆腐／虾仁蛋羹／水晶虾饺

## 营养成分含量

每 100 克中

| | | |
|---|---|---|
| 营养素 | 热量 | 93 千卡 |
| | 蛋白质 | 18.6 克 |
| | 脂肪 | 0.8 克 |
| | 碳水化合物 | 2.8 克 |
| | 胆固醇 | 193 |
| | 膳食纤维 | 无 |
| 矿物质 | 钙 | 62 毫克 |
| | 铁 | 1.5 毫克 |
| | 磷 | 228 毫克 |
| | 钾 | 215 毫克 |
| | 钠 | 165.2 毫克 |
| | 铜 | 0.44 毫克 |
| | 镁 | 46 毫克 |
| | 锌 | 2.38 毫克 |
| | 硒 | 33.72 微克 |
| 维生素 | B$_1$ | 0.01 毫克 |
| | B$_2$ | 0.07 毫克 |
| | B$_6$ | 0.12 毫克 |
| | B$_{12}$ | 1.9 毫克 |
| | A | 15 毫克 |
| | D | 123 微克 |
| | 泛酸 | 3.8 毫克 |
| | 烟酸 | 1.7 毫克 |
| | 叶酸 | 23 微克 |

# 鱿鱼

性凉味甘

## 食材功效

鱿鱼含有大量蛋白质、脂肪和氨基酸，丰富的碳水化合物和钙、磷等多种无机盐成分，但脂肪含量极低。食用后在促进卵巢生长发育的同时又能抑制血液中脂肪的沉积。

鱿鱼还含有大量的牛磺酸，也可抑制血液中的胆固醇含量，改善肝肾功能，维持卵巢血供的畅通，能缓解疲劳，延缓卵巢衰老。

鱿鱼所含的多肽类物质和硒元素有抗病毒、防辐射的作用，能降解人体内的重金属粒子，保护卵巢免受疾病的侵扰。

## 营养师提醒

1. 鲜鱿鱼须煮熟透后再食，因鲜鱿鱼中有一种多肽成分，若未煮熟即食则会导致肠运动失调。

2. 鱿鱼性质寒凉，脾胃虚寒的人应少吃。

3. 鱿鱼含胆固醇较多，故高脂血、高胆固醇血症、动脉硬化等心血管病及肝病患者应慎食。

## 保养卵巢的贴心美食

芹菜炒鱿鱼／葱爆鱿鱼／凉拌鱿须／韭菜炒鱿鱼

## 营养成分含量

每 100 克中

| | | |
|---|---|---|
| 营养素 | 热量 | 77 千卡 |
| | 蛋白质 | 60.1 克 |
| | 脂肪 | 4.7 克 |
| | 碳水化合物 | 7.9 克 |
| | 胆固醇 | 638 毫克 |
| | 膳食纤维 | 无 |
| 矿物质 | 钙 | 62 毫克 |
| | 铁 | 4.1 毫克 |
| | 磷 | 393 毫克 |
| | 钾 | 1130 毫克 |
| | 钠 | 965.3 毫克 |
| | 铜 | 0.2 毫克 |
| | 镁 | 0.61 毫克 |
| | 锌 | 4.98 毫克 |
| | 硒 | 155.6 微克 |
| 维生素 | $B_1$ | 0.02 毫克 |
| | $B_2$ | 0.13 毫克 |
| | $B_{12}$ | 0.3 微克 |
| | A | 20 微克 |
| | D | 18 微克 |
| | E | 9.73 毫克 |
| | 烟酸 | 1.9 毫克 |

# 牛肉

## 性温味甘

## 食材功效

牛肉是一种高热量、低脂肪的肉类，含有丰富的蛋白质、氨基酸、维生素、矿物质，也是人体内铁元素的最佳来源，它的组成成分比猪肉更接近人体需要，能够满足人体包括卵巢在内的生长发育所需。

牛肉富含肌氨酸，能够促进肌肉骨骼的生长，增强人体抗病的能力，减少卵巢疾病的发生。

牛肉中的铁元素在补充失血、修复组织等方面更为适宜，也可以防止产后由于大量失血而导致的贫血或卵巢功能衰竭等症状。

## 营养师提醒

1. 新鲜牛肉色浅红，有光泽，质坚而细，富有弹性；老牛肉色深红，质粗。

2. 每周吃一次牛肉即可，不可食之太多，否则会增加体内胆固醇和脂肪的积累量。

## 保养卵巢的贴心美食

凉拌牛肉片／酱牛肉／红烧牛肉／番茄牛肉汤

## 营养成分含量

每 100 克中

| | | |
|---|---|---|
| 营养素 | 热量 | 93 千卡 |
| | 蛋白质 | 18.6 克 |
| | 脂肪 | 0.8 克 |
| | 碳水化合物 | 2.8 克 |
| | 胆固醇 | 193 |
| | 膳食纤维 | 无 |
| 矿物质 | 钙 | 62 毫克 |
| | 铁 | 1.5 毫克 |
| | 磷 | 228 毫克 |
| | 钾 | 215 毫克 |
| | 钠 | 165.2 毫克 |
| | 铜 | 0.44 毫克 |
| | 镁 | 46 毫克 |
| | 锌 | 2.38 毫克 |
| | 硒 | 33.72 微克 |
| 维生素 | $B_1$ | 0.01 毫克 |
| | $B_2$ | 0.07 毫克 |
| | $B_6$ | 0.12 毫克 |
| | $B_{12}$ | 1.9 毫克 |
| | A | 15 毫克 |
| | D | 123 微克 |
| | 泛酸 | 3.8 毫克 |
| | 烟酸 | 1.7 毫克 |
| | 叶酸 | 23 微克 |

# 伤害卵巢的行为 TOP11

## 种种伤害卵巢的行为，你该向美丽检讨

女人是美丽的象征，卵巢就是女性通往美丽的门，如果这扇门关闭了，所谓的女人如花将会变得逐渐枯萎、暗淡无光。所以，女性朋友在日常的生活中一定要注意呵护自己，

关爱卵巢，尽量避免会让卵巢受伤害的生活习惯或者行为。那么，生活中又有哪些行为会伤害到卵巢呢？也许不经意间，就为你的卵巢带来危机，仔细想想，在生活中，你是不是经常喝咖啡，不喝水？是不是一坐就是半天？是不是常常偏食吃这个而不吃那个？其实，这些往往我们都不会留意到的习惯就是卵巢的杀手，如果你有这些行为，那就得向你的卵巢检讨了！

### ······ 每天饮用大量咖啡 ······

近年来，饮用咖啡的人日趋增加，尤其是生活比较忙碌紧张的人，由于工作和社交的需要，非常热衷于饮用咖啡，甚至已经习惯天天喝咖啡。带有浓浓香味的咖啡成了他们闲暇时或者工作劳累时的伙伴。

但是，医学界认为，女性不宜过多饮用咖啡。长期大量饮用咖啡会对女性健康造成很坏的影响。女性饮用过多的咖啡不仅容易引起骨质疏松或者高血压，还会对女性卵巢造成一定影响。

美国的一项调查结果显示，未育女性每天过多饮用咖啡，有可能使日后受孕的机会降低。平均每天喝咖啡超过3杯的年轻女性，其受孕概率要比从不喝咖啡的女性降低27%；每天喝2杯咖啡的年轻女性的受孕概率比不喝的女性低10%左右。这是因为咖啡中含有丰富的咖啡因，女性过多摄入可导致雌激素分泌减少，而体内雌激素水平下降，就有可能对卵巢的排卵功能构成不利影响，使得受孕概率降低。同时，雌激素左右，不仅仅是女性的容颜，还会对女性的健康造成影响。例如，缺乏雌激素会莫

名其妙地生气、发火、难以入睡、心跳加速，但到医院检查却找不出任何异常……这种"浑身上下的不舒服"其实正是由雌激素下降导致的自主神经紊乱的表现。另外，雌激素对女性心血管系统有保护作用。比如绝经后冠心病发病率及并发心肌梗死的死亡率随年龄增加而增加，并成为女性死亡的主要原因。不仅如此，很多女性还会出现高血压，或者血压波动，有些人会经常觉得心痛、心悸、胸闷等与心肌梗死非常相似的症状，这些都与绝经后身体缺乏雌激素有很大的关系。

女性饮用过多的咖啡，会影响卵巢分泌雌激素，引起失眠、心跳加速等一系列症状。

因此，建议婚后未育的年轻女性，最好不要常喝咖啡，特别是不要大量喝咖啡，非要饮用的话，每日不宜超过 2 杯。

## 很少吃豆类食品

青春常驻是所有女性的梦想，而青春常驻很大程度原因来自于卵巢。随着现代社会生活节奏的加快，女性的传统饮食习惯已经被快餐文化所代替，供给卵巢的营养也因此受到阻碍。

大豆对女性健康的影响主要取决于所含的大豆异黄酮成分。大豆异黄酮是一种结构和雌激素相似，具有雌激素活性的植物性雌激素，能有效调节血脂、降低胆固醇、保护心血管、稳定情绪，能延迟女性细胞衰老，保持皮肤弹性，养颜，减少钙流失，强化量质，降血脂，减轻女性更年期综合征症状等。

尤其对于已经进入中年期的女性，医学研究表明：这些女性每天需要摄入 50 毫克以上的大豆异黄酮，这样能有效延缓衰老，改善更年期症状。

还需注意的是，手术恢复期不能吃大豆，也就是说刀口没拆线之前不要吃大豆，免得腹部胀气，对刀口恢复不利。等过了恢复期后就可以多吃豆类来补充大豆异黄酮了。

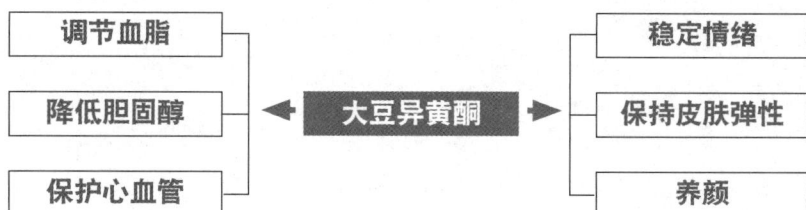

```
调节血脂
降低胆固醇        ◄ 大豆异黄酮 ►        稳定情绪
保护心血管                            保持皮肤弹性
                                     养颜
```

# ······ 过量食用乳制品 ······

乳制品是日常饮食中钙的重要来源。富含钙的乳制品，可强健骨骼，防止骨质疏松，但过量食用乳制品却是有害无益。尤其是女性，过量食用乳制品会增加卵巢癌的发病风险。

瑞典相关研究表明，他们对 18 万女性的健康数据信息进行了分析，发现卵巢癌的发病风险与牛奶、乳制品和乳糖摄入量之间存在一定的联系。调查对象中，食用全脂乳制品最多的女性，其卵巢癌的发病率比摄入量最少的女性高出 27%。这一结果表明乳制品摄入过多可能诱发卵巢癌。

究其原因，鲜奶的主要成分是水，全脂鲜奶含 3% 左右的动物脂肪，低脂牛奶动物脂肪的含量也大约为 1.5%。只要不是一天喝很多杯奶，就不会过量地摄入动物脂肪，对身体健康也不会产生影响。

# ······ 过度吃减肥药 ······

一些女性常年把减肥挂在嘴边，把减肥作为头等大事，热衷尝试各种减肥方法，甚至购买各种减肥药。而不恰当的减肥，尤其是服用减肥药，很多时候是以牺牲自己的健康为代价的。"是药三分毒"，减肥药品也是如此。长期服用减肥药品，会给女性的健康带来很大的伤害。

一位 25 岁的年轻女性，经检查发现，她的卵巢功能已经严重衰退，犹如 60 岁左右绝经期的女性。医生询问情况时得知，该患者因身体较胖，几年前曾长时间连续服用减肥药试图达到瘦身目的，在出现月经不调症状时才停服，医生高度怀疑过度减肥是其卵巢早衰的重要原因。

过度服用减肥药会严重扰乱女性的内分泌平衡。参与分泌的任何相关器官的任何环节功能失调导致各种激素的分泌及相互调节异常，将抑制脑垂体及卵巢雌激素、孕激素的形成，最终引起排卵的异常，这种现象即内分泌紊乱，继而导致卵巢早衰。

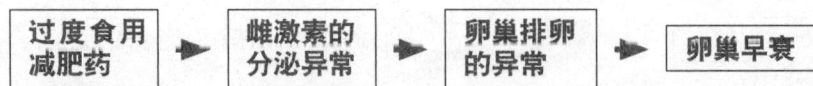

```
┌────────┐     ┌────────┐     ┌────────┐     ┌────────┐
│过度食用│ ──▶ │雌激素的│ ──▶ │卵巢排卵│ ──▶ │卵巢早衰│
│减肥药  │     │分泌异常│     │的异常  │     │        │
└────────┘     └────────┘     └────────┘     └────────┘
```

卵巢早衰一旦发展到闭经阶段，不仅可造成不孕，还可使患者出现骨质疏松、脂质代谢紊乱等症状。而过度吃减肥药会破坏机体的自然平衡，因此想要减肥的女性必须予以重视。

　　减肥一定要选择健康科学的减肥方法，这样不仅有益于健康，也可以很好地保护卵巢。

　　1. 一定要吃早饭，中午要吃饱，晚上可以吃少。

　　2. 能走路就不要坐车，能跑就不要走。应该多运动，比如跳绳、爬楼梯、做健身操。

　　3. 平时多喝水。清早起床在早餐前先喝一大杯淡盐水，有助于肠蠕动，帮肠胃来一次大扫除。

　　4. 营养均衡、控制热量。少吃油腻的东西，要多吃些水果蔬菜多吃纤维多的蔬菜，吃些热量低的主食。

　　5. 每天保证 8 小时的睡眠。

## ······ 经常久坐不动 ······

　　朱莉是一家公司的文职工作人员，结婚三年未孕，一直忙于工作也没在意。后来，在网上看到"久坐可导致卵巢缺氧引起不孕"的消息后，非常害怕。因为她在上班的时间内，除了去茶水间和卫生间之外，几乎都是端坐在电脑前。于是到医院检查，结果果然是因为久坐造成了卵巢缺氧，导致卵巢早衰而无法怀孕。

　　据临床统计，10% 左右的育龄女性患有不孕症，尤其是长期在办公室上班的女性。

● **久坐坏处 1**

　　久坐不动导致卵巢缺氧，缺少锻炼使病菌侵袭致妇科炎症增多，也会容易引起营养不均衡和肥胖。尤其对于那些本身就有子宫过度前倾或者后倾问题的人来说，久坐还会导致经血逆流入卵巢，引起下腹痛等问题。

● **久坐坏处 2**

　　长时间坐着工作的女性，由于长期维持一个姿势，盆腔非常容易充血，进而会导致子宫附件和宫颈部位的血液循环受阻。此外，长时间坐着会降低阴部透气的环境，这两方面的因素综合起来就比较容易发生感染，导致宫颈炎、宫颈糜烂、宫颈肥大、宫颈息肉等。

　　而且，由于宫颈神经由内脏神经系统进行支配，因此对疼痛的敏感性非常低，因此发生炎症等不适后，女性自身往往不易及时察觉，导致耽误病情。

### ● 久坐坏处 3

长时间坐着，还会导致在经期淤血不能很顺畅地流出，反而逆流，如果淤血长时间堆积，血块就会变成肿块，进而引起巧克力囊肿也就是子宫内膜异位症。发生巧克力囊肿后就会伴有痛经、经血量的改变、性交痛和不孕等症状，部分女性可出现月经紊乱。

### ● 久坐坏处 4

久坐不动容易导致女性气血循环障碍，影响女性正常排卵，也会导致淋巴或血行性的栓塞，这又会致使输卵管不通。这些久坐带来的危害，都会引起育龄女性发生卵巢性不孕。

现代办公室女性，上班时间多是处于坐的状态，同时又缺乏锻炼，导致气血循环障碍，痛经加重；气滞血淤导致淋巴或血行性的栓塞，使输卵管不通；又因久坐及体质上的关系，形成子宫内膜异位症，这些都是不孕的原因。

要改善这种状况，建议所有久坐的女性每次连续坐着工作的时间最好不要超过 2 小时，每隔 2 小时进行一次约 10 分钟的运动，可借着发传真、复印文件的机会走动一下，运动一下颈、腰、腿。每天至少活动 30 分钟，也是女性保养身体不可缺少的。还有，坐公共汽车上下班时提前两站下车步行；上楼时不乘电梯，走楼梯；在电视播放广告时，站起来走动一下。当然，能做到每周抽出时间来参加体育锻炼更好。给身体器官，尤其是盆腔里的卵巢一个轻松的"呼吸"空间，像婴儿一样呵护她，像朋友一样善待她，相信卵巢一定会还你一个青春的容颜。

女士在乘坐公交车或地铁时，可提前一会站起来做做运动，这样能够起到保养卵巢的作用。

## ······ 不当的运动 ······

美国一项名为"爱荷华女性健康研究"对 4 万多名 55 ~ 69 岁的女性进行的 15 年跟踪研究结果显示，频繁进行剧烈的身体活动会增加更年期后女性患卵巢癌的危险。活动量最大的女性患卵巢癌的危险比活动量最小的女性高 42%。每周参加 4 次以上的剧烈运动会使患病概率增加一倍以上。由此可见，适度运动对健康有益，但是运动过度对女性的健康却没有好处，反而会招来妇科疾病。

### ● 剧烈运动易致卵巢破裂

剧烈活动、抓举重物、腹部挤压、碰撞等都可引起卵巢破裂，从而出现下腹部疼痛，甚至波及全腹。卵巢破裂一般发生在月经周期第 10 ~ 18 天，其中 80% 的黄体或黄体囊肿破裂，腹腔穿刺有血。

### ● 剧烈运动易导致卵巢囊肿

虽然大多数的卵巢囊肿是由于卵巢的正常功能发生了改变而引起的，属于良性，但是如果囊肿性质发生恶变，就成了卵巢癌。经期剧烈运动有可能使经血从子宫腔逆流入盆腔，随经血内流的子宫内膜碎屑有可能"种植"在卵巢上，形成囊肿。这时患者常出现渐进性加剧的痛经，还会引起不孕。

### ● 剧烈运动易导致月经异常

从事较大运动量的少女，月经异常者占相当大的比例，多表现为月经初潮延迟、周期不规则、继发性闭经等，且运动量越大初潮年龄越晚。其原因主要是由于剧烈运动会抑制下丘脑功能，造成内分泌系统功能异常，影响体内性激素（包括卵巢分泌的雌激素）的正常水平，从而干扰了正常月经的形成和周期。

### ● 剧烈运动易导致不孕

挪威科技大学的研究人员从 1984 年到 1986 年，对 3000 名女性进行了长达 10 年的问卷调查。结果发现，在这些女性当中，有两种人特别容易面临不孕风险。一种是几乎每天都不进行运动的人，另一种则是在健身、运动时总喜欢耗尽所有体力，把自己累得疲惫不堪的人。调查结果还显示，过度运动的人要比适当运动的人不孕率高 3 倍之多。

因此，作为女人，一定要注意保护自己的身体，运动也要科学合理，千万不要做过量运动而伤害到卵巢，从而引起不必要的麻烦。

## ······ 过激性行为 ······

在浪漫气氛下做爱是一件温馨的事情，但是，可要小心不要爱过了头。因为不适当的性行为对身体是不利的，甚至是还会导致女性卵巢破裂。

卵巢是女性重要的生育器官之一，卵巢内的成熟卵泡或黄体由于某种原因引起包壁破损、出血甚至大量腹腔内出血，即为卵巢破裂，有卵泡破裂及黄体或黄体囊肿破裂两种。已、未婚女性均可发生，育龄期的女性最为多见。

激烈的性行为是造成女性卵巢破裂的原因之一。并且多发生于 20 ~ 40 岁性行为活跃的女性身上。在妇产科门诊中，平均每周都会发现女性因为卵巢破裂而引起的严重腹痛及大量内出血，而这些女性几乎都是在性行为后才出现这种状况的，如果不马上进行腹腔镜手术止血，很可能会有生命危险。

卵巢破裂时间与月经周期有一定关系。卵巢破裂80%左右是黄体或黄体囊肿破裂，因而一般在排卵期后，大多在月经周期最后一周，偶可在月经期第一天或第二天。少数为卵泡破裂，常发生于成熟卵泡，因而一般在月经周期的第10～18天。因此，在这几个特殊的时期，女性朋友一定要更关爱自己的身体，不要为了一时的刺激而殃及自己的身体。

## ······ 长期精神压抑 ······

卵巢是女性的"抗衰老中心"，它可以分泌大约20种激素和生长因子，人体的几大系统和多个部位的功能都要靠这些物质来保持年轻状态。一旦卵巢早衰，也会导致人体其他部位快速衰老，几大系统也会相应出现各种病症。

卵巢早衰的原因有很多，但是对于现代女性来讲，最大的因素可能是精神压力过大。卵巢功能早衰的特点是卵巢对正常的促性腺激素不能做出正常反应，出现了体内促性腺激素水平很高，而卵巢产生的雌激素水平很低的现象，进而导致闭经、少经情况的出现。

这种情况多发生在高学历白领女性的身上，由于长期精神压力较大导致的卵巢早衰已经成为近年来女性的一种常见病之一。而原因就在于她们承受着巨大的工作压力和生活压力，精神长期处于一种高度紧张的状态。

卵巢能分泌大量的雌激素，有美容养颜的功效。

一方面是来自于工作学习压力，另一方面也是由于社会激烈的竞争。心理压力过大时，容易导致提早出现隐性更年期的症状，衰老和各种疾病也会悄然而至。有的女性会出现经期停止几个月甚至几年，有些甚至永久性绝经。

在这里还要提醒思想压力过大的女性，要及时关注自身卵巢功能变化，及早进行干预，使卵巢功能衰退放慢脚步。可通过缓解紧张情绪，消除恐惧与忧虑，放松因心理压力导致的更年期症状提前。此外，还应多吃蔬菜瓜果，增强体育锻炼，这些都会给卵巢以健康的呵护。

平时多吃一些苹果、橘子、肉类、鱼类等，为卵巢提供充足营养，促进其分泌足够的雌激素，以供给脑、肺、胃、肾、心脏等全身各个器官。

卵巢功能衰退的快慢程度还因人而异，个体的不同状况都会有不同的结果。心理作用对卵巢的影响不容小觑。不要给自己过多的精神压力，这才是真正年轻的秘诀。

## ······ 长期吸烟酗酒 ······

时代的变迁，人们的审美观念也不断地变化，吸烟逐渐成为一些女性心目中前卫的标志，但我们不得不说，这实在是一个"美丽的误区"。医学研究表明，女性吸烟对自身的危害特别大。

研究表明，吸烟是卵巢衰竭的危险因素之一，会让女性提前进入绝经期。烟尘中的某些成分会对卵泡造成伤害，导致卵泡提前消失。吸烟会导致绝经提前约 1 ~ 3 年。吸烟会使女性的皮肤过早衰老，失去弹性。吸烟时间长、吸烟量大者，嘴唇和眼角会出现皱纹，牙齿发黄，皮肤粗糙。香烟中的尼古丁会导致一系列内分泌功能的失调，进而影响女性的排卵周期。一旦排卵周期被打乱，就可能出现月经不规律，随之会使孕激素分泌不平衡。而一些女性高发肿瘤，都与雌、孕激素的分泌异常有着密切关系。吸烟还会使生育能力下降，更易患不孕症。每天吸烟 12 支以上的孕妇，其流产率比不吸烟孕妇高一倍以上，早产率发生率高两倍。

另外，值得我们注意的是，女性被动吸入二手烟的危害也不亚于主动吸烟的危害。研究显示，57% 的 15 岁以上女性和 60% 以上的育龄女性每天都在被动吸烟。在被动吸烟的女性中，71% 是在家里，25% 在工作场所，33% 在公共场所被动吸烟。特别是一些特殊行业，如在餐厅、酒吧工作的女性，几乎 100% 在其工作场所被动吸烟。

除了吸烟，过量饮酒也会导致卵巢早衰。酒精对女性的卵巢影响极大。

女性饮酒过量会妨碍卵子的发育和成熟。长期嗜酒可能导致女性性特征减弱、卵巢萎缩以及不孕和畸形胎儿。经常酗酒的女性表现为性欲不强、性高潮障碍、性交时疼痛和阴道痉挛等症状，其卵巢会因酒精中毒而逐渐萎缩，绝经期会明显提前，甚至会减少寿命。

因此，常吸烟、喝酒的女性想要避免卵巢早衰，就必须戒烟、戒酒，坚持科学的生活方式，特别要注意在公共场所、家庭中减少被动吸烟；还要注意调整休息和睡眠，不熬夜，保持良好的生活习惯。如果是出于应酬和工作压力而抽烟喝酒的女性，就要定期体检，在体检时，最好做一个卵

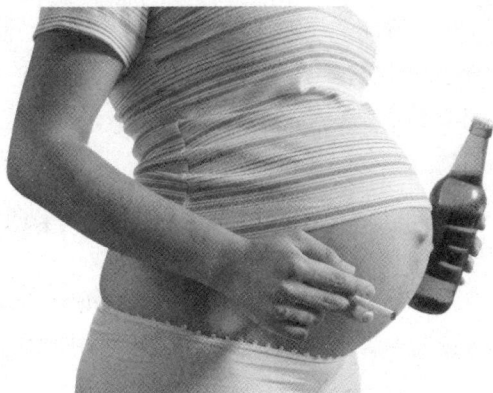

泡期三项的检查，这样就可以比较清楚自己卵巢的情况。

## ······ 经常服用避孕药 ······

现在市场上的避孕药主要有短效、长效和紧急三种，其中短效的避孕药不良反应最小，而紧急避孕药的一次药量，相当于常规避孕药的八天剂量。滥用和长期服用避孕药的严重性很多女性都没有意识到。

紧急避孕药因其使用方便而成为很多女性的首选避孕药。但是紧急避孕药是在无保护性措施下偶尔可以采用的紧急避孕方法，绝不可作为一种常规的避孕方法。不少人把紧急避孕药作为常规避孕药服用，在一个月内多次重复使用，这种做法不仅会使避孕失败，还会给身体带来极大的伤害。轻者会引起内分泌紊乱、月经失调，重者可能会对卵巢等生殖器官造成不可挽回的功能性伤害，导致习惯性流产、胎儿发育异常、不孕症、卵巢囊肿等。因此，女性在选择使用避孕药时一定要谨慎，必要时，一年内吃紧急避孕药不要超过 3 次，一个月不要超过 1 次。

长效避孕药也不能长期服用，女性在服用长效避孕药期间会有恶心、呕吐等类似早孕的反应，阴道分泌物也会增多。有些女性服用长效避孕药后还会出现月经量增加和经期延长的现象，严重者甚至会导致闭经。长期服用长效避孕药，卵巢自身分泌的激素被口服的避孕药替代，卵巢功能长期处于一种被抑制的状态，不再排卵，这就在很大的程度上影响了卵巢的正常功能，很容易出现卵巢早衰。

因此，为了保养好卵巢，避免卵巢受到伤害而衰老，对于女性而言，紧急避孕药和长效避孕药不能作为常规避孕方式，在可能的情况下，尽量使用安全套。若要服用避孕药也应选择不良反应最小的短效药物，并且服用时间不宜超过一年，最好 3 ~ 6 个月之内就改换其他避孕措施，否则还是会引起卵巢内分泌功能紊乱而导致闭经或不排卵。尤其对本来月经就不规律的女性，更是要避免滥用紧急避孕药以及长期服用长效避孕药，因为这可能会导致内分泌失调、多囊卵巢甚至不孕的严重后果。

> 紧急避孕药会引起内分泌紊乱、月经失调、习惯性流产、不孕症、卵巢囊肿等。

## ······ 过度节食减肥 ······

爱美之心人皆有之，每个女孩都希望自己拥有窈窕的身姿。现在很多女性为追求形体美而盲目地用各种方法减肥，其中最常见的就是节食。然而，节食对女性健康的危害相当大，千万不可忽视！

过度节食减肥，导致体内脂肪急剧降低，而脂肪是合成雌激素的主要原料，一旦体内脂肪不足，就会导致雌激素分泌不足，雌激素减少又会引起月经紊乱，甚至出现闭经，而非正常闭经又会抑制卵巢的排卵功能，容易造成卵巢功能早衰，若治疗不及时，甚至会造成不孕。卵巢早衰又会加重月经紊乱，如此形成恶性循环。

对于青春期的女孩来说，过度节食减肥会给发育中的身体带来十分不利的影响。由于青春期身体处于生长发育高峰期，如果此时控制饮食，就会使各种营养物质的摄入量减少，满足不了身体生长发育的需求，继而影响到组织器官的发育。同时也会导致机体抵抗力下降，容易感染各种疾病。

与节食相比，锻炼是一种更有效的减肥手段。对于女性来说，瑜伽减肥是最好的减肥方法，练习瑜伽可增加身体的柔韧性及灵活性，有助于修饰身材曲线，从而达到减肥、瘦身、塑体的效果。通过瑜伽特殊的锻炼动作，还可以预防卵巢衰老，配以特殊的呼吸方式，可以疏通女性生殖器官的气血循环，调整激素的分泌。对月经不调、输卵管不通、盆腔炎等有很好的效果。同时，瑜伽还可以加强人体的肾脏功能，恢复女性因流产或生产后丧失的"元气"，使女性由内而外地散发一种青春的气息，延缓衰老。通过瑜伽来温补子宫，改善卵巢功能失调引起的各种皮肤问题，从而达到驻颜美容的目的，当然，定时性地练习瑜伽，更有利于身体的各项生理平衡，从而达到调节内分泌的作用。

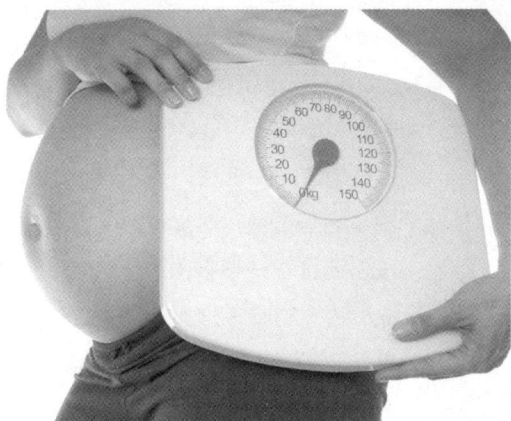

---

### 温馨小提示

合理的饮食不仅可以减肥，而且可以让身体保持在一个健康的状态，卵巢也会得到很好的养护。清晨起来，空腹喝一杯温开水或蜂蜜水。早餐十分重要，一定要吃，最好在9点之前。中餐建议尽量少吃工作餐或是快餐，这样可以避免食用过于油腻的食物，有条件可考虑自带盒饭。吃完饭后，不要立即坐下，可以适当散步或是靠墙站立10～15分钟。晚餐不宜太晚，也不要吃得太饱。

## 卵巢癌不同时期的症状表现

### 早期症状

肿瘤较小时无明显症状。

### 中晚期症状

下腹不适——自觉腹部迅速膨大，坠胀。

肿块——自行发现下腹部肿块。

腹痛——隐约胀痛，若肿瘤破裂或出血则腹痛剧烈，累及神经可放射至大腿、阴道及肛门等处。

阴道流血——不规则阴道流血及月经紊乱。

胃肠道症——食后胃肠胀气、隐痛、恶心呕吐、大便失调等。

内分泌紊乱——幼女早熟或绝经后出现男性化。

压迫症状——呼吸困难、心悸、不能平卧，系横膈抬高所引起；腹壁及下肢水肿，是静脉回流障碍之故；肿瘤压迫膀胱、直肠，又可出现排尿困难、大便改变，肛门坠胀及肠梗阻等。

### 卵巢癌的体征

子宫旁肿块——子宫旁一侧或两侧出现实质性肿块。

腹水征——早期就可有移动性浊音。

幼女或青春期盆腔肿块。

远处转移——锁骨上及腹股沟等处及肿大的淋巴结。